# 廖品正眼科经验集

主 编 李 翔

主 审 廖品正

中国中医药出版社

·北 京·

图书在版编目（CIP）数据

廖品正眼科经验集/李翔主编. —北京：中国中医药出版社，
2013.12（2020.6重印）

ISBN 978 - 7 - 5132 - 1699 - 9

Ⅰ.①廖… Ⅱ.①李… Ⅲ.①眼病 - 中医学 - 临床医学 -
经验 - 中国 - 现代 Ⅳ.①R276.7

中国版本图书馆 CIP 数据核字（2013）第 261387 号

中 国 中 医 药 出 版 社 出 版
北京经济技术开发区科创十三街31号院二区8号楼
邮政编码 100176
传真 010 64405750
三河市同力彩印有限公司印刷
各地新华书店经销
*
开本 880×1230 1/32 印张 11.875 彩插 0.25 字数 311 千字
2013 年 12 月第 1 版 2020 年 6 月第 3 次印刷
书 号 ISBN 978 - 7 - 5132 - 1699 - 9
*
定价 39.00 元
网址 www.cptcm.com

如有印装质量问题请与本社出版部调换（010 64405510）
版权专有 侵权必究
社长热线 010 64405720
购书热线 010 64065415 010 64065413
微信服务号 zgzyycbs
书店网址 csln.net/qksd/
官方微博 http://e.weibo.com/cptcm
淘宝天猫网址 http://zgzyycbs.tmall.com

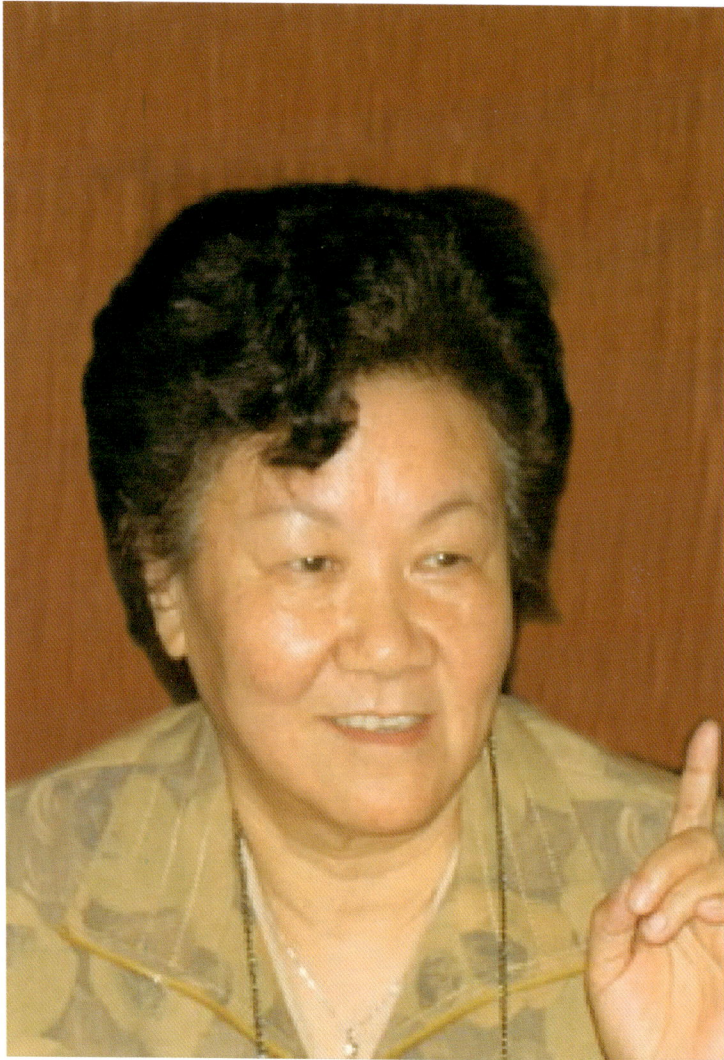

廖品正教授

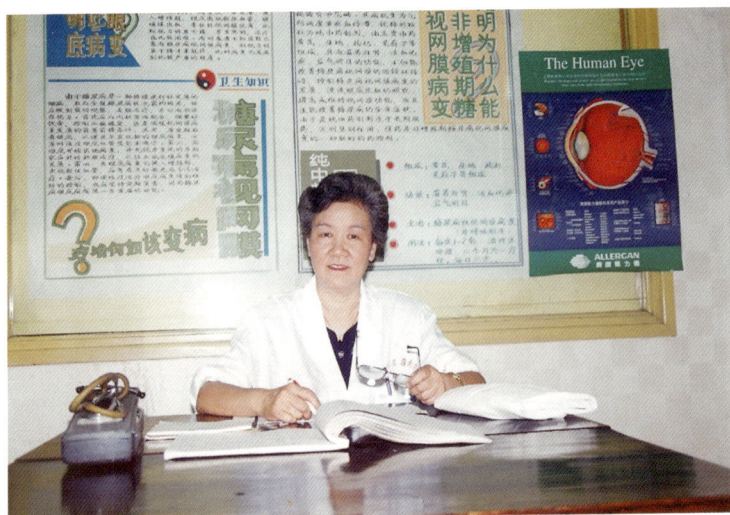

廖老在办公室

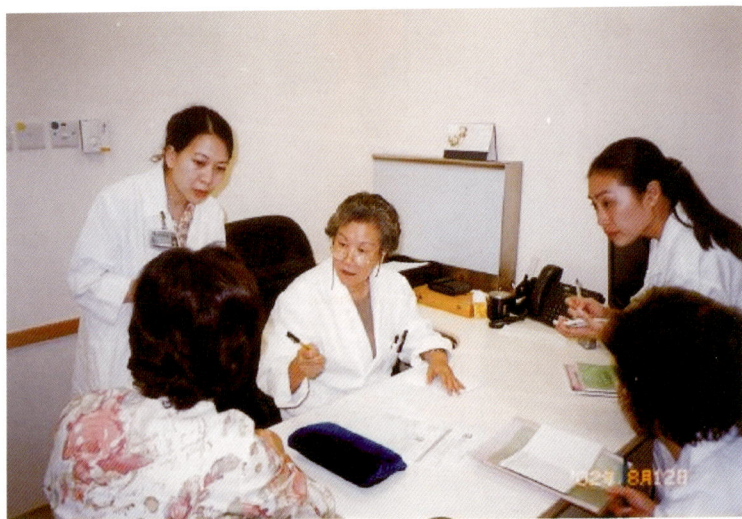

廖老在指导学生

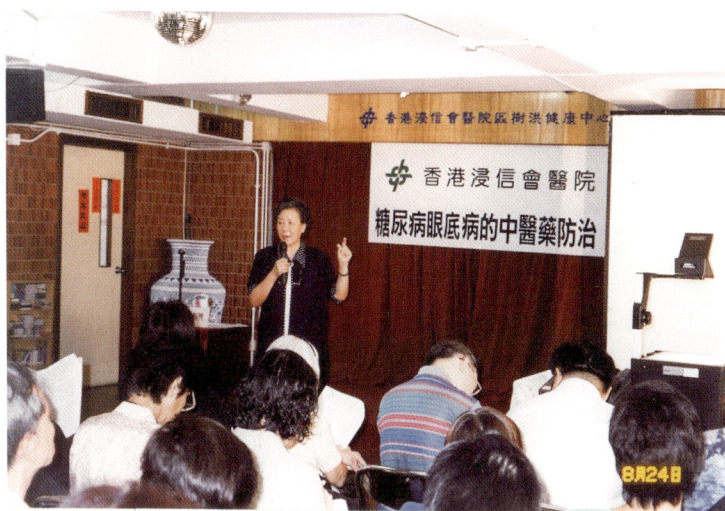

廖老在香港讲学

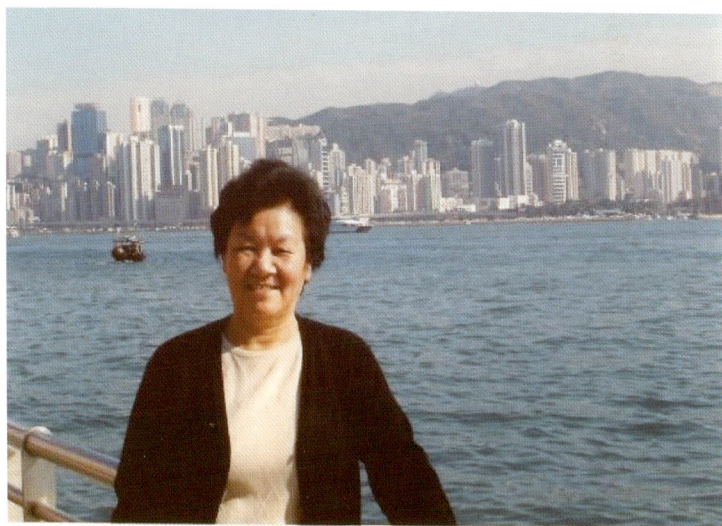

廖老在香港

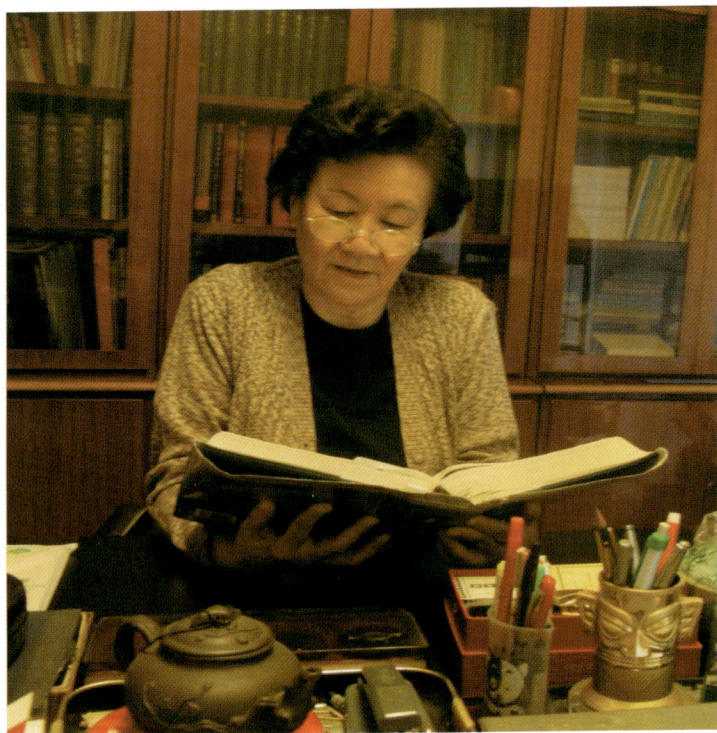

廖老在书房

## 《廖品正眼科经验集》
## 编　委　会

主　　　编　李　翔
主　　　审　廖品正
**参加编写人员**（按姓氏笔划排序）
叶河江　李　翔　周华祥
周春阳　郑燕林　黄伟杰
路雪婧　廖品正　潘学会

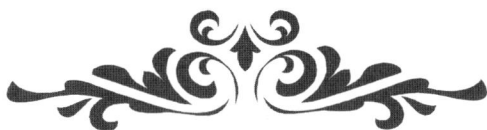

# 编写说明

　　廖品正教授为四川省首届十大名中医之一，学术成就及威望享誉海内外，其学术思想及临床经验列入国家"十一五"科技攻关计划项目"名老中医学术思想、临床经验传承研究"课题及国家中医药管理局全国名老中医药专家廖品正传承工作室进行研究。在中国中医药出版社的大力支持下，我们收集、整理了廖品正教授专题学术讲座以及临床医案等，并加以挖掘、发挥，编纂成《四川省首届十大名中医经验丛书·廖品正眼科经验集》。

　　全书共分医家小传、学术思想大要、专病论治、医论医话及验方5大部分。第一部分为医家小传，着重介绍廖老从医的经历及学术思想的形成过程；第二部分为学术思想大要，对廖老的学术思想进行概括；第三部分为专病论治，重点选择廖老临床诊治的典型病案，案例不同，思路有别，充分体现了中医辨证论治的精髓，颇具临床指导价值；第四部分为医论医话，主要解析廖老对中医眼科理论的发挥与运用，其见解独特，发人深思；第五部分为验方，这些经验方是廖老数十年临证经验的结晶，有的已经成为上市药品，用之鲜有不验者。

　　本书内容精简实用，较为全面地反映了著名中医眼科学家廖品正教授的学术思想、临证思路和临床经验，值得广大中医、中西医结合眼科临床医师、科研工作者及中医院校师生参考。由于编者水平有限，书中若有错漏之处，望不吝指正。

另外，本书临床医案的收集过程中，研究生文晓霞、曹水清、谢钊、黄江丽、张敏、郭红建、王超、王桃、杨东梅、彭琦、炬秀丽、汪伟、苏晓庆等协助参与，特予致谢！

编者

2012 年 12 月

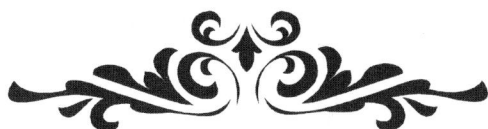

# 目 录

## 医 家 小 传

## 学术思想大要

## 专 病 论 治

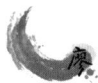

# 医 论 医 话

# 验 方

医家小传

# 医事传记

## 1. 医家简介

廖品正，女，现年74岁，成都中医药大学教授，主任医师，博士生导师。

1938年10月3日，廖品正生于四川省成都市，中医世家，祖父廖志鸿为一方名医，廖老自幼深受熏陶，立志秉承家学，济世活人。1958年高中毕业，免试保送进入成都中医学院（现成都中医药大学）医学系六年制本科学习，1964年毕业后留校，从事中医眼科工作。师从国内著名中医眼科专家陈达夫教授，对陈氏眼科六经学说和内眼组织与脏腑经络相属学说有深入地学习、继承和发扬，近50年来，廖老在中医眼科医疗、教学、科研工作中成绩卓然，国内著名，海外蜚声，成为全国高等医药院校第一位中医眼科博士生导师。为享受国务院政府特殊津贴专家，国务院学位委员会第五届中医、中药学科评议组成员，四川省学术和技术带头人，四川省首届十大名中医，四川省教学名师，四川省中医学会眼科专业委员会名誉主任委员，香港大学专业进修学院中医同学会学术顾问。1993年被评为全国教育系统劳动模范并获"人民教师"奖章。曾先后担任全国高等中医药教材编审委员会委员及中医眼科学编审组组长，全国高等中医药院校函授教材编审组成员，全国第二批优秀中医临床人才指导导师，中华中医药学会科学技术奖评审专家，中华中医药学会眼科专业委员会委员，中华中医药学会糖尿病专业委员会常务委员、特聘顾问，世界中医药学会内科糖尿病专业委员会学术顾问，全国中医药传承博士后合作导师等。近 20 年来临床科研主攻糖尿病性眼病，先后主持和承担国家、部省级科研项目近 10 项。其中本人主持的国家"九五"攻关项目"优糖明治疗糖尿病视网膜病变的研究"获四川省科技进步一等奖，本人获评国家科技部、财政部等四部委"九五"攻关先进个人，所研究治疗糖尿病视网膜病变的芪明颗粒（原名优糖明）已获国家准字号新药证书，并已正式投产上市，社会、经济效益良好。数十年来先后主编全国高等医药院校中医眼科、五官科教材和专著 10 余部，发表专业论文 30 余篇。培养了大批中医专业和中医五官专业本科生以及中医眼科博士、硕士研究生。还多次应邀赴日本、新加坡等国家及香港、澳门等地区讲学。

## 2. 学医经历

廖老出身中医世家，祖父廖志鸿是成都当地颇负盛名的老中医，深谙中医典籍，尤长温病，如他在 20 世纪 30—40 年代纯用中医中药治愈痢疾、肝炎、天花、伤寒等传染病已有很好的口碑。祖父的仁心仁术，患者崇拜，同行尊敬，廖品正自幼饱受熏陶，因而深信和热爱中医。尤其在 1956 年，祖父去世后，不少患者赶到家中哭诉道："他老人家去世了，我的病该咋办啊？"这一情景，让当时还在读高中的廖品正深感中医救死扶伤的力量，并立志要秉承家学，济世活人。

1958 年，廖品正以优异成绩从成都 13 中毕业，并免试保送升大学，她当时本有机会保送到清华、北大，但已情定中医的她竟将第一、第二、第三志愿全部填写了刚建校两年的成都中医学院（现成都中医药大学的前身）。当时，"浪费"保送名额的她着实惹得校长和老师们生气。得遂理想志愿的她一心一意进入成都中医学院医学系六年制本科学习，于 1964 年毕业留校，从事中医眼科工作，师从国内著名中医眼科专家陈达夫教授。

廖老回顾学医以来有几件事对她影响很深，而且至今常常对学生们讲起：一是 1960 年春，她还是大二的医学生时，被

4

派到四川雅安的大山区"除害灭病"。她走出城市,看到了当时山区农村贫穷落后、缺吃少穿的状况以及疾病流行、缺医少药的困境,也体会到中医简便廉效、服务基层的优势。对此种种经历,她印象太深,终生难忘,更激励了学好中医的热情。二是当年她在附属医院实习时,每天都看到她的老师陈达夫教授诊室门前候诊的病人像永远过不完的长蛇阵。他们之中很多人的眼睛已经半失明或者全失明。若是稚气的小患者,你听到的是紧随其身旁的父母泪眼婆娑地哀求:"救救孩子的眼睛吧,人生对他们来说还没有开始……"若是中年的眼疾患者,你则会听见:"我上有老、下有小,没有眼睛,我的家也就完了,老师,救救我的家吧!"年轻人说话就更直截了当:"失去了眼睛,我活着还有啥价值?"科技大学一个眼底反复出血的大学生患者,连坠入黑暗深渊的下一步打算都已想好,他用遭受不幸的80岁老人才有的苍老声调,告诉廖大夫:"我活够了!跳都江堰死了算了!"这一幕幕使廖品正认识到从事中医眼科是带给患者光明的事业。

可以这样说,廖老无悔地选择了中医,选择了中医眼科,终身兢兢业业从事中医眼科医疗、教学和科研工作,是与广大山区农村的缺医少药、眼科诊室门前病员候诊的长蛇阵有关。因为广大患者那一双双期望的眼睛,永远不曾熄灭过希望的光亮。

令廖老不忘的更有她作为医生的亲身经历。1970年初,她带领一队学生到四川位于大巴山区的旺苍县巡回医疗。那里也很贫穷,缺医少药。在人烟稀少的崇山峻岭中爬悬崖峭壁,跨深涧瀑布,巡诊病人,送医送药,走到哪个农家就与哪家同吃同住。有的农民病了无钱买药,她们就赠药、针灸或就地寻找草药来治病,因而受到民众欢迎。当时生活工作条件虽然很艰苦,但农民朋友待人非常本朴热情,他们视医疗队医生为难得的贵客,总是用家里最好的东西来招待,令人很受教育,非常感动。若干年后,有一位来自郊县农村的孤儿,捏在手里的只有穷亲戚接济的 40 元人民币。廖老费尽了心思，反复调整处方，运用中医四两拨千斤之力，终于在一月之后，让这位青光眼患者，看见了他的面前有一双充满慈祥的眼睛，他不说是看见了医生的眼睛，而是说他看见了活菩萨，活菩萨的眼睛。

在此很多年后，廖品正曾经面对电视台的摄像机、报社记者的镜头，谈过这样的话："我从小就有要当中医大夫的愿望，不能不说是受了做中医的祖父的影响。"在面对笔者的时候，她对原话进行了补充。她说："我当初选择了中医大学六年的学习生活，是与祖父悬壶济世的熏陶有关。而此后的数十年，没有去大内科、大外科，一头扎进小小的眼科，则是眼睛的魅力！"

廖老对眼睛的认识，就像她常常朗诵的一段古文："眼，窍之一也……纳山川之大，及毫芒之细，悉云霄之高，尽泉沙之深，至于鉴无穷为有穷，而有穷又不能为穷。"她在动情于古人对眼睛的博大精深认识，在漫卷医书中尽情畅阅的同时，有时又不得不在现实生活中面对"揽了瓷器活"，却缺"金刚钻"的尴尬场面。譬如，当前医学界面临类似糖尿病视网膜病变等疑难症、多发病，因久攻不下而常常是将同样的尴尬，既写在西医脸上，也写在中医脸上。所以，廖老从医近 50 年来，把她所有的精力都献给了中医眼科事业。

### 3. 学术特长与成就

廖老从医执教近 50 年，尊《黄帝内经》为医经之宗，崇尚仲景学说，最崇敬的古今中医药学家是张仲景、孙思邈、李东垣、倪维德、陈达夫，最喜读的中医药著作是《黄帝内经》《伤寒论》《金匮要略》《脾胃论》《证治准绳》《景岳全书》《原机启微》《目经大成》等，最欣赏的中医格言是"勤求古训，博采众方"。廖老在学术上的特长与成就体现在以下几个方面：

（1）发展中医眼科辨治思想：她师从著名眼科学家陈达夫教授，对中医眼科六经学说和内眼组织与脏腑经络相属学说有深入的继承和发扬。对眼病的中医辨证,她认为古今眼局部辨病、辨证方法良多,各有所长。但眼为人体苗窍,与体内脏腑经络密切相关,因而应局部结合整体、综合辨证,分清脏腑经络、标本虚实,治疗方能切中病所。多年来,她对中医药治疗内障眼病颇有所悟,认为内眼精细脆弱,易虚易实,发病每每虚实夹杂,既不宜单纯滋补,又不任一味攻伐。因之,对内障眼病主张治标,攻邪中病即止,时时留意顾本扶正。遣方用药力求补不滞涩,攻不伤正,寒不凝敛,热不伤阴动血,行不耗气,止不留瘀。

(2)擅治中医眼科疑难疾病:她以深厚的中医眼科造诣,并充分结合现代眼科学的研究进展,擅长中医、中西医结合治疗眼底病及眼科疑难病症,尤其在糖尿病视网膜病变的临床和新药研究与开发方面有独到之处。擅长病种:糖尿病视网膜病变、年龄相关性黄斑变性、视网膜静脉阻塞、视网膜静脉周围炎、中心性渗出性视网膜脉络膜病变、视网膜色素变性、视神经萎缩、葡萄膜病变等。

(3)重视中医眼科科研创新:她十分重视开展中医眼科的科研创新。除重视基础理论研究外,在临床科研中,以中医中药防治内障眼病为主,取得了丰富的临床经验和成果,应用于临床,疗效满意。近20余年先后承担国家"九五"、"十五"攻关计划项目,国家"十一五"支撑计划项目,国家"863"计划项目等重大科研项目4项,其中她所主持的国家"九五"攻关项目"优糖明治疗糖尿病视网膜病变的研究"获四川省科技进步一等奖,本人获得国家科技部、财政部等四部委"九五"攻关先进个人奖,所研究治疗糖尿病视网膜病变的"芪明颗粒(原名优糖明)"已获国家准字号新药证书,并已正式投产上市。该药上市后在临床推广应用,患者反映效果满意,社会、经济效益良好。

(4)致力中医眼科教学改革:她长期坚持在教学第一线,承担中医本科、专科和西学中班,师资进修班以及硕、博士研究生的《中医眼科学》《中医眼科学基础理论》《眼科古籍选读》《中医眼科基础理论研究进展》等课程教学任务。1986年被卫生部聘为全国中医眼科师资进修班主讲老师。1984年－1987年任学校教务处长期间，致力于教育改革，狠抓教学管理、教材建设、师资培养，在新专业开办、课程分级化及多渠道争取经费方面做了大量的工作。在全国率先开办中医五官专业（本科），她作为该专业创办者之一，受国家教委和国家中医药管理局委托，起草了"中医五官专业简介和调研论证报告"等一系列文件，并为我校创办该专业起草了申办报告和教学计划，主持编写和修订了全部专业课程教学大纲及部分教材，先后主编出版《中医眼科学》《中医五官科学》等全国中医院校统编教材和供函授、成人教育、自学考试使用的教材等6部；主编和参加编写出版中医眼科、五官科参考书7部；参加编写出版《中医大辞典》等工具书、参考书8部。受国家中医药管理局委托，负责起草并审定了"中医眼科培养硕士、博士研究生专业简介"，起草了我校"中医眼科硕士、博士研究生培养方案"。她除承担本科教育外，还亲自承担研究生教学任务，先后培养了硕士、博士研究生40余名。领导同志们一道，从无到有建立了眼科教研室，并先后建立起了视觉电生理等3个实验室，在全国率先开办了中医眼科实验课。她对青年教师在业务上悉心指导，政治上严格要求，思想上循循善诱，生活上尽力关怀。她常说："学科的发展好似接力赛跑，一定要有良好的团队精神。"在她的潜移默化下，青年人都能团结协作，积极进取，较快地成长为教学、医疗和科研中的骨干，为学科发展培养建设了一支富有创新精神的学术梯队，如今本学科已成为国家级重点学科。

（5）促进中医眼科国际交流：廖老还是一位促进中医眼科国际化友好交流的使者。她长期坚持在医、教、研工作第一线，多次参加国际学术交流会议，1997年初香港尚未回归，她到香港讲学，作中医眼科学术讲座，几乎场场爆满。廖老每年到香港浸会大学讲学时，为方便指导中医眼科临床治疗，大学还为她设立了专门的中医眼科诊室，眼部疾病久治不愈的患者都慕名前来求治。她先后应邀到日本、新加坡等国访问交流和讲学，将中医对眼病的治疗方法传播出了国门。她担任了世界中医药学会内科糖尿病专业委员会学术顾问、世界中医药学会联合会眼科专业委员会理事，香港大学专业进修学院中医同学会特聘她为学术顾问，她主编的高等中医研究参考丛书《中医眼科学》在台湾知音出版社出版。

### 4. 晚年情怀

2006 年 11 月 24 日，廖老作为四川省首届十大名中医在《成都商报》发表对中医人才培养的看法时，即认为人才培养是中医事业发展的"根本"，她说道："第一，新中国成立以后，将中医纳入国家教育体系，这一举措是非常正确的。现在中医单位中，不少起骨干作用的都是通过这种系统教育培养出来的人才，将中医人才培养纳入高等教育体系能够提高中医人才的层次。但任何学科培养的模式并不是十全十美的，都是在不断发现问题中不断改善的，至今培养中医人才的模式也不算成熟，一直以来，中医人才培养体系中，相关西医基础知识和中医专业知识比例如何划分都还在不断调整改变中。制定培养计划该先学哪种知识，哪种知识所占比例多大，这些问题都是值得认真探讨的。第二，师徒传承模式是中医学术传承的一种传统模式，老师带的徒弟应具备最基本的医学知识。具备基本医学知识的学生可以通过传承培养为临床技术型人才，而一些本身就具有临床经验的医学人才，甚至是硕士、博士，若再跟名师通过传承培养，则可以发展为高级学术型医学人才。"

近年来，她更加关注中医药事业的发展，认为中医药事业要发展，除了要抓好中医的基础教育外，还要抓紧中医药高层次人才的培养，故年过七旬仍不辞辛劳积极参与到中医药高层次人才的培养中。为了更好地学习和发扬廖老临床经验、学术思想，造福于广大人民群众，2007 年成都中医药大学附属医院和四川省中医药管理局共同创建了"四川省首届十大名中医廖品正工作室"，2008年国家科技部十一五科技支撑计划重点项目特立项"廖品正临床经验、学术思想研究"，廖老积极配合，目前共有副主任医师/副教授、主任医师/教授（基本上均具有研究生学历）的弟子多人跟师廖老学习。她认为，科学的发展，要有接力赛跑的精神，她期望后来者"青出于蓝而胜于蓝"，她的常用语是"谁行，就来接这棒！"，"不能超过老师的学生，不算是好学生"。在2009年9月举办的"四川省首届十大名医廖品正临床经验、学术思想研修班"上，廖老亲自撰写讲义，并连续数天既从中医眼科的生理病理基础到临床眼病的诊治与经验杂谈，又从中医眼科诊治眼病的特色与优势到中医眼科科研方法等进行了深入浅出、循循善诱地演讲，廖老缜密的思维、饱满的精神、风趣的语言、高雅不凡的气度，给研修班的学员们留下了深刻的印象。为了推动中医眼科的对外传播，虽年过古稀，她仍坚持每年到香港浸会大学中医学院讲学并为专门设立的中医眼科诊室工作3个月，届时港澳地区以至欧美和大洋洲都有久治不愈的眼病患者慕名前来求医，常常前两个月即预约满额。在她离港返回成都以后，还常有病员不远万里，甚至跨洲越洋，到成都求医。

## 5. 他人感评

廖老杏林耕耘近50年，全身心投入中医眼科医、教、研事业，她为人正直、待人豁达、助人无私、诲人不倦、仁心仁术、德艺双馨，媒体、患者、领导、同仁、学生交相赞誉。下面列举一些评语，以窥一斑。

（1）2002年，中央电视台CCTV-4《中华医药》栏目，廖品正教授专访，节目通过卫星电视在海内外播放。片中对廖老评价到：成都中医药大学的廖品正教授出生中医世家，她的祖父是一位很有名的老中医，在他80多岁去世的时候，许多病人都觉得失去了生存的希望，这给了廖品正很大的触动，这件事也促使她当年放弃了免试保送进北大、清华的机会，而自愿保送进了成都中医学院，她想看一看中医里究竟蕴藏了什么奥秘，让人们如此的信任，半个世纪过去了，廖品正也已经年过六旬，如今，她也成为一代名医，可是她觉得她这一代名医与她祖父那一代相比，已经有很大的不同……几千年以来，中医的发展都是与时代紧密联系的，历史走到了今天，由于社会文化、科学技术的飞速发展，无疑也给中医注入了新的活力，自始以来，廖品正一直致力于中医眼科研究，可以说，与眼科打了一辈子交道，在临床上，她更加迫切地感到传统中医辨证施治的诊疗方法如何与先进的科学技术结合在一起，怎样使先进的科学方法渗透到中医里去，促进中医更快地发展，是一个亟待解决的问题，而对于眼科疾病，由于现代科学手段的介入，廖品正在治疗和诊断上的感触就与传统中医不同，比如，对眼底出血的认识就与过去有了很大的区别，她认为，其实很多疾病都可以引起眼底出血，而且不同疾病引起的眼底出血也有不同的特征，现在认识就比古代认识更进一步深入、更广泛，而且在应用现代检眼镜检查了患者的眼底、甚至于包括现代的眼底血管荧光造影，我们进一步来认识出血因素及思考问题就更加细致、深入、广泛，而回过来再结合中医辨证的一些基本纲要来进行辨证，就考虑得更为周全……

（2）香港《大公报》：2000 年 10 月 12 日中华医药版以"标本兼治，局部结合整体——中医治糖尿病视网膜病变具优势"为标题对廖品正教授在由香港浸会大学中医学院举办的中医专题讲座上讲述的"中医对糖尿病视网膜病变的治疗和研究进展"进行了全面的报道。

（3）香港浸会大学：香港浸会大学中医学院院长刘良教授在 2005 年 12 月 9 日致函成都中医药大学时写道："近 6 年来本院继续及专业教育部邀请廖教授来港指导中医眼科教育工作，深受师生及患者好评"；香港浸会大学 2003 年中医专业文凭第三届全体同学赠匾云"恩泽医学"是对廖老的最佳评价；2002 年 8 月 24 日香港浸信会医院邀请廖老进行"糖尿病眼底病的中医药防治"讲座并赠匾留念；2005 年 11 月 27 日香港眼角膜关怀协会就廖老对眼角膜病患者所作出的贡献赠匾云"造福角膜病人"。

（4）2006 年 10 月 31 日，廖老当选四川省首届十大名中医，是四川省首届十大名中医中唯一的女性，《四川日报》《华西都市报》《成都晚报》等均在头版头条予以报道。

（5）2006 年《成都晚报》以"中医眼科博导来本报坐诊"为题对廖老进行了报道，并盛赞廖老"因为患者重塑光明而深受尊重……以严谨著称……"

（6）《科技精英》一书在评价廖老在著书立说和中医眼科科研成果方面的成就时写道：……如果你想了解中医眼科学，渴望有一部正规的教材读物；如果你想要在这门学科的领域里去钻研，去登堂入室，无论是中级的，还是高级的，无论你进的是北京、广州、上海、南京、成都，还是任何一所中医学府，你都不能不发现和接触"廖品正"这个名字……"廖品正"三字出现在《中医眼科学》《中医五官科学》等供全国中医药院校使用的一系列统编教材，以及供眼科、五官科参考的若干专著上，就是主编；出现在中医药防治眼底病的多项国家级和省级科研课题中，"廖品正"三字就是负责人，就是主研者。

（7）四川省中医药管理局罗良娟副局长、科教处张大明处长：廖老在中医眼科医疗、教学、科研工作中成绩卓著，蜚声海内外，而且医德高尚、仁心仁术、德艺双馨，是我们广大医务工作者的楷模，我们不但要学习和继承她的临床经验和学术思想，而且还要学习老人家的高尚品德，这样才能提高我们中医眼科临床队伍的整体素质和水平，提高中医眼科临床队伍的诊疗水平，促进中医眼科学术进步，更好地为广大人民群众的眼部健康服务。

（8）成都中医药大学评价：廖品正教授倾心患者，服务病人，想病人所想，急病人所急，把病人的需求作为第一信号，以高尚的医德、良好的医风服务于每一位患者……其精湛的医术、高尚的医德不仅为广大病员所称赞，同时也得到国家和各级主管部门与同行的认可，被评为全国教育系统"劳动模范"，并多次被各级党政领导机关授予"先进工作者"称号。

（9）科室同仁：在廖老的课题组、教研室里，一个个年轻人，同样说着这样的事情。他们的晋升表、推荐表、科研成果申报表，许多都是她一张张亲手填写的，在推荐人、责任人的栏目里，签下了廖品正三个字，但在分享成果的奖项里，却又往往找不着廖品正。

（10）学生：廖老众多的学生，最敬佩廖老宽广的胸怀、高尚的医德、活到老学到老、事事亲力亲为的精神，都视廖老为终身学习的楷模。

（11）患者评价：一位来自郊县农村的孤儿，捏在手里的只有穷亲戚接济的40元人民币。廖品正费尽了心思，反复调整处方，运用中医四两拨千斤之力，终于在一月之后，让这位青光眼患者，看见了他的面前有一双充满慈祥的眼睛，他不说是看见了医生的眼睛，而是说他看见了活菩萨，活菩萨的眼睛；"我心中的太阳终于来啦！"香港患者朱某每次见到廖医生都会兴奋地以这句话作开场白。

# 成才要素

## 1. 医德至上

廖老强调"为医首重于德"。

小时候父亲所教东汉·崔瑗的《座右铭》，直到如今廖老仍记忆犹新，背诵起来字字不差："无道人之短，无说己之长。施人慎勿念，受施慎勿忘。世誉不足慕，唯仁为己纲。隐心而后动，谤议庸何伤……无使名过实，守愚圣所臧……行之苟有恒，久久自芬芳。"她经常以此教导我们弟子"做人要不彰人丑，不扬己美；施人勿念，受施勿忘；誉不足喜，毁不足悲；名副其实，守愚藏拙……持之以恒，自然芬芳"。对女学生、女弟子，廖老更要求像"……莲之出淤泥而不染，濯清涟而不妖，中通外直，不蔓不枝，香远益清，亭亭净植，可远观而不能亵玩……"（引自北宋·周敦颐《爱莲说》），她对莲花挺拔秀丽的芳姿、清逸超群的令德、特别是可敬而不可侮慢的欹琦磊落的风范，钦佩之至，这也是她在身处世俗而独能超然脱俗，保持高风亮节的自我写照；而对于性情浮躁，自觉怀才不遇的弟子学生们，廖老则常常以隋唐·刘禹锡的《陋室铭》"山不在高，有仙则名；水不在深，有龙则灵。斯是陋室，惟吾德馨"加以鼓励。

她再三强调，为医者，只有本着对患者高度负责的精神，才会树立严谨的治学态度和不懈求精的愿望，才有淡泊名利、一心求真的作风，才可能由此日积月累，成为学验俱丰的名医大家。

廖老的医德及高尚的人品，正如她的名字一样，"品正"——品行端正之义。而正是这个男性化的名字却经常闹出误会和趣闻……以严谨著称的廖老享受着误会带来的快乐："我这名字有些男性化，没见过面的人一般认为我是白发长须的老头。"因此，或是登门求教的学士，或是慕名求医的患者，招惹过不少笑话，在一次报社采访的时候，廖老还兴致勃勃地给记者讲了一个发生在30多年前的趣闻。

1978年，廖医生在中医眼科治眼病方面已小有名气。6月的一天，她收到一封从东北寄来的求助信，信中称一个15岁的吉林小孩患上了相当严重的视神经网膜炎，已被迫辍学。经过考虑，廖医生决定通过书信处方对患者进行就医指导，经过半年多的持续治疗，小孩眼病得以康复，并在第二年新学期开学时重返课堂。第二年春天，小孩的父亲提着特产人参烟，从东北特地赶到廖医生家道谢。见到心目中的神医竟是一位女性，这位东北大汉甚是惊讶，他说："我一直以为你是位老先生，若不是老先生，至少也该是个男的，哪知道……"说完自己就不好意思地笑了。

## 2. 挚爱中医

廖老认为要学好中医，挚爱中医极其重要。她对中医、中医眼科的挚爱在前面"从医经历"中已经详加叙述。

她认为，现在部分中医本科生、研究生，由于古今文化的思维差异，学习中医比现代科学的难度更大，加之对中医信心不足，没有专心去学习、潜心去思考，导致毕业后中医功底不扎实、临床疗效不佳，遇到医疗问题不敢依靠中医中药去处理，常常把自己置于"不中不西"的尴尬境地。所以，当今要真正做好临床，首先是要树立中医自信心，挚爱中医。通常说"兴趣是最好的老师，热爱是不竭的动力"，学习中医是一个比较艰苦漫长的摸索过程，如果对中医缺乏热情，则难以持之以恒，到达成功的彼岸。

## 3. 勤奋好学

廖老认为，要学好中医，勤奋好学、坚韧不拔是关键，否则，"志不坚，智不达"（引自《墨子语》）。她自己的奋斗经历，就是最好的典范。

廖老中年的旧居，一墙木板钉成的简易书架放满了书，室中三张桌子拼成的大书桌上也堆满了书。有人来访，必须起立让道才能开门进屋。她常年和同样任教的丈夫看书、备课、撰文到午夜，有时通宵达旦，直到浓茶也不能驱散困倦时方才罢休。节假日不休息，寒暑假加班加点成了习惯。双肩挑的中国知识女性，谁也无法完全摆脱家务，廖老最大的能耐，是她将家务压缩、简化到不能再简单的程度，家里人开玩笑说她："白天八小时有公务，晚上十点以后忙业务，见缝插针才管家务。"她管家务的"高水平"，致使一家人不知菜肴有色香味之说。中国当代的知识分子，尤其是中年知识分子，以牺牲健康为代价换取了事业的累累成果者不乏其例，陈景润等是英年早逝，而廖老正是带病坚持工作的另一种类型。常年积劳成疾，20世纪80年代肝病、结石性胆囊炎等接踵而至。她长期带病工作，如期完成繁重的临床、教学、教学管理和科研等任务，其顽强、坚韧和艰苦，真是找不出话来形容，也因此失去了一次次治疗机会，以致肝、胆病不断加重，初诊约3cm大小的胆结石增大到4cm！她终于病倒了。在病榻上，她用写好辞去学院教务处长辞呈的手，继续写着教案和中医眼科著述。1990年，她患带状疱疹住院；1991年因患不明原因的腹泻，持续3个月，又不得不再次入院接受治疗。病历在一年年加厚，但没有一次缺课的记录。有一次，在病榻上完成校对《中医眼科学》参考书清样就达53万多字。健康人总是难以想象疾病给她带来的痛苦，所以，"找不出话来形容"这句话来形容廖老是最合适的。

包括博士、硕士研究生在内的廖老众多的学生，在将廖老的动人事迹娓娓道来的时候，他们十分生动地介绍了廖老师在编著全国高等、中等、函授等统编中医眼科和五官科教材时"人一坐下去就不动，直到写完"、"双脚肿到膝盖头"、"阑尾炎发作时，一边吊着输液瓶，一边伏床疾书"，为一本《中医眼科学》最后的清稿，她连续工作，熬了36个小时，令人感慨不已。20世纪70年代，她在参加编写《中医大辞典》期间，借开会出差跑遍了北京、广州、上海、安徽、陕西、南京、重庆等七省市的十多家图书馆，抄笔记、摘卡片，累计竟达万余张，而她个人的稿费仅分得30余元。廖品正付出的全部辛劳都是为了中医眼科事业的发展、中医五官专业的设置，成都中医药大学终于获准成为中国第一批开办中医五官专业的大学，她以目前全国中医院校第一个获得指导中医眼科博士学位研究生资格的导师身份，走进了中医眼科教育奠基人的行列。而在此之后，其他一些中医院校也相继开办了这一专业，他们取经的对象，是成都。

# 结　语

在廖老一生为中医眼科事业奋斗的历程中必然要提到其丈夫，令人尊敬的邓明仲老先生对廖老的支持。他 1962 年毕业于成都中医学院医学系六年制本科，是廖老的学长，为中医药大学著名中医内科专家，曾任中医基础教研室主任，1984 年四川省在全国率先掀起振兴中医，他被调四川省卫生厅，为首任主管中医的副厅长，兼首任省中医药管理局局长。他虽主管全省中医工作，却仍不荒疏临床、学术。他出生书香门第，潇洒儒雅，善良和蔼，勤奋严谨，勇于钻研。为人治病，一丝不苟，疗效卓著，深受患者爱戴。临证之余，夫妻讨论当日所遇疑难病证，或收集、整理其各自学术资料，从未懈怠。几十年来，他们相濡以沫，在其温馨、和睦的家庭里充满着人生的美好和浓郁的学术气氛。

廖老在数十年间凭着她在中医医疗、教学、科研方面的成就以及在海内外的影响，享有崇高的声誉。现在，廖老虽已年过古稀，仍然奋进不息、学习不止，以她的言传身教激励着我们后学。她的一生都在实践着自己的人身格言："人的一生应当这样度过：当他回首往事时，不因虚度年华而悔恨，也不因碌碌无为而羞耻。"（引自保尔·柯察金《钢铁是怎样炼成的》）

学 术 思 想 大 要

## 打好内科基础，强调整体、综合论治

首先，廖老认为，无论从事何科专业，首先注意打好中医内科的基础。因为中医分科有以大内科为主导的特点，其他专科在相当程度上是要以中医内科为基础的。从事中医眼科，总需要以内科的辨证论治体系为基础，掌握好中医的整体观，在专科方面才能功底深厚，突出专长。廖老举她最崇拜的中医眼科名家陈达夫教授的例子来说明这一观点，陈达夫教授首先是一个内科名家，他读伤寒，用伤寒，最后发展伤寒，并结合中医眼科的特点和临床实际写成《中医眼科六经法要》，从而蜚声业界，成为大家。她一再教育自己学生打好内科基础，支持门下弟子多拜内科名师，这充分显示了廖老为了中医眼科事业后继有人，摒除门户之见的博大胸襟。

其次，医学的发展要求精细的分工，临床各科随着社会的发展逐渐独立，在各自领域内向纵深拓展，独具特色的中医眼科亦形成了独立的学科。但是，这种分科并不意味着与其他学科的绝对分离。眼作为视觉器官，是机体的一部分，应统一于整个机体。不少眼病可引起全身症状，如急性闭角型青光眼（绿风内障）引起恶心、呕吐等消化道反应；眶蜂窝组织炎（突起睛高）引起头痛、高热等全身感染症状。相反亦有全身疾病引起眼病，如风湿病引起虹膜睫状体炎（瞳神紧小、瞳神干缺）；糖尿病引起视网膜病变（消渴目病）等。对于一个眼病患者来说，可能是独立的眼病，或是眼病及其所致的全身病，或是全身病及其所致的眼病，或是同时存在不相干的眼病及全身病等。在如此错综复杂的情况下，应以整体观为出发点，全面观察，综合分析，才能得出正确的诊疗方案。其他科的医生对眼科亦应该有所了解，因心血管、内分泌、血液等系统的疾病，颅脑外伤、妊娠毒血症、小儿麻疹、脑炎与脑膜炎、脑肿瘤、梅毒、艾滋病、癔症等许多疾病，在眼部或可有一定的症状表现。故具备必要的眼科知识，对临床各科医生提高诊疗水平亦大有裨益。

再者，外治法，为历代中医眼科主要治疗方法之一。大多数外障眼病，必须配合恰当的外治，方能提高疗效，缩短疗程，某些眼疾，仅点滴眼药无需服用汤散即可达到治疗目的；至于内障眼病，不少也强调配合外治方法，如绿风内障、瞳神紧小等，外治是不可缺少的治疗环节。又如：圆翳内障（白内障），初起时可考虑局部点眼或内服药物，以助消散，而翳定障老时，又必须用外治法中之手术解决等。

另外，眼与脏腑经络在生理病理上关系非常密切。十二经脉、奇经八脉大多上走于头，集散于眼及眼的周围，不直接上走头面的经脉，通过三阴三阳表里相合及旁支别络的交错联络，与眼之间亦有间接的联系，故针灸疗法也非常适用于眼科疾病。针灸治疗眼病，适应证的范围颇广，一般内障、外障、急症、慢性病，多可运用。而且，具有操作方便、费用不多、疗效明显等特点。所以在眼科临床上还应提倡针灸疗法。

还有，廖老认为，眼科辨证方法与内科类似，通过四诊收集客观资料后，再以八纲、脏腑、病因等辨证方法进行分析归纳。但也有独特之处，如辨内障与外障、五轮辨证、八廓辨证、六经辨证等，这些专科特色是一代代中医眼科医家总结出来的，值得我们进一步继承发展。所以，我们在治疗眼病时，要考虑专科特色，结合特色辨证与治疗。

综上所述，廖老临证时，强调要将中医眼科独特理论指导下的眼局部辨证与整体辨证相结合。治疗眼病主张内治与外治相结合。针灸及综合疗法并举，方能取得良效。

# 力主中医眼科和现代诊疗、科研方法相结合

廖老认为，中医要与时俱进，坚定地走中医现代化道路，积极吸收现代科技成果，推动中医的发展与进步。我们中医眼科一样要适应实践需要，积极引进现代检测方法，作中西医双轨式诊断、辨证，尽可能地与现代医学、与国际接轨，才能使我们中医眼科走出国门，为世界人民的眼部健康作出应有的贡献。在她从医40余年里，她是这样说，也是这样做的。

一方面，她认为，一些眼病，尤其是内障眼病，患者往往仅有视觉方面的改变，全身无证可辨，甚至舌苔脉象也无异常，若不结合现代显微检查仪器如裂隙灯、眼底镜、甚至眼底血管荧光造影、视觉电生理、共焦激光眼底扫描、多焦视网膜电图、视网膜光学相干断层扫描、电脑自动视野、超声生物显微镜等，首先不能检查到眼底的改变，更谈不上诊断治疗了。我们一定要改变认识，不局限于现代检查手段就是西医的狭隘观念，检查仅仅是一种工具，是扩大我们中医望诊从"宏观"到"微观"的一种手段，是中医望诊的深化和延伸，只有在充分收集了患者的病症资料后，再结合我们中医眼科的局部辨证，即使全身无证可辨，甚至舌苔脉象也无异常，也能准确诊治。所以，中医眼科诊断疾病，既离不开传统中医诊断疾病的基本方法，又有针对眼这个局部器官的一些独特的诊断方法。尤其在当代，随着现代科学技术与设备的引进，中医眼科的诊断和辨证在传统方法的基础上已不断得到深化和发展，其专科特色也更加显著。她在2009年9月举办的"四川省十大名中医廖品正学术经验研修班"上总结了现代中医眼科诊治眼病的特色如下：局部辨证与全身辨证相结合；现代辨病与传统辨证相结合；中医药治疗与

23

现代眼科治疗技术相结合。现代中医药治疗眼病的某些优势：对西医诊断明确，但目前尚无理想有效治疗方法的一些眼部病症，尤其是眼底病，中医药有一定的疗效，甚至有较好的疗效，如眼底出血性疾病；对一些全身疾病引起的眼病，中医从整体观出发，局部结合全身辨证施治，疗效明显，而且比较稳定，如廖老所获四川省科技成果"芪明颗粒治疗糖尿病视网膜病变"；眼外伤或手术患者，经西医常规处理外，加用中药后症状轻，痊愈快，疤痕薄；患者自觉症状严重而西医检查无异常，无治疗者，中医辨证论治，疗效显著。她深感中医眼科引进现代仪器检查非常必要，但应坚持"洋为中用"，切不可舍中求西，取而代之。

另一方面，廖老十分重视开展中医眼科的科研创新。在临床科研中，她以中医中药防治内障眼病为主，取得了丰富的成果，应用于临床，疗效满意。尤其在中医药治疗糖尿病视网膜病变的科研方面成绩卓著，近十余年来承担国家"九五"攻关、国家"十五"攻关、国家"十一五"支撑计划、国家"863"计划等重大科研项目4项，其中她所主持的国家"九五"攻关项目"优糖明治疗糖尿病视网膜病变的研究"课题是四川省在国家"九五"攻关计划中获得批准的中医药防治重大疾病的唯一项目，课题完成后获四川省科技进步一等奖，她本人还获得国家科技部先进个人奖。"十五"期间，该课题又按GCP的规范对"优糖明"（即芪明颗粒）进行多中心随机对照临床试验，2009年该药已获国家新药证书（准字号），并已正式投产，在全国上市，造福于广大糖尿病视网膜病变患者，获得了良好的社会效益和经济效益。随着我国和世界糖尿病患者人数迅猛增加，糖尿病视网膜病变患者也越来越多，所以该药推广应用的前景更加广阔。

# 治内障眼病注重"阴阳和抟"，
# 力主"矫枉不可过正"

内障指外眼证候不显，从内而障碍视力的眼病，属瞳神疾病（内眼组织疾病）范畴。视力即视觉功能，为眼视物辨色的能力，《素问·脉要精微论》称之为"精明"。《灵枢·大惑论》说"五脏六腑之精气皆上注于目而为之精"，并指出："阴阳和抟（音义通'团'）而精明。"至明代，《证治准绳·杂病·七窍门》进一步阐述说："目形类丸，瞳神居中而独前……乃先天之气所生，后天之气所成，阴阳之妙蕴，水火之精华，血养水，水养膏，膏护瞳神，气为运用，神则维持。"这就说明瞳神为眼视物的核心部分，当机体阴阳团和，交互作用，眼获充足流畅的精、气、血、津液滋养和神的主导，才具有正常的视觉，即"阴阳和抟而精明"。若一旦体内、外某些因素导致机体阴阳失衡，脏腑经络功能失调，精气血津液运行失常，就会发病。譬如《医学纲目》在"耳目受阳气以聪明"中说："人之耳目，犹月之质，必受日光所加始能明……是故耳目之阴血虚，则阳气之加无以受之，而视听之聪明失。耳目之阳气虚，则阴血不能自施而聪明亦失。"

廖品正教授根据《灵枢·大惑论》"阴阳和抟而精明"的理论，力主治内障眼病矫枉不可过正。她认为，内眼组织结构精细脆弱，其阴阳较之外障眼病更易失衡，发病每每易虚易实，虚实夹杂，或虚多实少，或实多虚少，治疗上若稍有偏颇，则阴阳失衡，失之"和抟"。因而治疗内障眼病主张矫枉不可过正，既不宜过用滋补，又不任一味攻伐，或以攻邪为主，兼以扶正，或以扶正为主，兼以攻邪，治标攻邪中病即止，并当留意顾护正气，不能一味攻邪而伤自身正气，固本扶正亦不可太过，还应避免闭邪遗患。遣方用药力求恰到好处：攻不伤正，补不滞涩，行不耗气，止不留瘀，寒不凝敛，热不

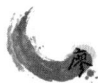

伤阴动血，另外用药剂量、疗程均要考虑，才能达到"阴阳和抟而精明"的目的。

## 引用医案

### 案1：攻不宜伤正案

某男，40余岁，患视网膜分支静脉阻塞1周，予以通窍活血汤去黄酒、老姜，数日后来诊，述视物模糊明显减轻，但周身乏力，肢体酸软，通宵失眠，虚汗长流，甚至进食则大汗，察其视力大幅度提高，眼底出血明显减少。此因患者素体气阴两虚，通窍活血汤活血破瘀力量很强，方中麝香芳香走窜，活血破瘀力量尤强，其乏力、肢软、汗出为攻邪伤正之征，故停用前方，改为补阳还五汤加益气养血之药，并减轻攻邪药力后，乏力汗出诸症好转。其后再予益气滋阴、活血通络之品，眼底出血吸收、乏力、汗出、失眠消失而痊愈。故对于体虚之人，一定要攻邪扶正同时进行，或攻一段邪，扶一段正，先攻后补、先补后攻或攻补兼施，根据全身情况进行权衡，达到治疗目的。

### 案2：补不宜太过案

某男，50余岁，患年龄相关性白内障，视物模糊1年。观其面色白胖，有"阳痿、慢性支气管炎"病史数年，察其视力0.1。此为肾阳虚所致，法当温补肾阳，方用驻景丸加减方（菟丝子、楮实子、茺蔚子、枸杞、车前子、木瓜、寒水石、紫河车粉、生三七粉、五味子）去车前子、寒水石，加淫羊藿，服药1月后，自觉全身情况好转，视力增加至0.5，可骑自行车上班。要求服成药，先后予脑灵素（内含枸杞、鹿茸等）、肾气丸，开始服用时眼与全身症疗效均佳，慢支炎和阳痿痊愈，但患者为巩固疗效，自行继服，半年后来诊，述浑身发热、手足心发热、牙龈肿痛、鼻衄，此为温补过度，伤阴动血所致，换为知柏地黄丸加减滋阴降火而诸症消失。故固本扶正亦不可太过，以免滋生他患。

# 廖氏眼科辨证纲要

眼病辨证方法与内科相似，通过四诊收集客观资料后，再以八纲、脏腑、病因、气血津液等辨证方法进行分析归纳。但眼科的辨障、辨翳、辨膜、辨眼部常见症等专科特色突出，现分别介绍如下：

## 一、障

虽然眼科病症繁多，但按部位而言，大多不出外障与内障两大类。"障"，遮蔽之意。从外而遮为外障，从内而蔽为内障。（1）外障：凡发生在瞳神以外的病变，即胞睑、两眦、白睛、黑睛等部位的病症，称为外障。外障多因六淫外袭、遭受外伤等外邪侵袭而致，亦可由食滞、湿毒或痰火等引起。其具有突然发病、发展较快；外候（如胞肿如桃或睑肤湿烂，白睛红赤，眵多粘结、或脓样、或干结，热泪如汤，或出现星点、翳、膜、胬肉遮睛等）明显易见；自觉症状（如目痒目痛，沙涩不舒，羞明怕日，不能睁眼等，间或伴有寒热头痛，二便不利等）突出等病症特点；且多为实证（如胞睑红肿，多为脾胃积热；睑弦赤烂，多为脾经湿热；皮下硬结，多为痰湿结滞；胞内椒疮、粟疮累累，多为湿热蕴结；大眦内红肉肿起或两眦赤痛，多为心火上炎；大眦溢脓，多为心脾郁热；白睛红赤，多为肺经风热；白睛红赤如火，多为肺经实热；黑睛星翳初起浮嫩，多为肝经风热；黑睛翳色黄白或有溃陷，赤痛难忍，多为肝火炽盛），但亦有因内虚所致者（如上胞下垂，多为脾虚气陷；胞内色淡，多为脾虚血少；白睛隐隐淡红，多为肺经虚火；黑睛翳久不敛，时隐时现，多为肝阴不足等）；外障发展快，预后较好，但亦有预后不佳者（如黑睛生翳，复感邪毒者，可迅速变生凝脂翳、黄液上冲、蟹睛、甚则目珠灌脓等恶候，即使痊愈，也多遗留黑睛宿翳，遮挡视物、影响美观）。（2）内障：有广义、狭义之分。狭义内障专指瞳神中生翳障者，其主要病变在晶珠，广义内障则泛指发生于瞳神及其后一切眼内组织的病变。内障病位在内眼（包括黄仁、神水、晶珠、神膏、视衣、目系等），多因脏腑内损、七情过度、外邪深入、外伤等所致，具有以下病证特点：多眼外观端好，或见瞳神紧小、扩大，抱轮红赤；多有视力减退或视物异常；多需借助现代检查仪器（如裂隙灯、检眼镜、B超、眼底血管荧光造影等发现眼内出血、渗出、水肿、裂孔、新生血管等病变）；病证有虚有实、病久多虚，病情多复杂（如瞳神紧小多肝热上冲，瞳神干缺多阴虚火旺；瞳神散大多头风攻之，痰火上扰，或外伤所致；瞳神色白多肝肾不足或气血两亏；目系色红、水肿、渗出，多因湿热熏蒸或肝郁化火，致血热壅盛，以及肝郁气滞，脉络瘀阻，或者脾肾阳虚，水湿积滞所致；而目系色泽淡白，多为气血不足，精气不能上荣于目所致；视衣血管扩张，多为火热炽盛或气血瘀滞；视衣血管细小，多为气血两亏或痰浊阻滞；视衣血管阻塞为气血瘀阻；视衣有出血者，如色红量多，多由火热实邪，迫血妄行；色淡量少或反复出血，多为阴虚火旺；视衣渗出、水肿、脱离等，有属血热壅盛、阴虚火旺、气滞血瘀、痰湿积聚，或脾肾阳虚，水湿上泛之别；而眼内组织退行性病变，多为脏腑精气不足所致）。总之，外障、内障各有特点，其虚实属性，必须四诊合参进行分析归纳，探本求源，才能审证精准，不能完全拘泥于外障多实、内障多虚之说。

## 二、翳

古代眼科医籍中将黑睛和晶珠的混浊统称为翳，现专指黑睛上的混浊，可呈点状、树枝状、地图状或虫蚀状等。有新翳、宿翳之分。（1）新翳：凡黑睛混浊，呈灰白色，表面粗糙，边界模糊，具有发展趋势，伴有不同程度的目赤疼痛、畏光流泪等症者，为新翳。如聚星障、花翳白陷、凝脂翳等。临床上，黑睛星翳须辨别表里虚实，严密观察其发展变化。黑睛新翳，多因外感，亦易传变。一般而言，外感早期，星翳初起，稀疏色淡，浮于黑睛，抱轮微赤者，属聚星障，轻者其邪可从表而解；若邪盛正实，尤其内热素盛者，外邪易入里化热，可致星翳连缀成片，翳色黄白，多见溃陷，白睛混赤，此属花翳白陷，须及时治疗，防止病变继续扩大或向纵深发展；若感受邪毒，则发展迅速，翳满黑睛，状如凝脂而成凝脂翳，如不及时抢救，极易穿孔。而翳生日久，不见进退者，为正虚邪衰之象。另外，黑睛新翳还可由邻近病变影响而生，且常波及黄仁与瞳神。新翳痊愈后，轻者可消散，重者转为宿翳。

（2）宿翳：凡黑睛混浊，表面光滑，边缘清晰，无发展趋势，不伴赤痛流泪等症状者，称宿翳，为黑睛疾患痊愈后遗留的瘢痕。根据宿翳厚薄浓淡程度不同，又分为冰瑕翳、云翳、厚翳、斑脂翳。冰瑕翳者，黑睛宿翳菲薄，如冰上之瑕，须在聚光灯下才能查见，类似于西医之云翳；云翳者，黑睛宿翳稍厚，如蝉翅、似浮云，自然光线下即可见，类似于西医之斑翳；厚翳者，黑睛宿翳厚而色白如瓷，一望即知，类似于西医之角膜白斑；斑脂翳者，黑睛宿翳与黄仁粘着，瞳神倚侧不圆，类似于西医之粘连性角膜白斑。

**新翳与宿翳鉴别要点**

| | 新翳 | 宿翳 |
|---|---|---|
| 眼部刺激症状（目赤、碜涩疼痛、畏光流泪等） | 有 | 无 |
| 翳表面 | 粗糙 | 光滑 |
| 翳边缘 | 不清楚 | 清楚 |
| 荧光素染色 | 着色 | 不着色 |
| 白睛充血 | 白睛混赤或抱轮红赤 | 无 |
| 发展趋势 | 发展 | 不发展、无变化 |

如在新翳病轻而浅时期，抓紧治疗，尚能使翳部分消退，甚至大部去除；若日久邪气已定，则成宿翳而药物难以奏效。翳对视力影响程度，主要决定于翳的部位，大小厚薄则在其次。翳遮瞳神则视力明显受损，翳在黑睛边缘，虽略大而厚，也对视力影响较小。

## 三、膜

自白睛或黑白际起障一片，或白或赤，逐渐向黑睛中央蔓延者，称为膜。若膜上赤丝密集者，称为赤膜，多因肝肺风热壅盛，脉络瘀滞所致；膜上赤丝稀疏，红赤不显者，称之白膜，多为肺阴不足，虚火上炎。轻者膜薄色淡，尚未掩及瞳神；重者膜大而阔，赤厚如血肉堆积，淹没整个黑睛。

## 四、辨眼部常见症状

1. **目赤**：主要表现为白睛红赤、抱轮红赤、白睛混赤。①白睛红赤者，位于白睛浅层，起于周边，颜色鲜红，呈树枝状，推之可动。点用 0.1% 肾上腺素后，红赤消失，相当于西医之结膜充血，主要见于暴风客热、天行赤眼、金疳等白睛浅层病变。暴发白睛微赤，泪多清稀，多为外感风寒；白睛红赤，眵泪并作，多为外感风热；白睛红赤如火，多为肺经实热或三焦热盛；红赤隐隐，多为肺经虚热；赤紫肿胀，多为热毒壅结。②抱轮红赤者，位于白睛深层，环绕黑睛周围红赤，颜色紫暗，呈放射状，推之不动。点用 0.1% 肾上腺素后，红赤不消失，相当于西医之睫状充血。主要见于聚星障、花翳白陷、混睛障、瞳神紧小等病变。抱轮红赤，羞明流泪，多为肝胆湿热；抱轮微红，目昏泪出，多为阴虚火旺。③白睛混赤者，白睛红赤与抱轮红赤同时存在，相当于西医之混合充血。主要见于凝脂翳、绿风内障、瞳神紧小等病变。
2. **目肿**：目肿主要表现在胞睑、两眦、白睛和黑睛。①胞睑肿者：胞睑红肿如桃，灼热疼痛，或胞睑红肿而兼有硬结、脓头而拒按，多为脾胃积热、热毒壅盛，兼有瘀滞；胞睑肿胀骤起，微红而痒多泪，常为外感风邪；胞睑红肿湿烂，多为湿热熏蒸；胞睑青紫肿胀，多为气滞血瘀；胞睑虚肿如球，皮色光亮，不红不痛，多属脾肾阳虚，水气上泛。②两眦肿者：内眦突发红肿高起，疼痛拒按，多为风热上攻，心火炽盛。③白睛肿者：白睛红赤肿胀，多为风热犯肺，肺热壅盛；白睛赤紫肿胀，多为肺经实热，血热壅结；白睛肿胀不红，状如鱼泡，多为肺失宣降，气机壅滞。④黑睛肿者：黑睛水肿，雾状混浊，多为肝胆火炽，风火攻目；或肝郁气逆，痰火上壅，阳亢风动所致。

3. **目痛（含神祟眼痛）**：①目痛辨阴阳：外障眼病引起的目痛常为涩痛、磣痛、灼痛、刺痛，多属阳证；内障眼病引起的目痛常为酸痛、胀痛、牵拽痛、眼珠深部疼痛，多属阴证；另外，午夜至午前作痛为阳盛；午后至午夜疼痛为阴盛。②目痛别虚实：暴痛属实，久痛属虚；持续疼痛属实，时发时止属虚；痛而拒按属实，痛而喜按属虚；肿痛属实，不肿微痛属虚；赤痛难忍为火邪实，隐隐作痛为精气虚；痛而躁闷为肝气实，痛而恶寒为阳气虚。③目痛分部位：目痛连及颠顶后项，属太阳经受邪；目痛连及颞颥，为少阳经受邪；目痛连及前额鼻齿，为阳明经受邪；眼前部痛多为外障眼病，眼深部痛常见于内障眼病，而眼珠转动时痛则应考虑是否为目系猝病。④目痛有寒热：痛而喜冷属热，痛而喜温属寒。⑤目痛理性质：目赤磣痛、灼痛伴眵多粘结，多为外感风热；头目剧痛，目如锥钻，为头风痰火，气血瘀阻；目珠胀痛，多为气火上逆，气血郁闭；眼内灼痛，为热郁血分；眼珠刺痛，为火毒壅盛，气血瘀滞；眼珠深部疼痛，多为肝郁气滞或阴虚火旺；隐隐胀痛，多阴精不足，阳亢于上；稍加注视即感眼胀，多为脾肾不足，精不上承或阳亢之象；胀痛多为五风内障，其中如隐隐胀痛为黑风或青风内障；胀痛如突为绿风内障。

4. **目痒（含痒若虫行）**：有因风、因火、因湿与因虚等不同，但临床上以风邪引起者居多。目痒迎风痒极，无风则减，为感受风邪；目赤而痒，迎风尤甚，多为外感风热；睑弦赤烂，眵泪交加，瘙痒不已，或胞睑内颗粒肥大，痒如虫行，多为脾胃湿热兼风邪、风湿热三邪蕴结或虚火入络，邪气行动所致；痛痒兼作，多为邪毒炽盛；痒涩不舒，时作时止，多为血虚生风；另外，尚有邪退火熄，气血得行，脉络通畅而痒者，须明辨之，不可作为病态。

5. **眵泪（含眵、泪）**：眼眵为外障眼病的一个常见的伴发症状，多属热。眵多硬结为肺经实热；眵稀不结为肺经虚热；眵多黄稠似脓为热毒炽盛；目眵胶粘多为湿热；泪热如汤多为外感风热、肝经风热或肝火炽盛，热毒上攻；迎风流泪，多为肝血不足，风邪外引；冷泪长流或目昏流泪多为气血两虚、肝肾不足，或排泪窍道阻塞所致。

6. **视觉异常**：分为视力异常和视觉异常两大类。①视力异常者：视物不清且伴白睛红赤或翳膜遮睛，多属外感风热或肝胆火炽；视物渐混而外眼端好，多为血少神劳、肝肾两亏、阴虚火旺或肝郁气滞；目无赤痛而视力骤降，如临黑夜，多属头风痰火、血热妄行或气不摄血，血灌瞳神；内障日久，视物不见或仅见三光，多属气血两亏；入暮目暗或视野缩小，多属肝肾精亏或肾阳不足；能近怯远阳气衰，能远怯近阴精亏；眼前黑花飞舞、云雾移睛，多属浊气上泛、阴虚火动或肝肾不足；坐起生花，多属精亏血少。②视觉异常者：外无见症而出现视一为二、视大为小、视物变形、视瞻有色等视觉改变，皆须作视力及眼内检查，综合具体情况进行辨证。

7. **内眼病变辨证（含内眼常见病变与辨证）**

（1）从内眼组织与脏腑经络相属关系辨证：内眼病变是指眼底疾病出现的病理变化，属于"内障"范畴。内眼组织包括视盘、视网膜、视网膜血管、黄斑、脉络膜等，它们与五脏六腑关系密切，脏腑功能失调也可引起内眼病变。视神经、视网膜等属足厥阴肝经，脉络膜属手少阴心经，黄斑属足太阴脾经，玻璃体属手太阴肺经，房水属足少阳胆经，眼中一切色素属足少阴肾经，以上各种组织如有病变，应从相属的脏腑经络进行辨证。

（2）从常见病变进行辨证：如血循环障碍，包括充血、出血；血管本身的改变，如痉挛或阻塞等；炎症，包括水肿、渗出、增生、机化；组织的损伤，包括萎缩、变性、坏死。其中以充血、出血、水肿、渗出、萎缩、变性、增生、机化为最常见的病理改变。如眼底充血、出血者：与心、肝、脾、肾四脏关系密切，多为热邪犯血，血受热迫，溢于络外，或脉络受损所致（如心主血脉，若心火旺盛，熏灼脉络，血受热迫，破络而出；肝不藏血，血则外溢；肝失疏泄，肝郁化火，火性上炎，迫血外行，血溢络外；脾虚气弱，不能统摄血液，血不循经，溢于络外；肾阴亏损，虚火上炎，亦可引起出血）。眼底水肿者：多与肺、脾、肾三脏功能失调，气化障碍有关，多为水湿停留，瘀滞结聚（如肺失清肃，不能通调水道，下输膀胱，以致水湿潴留为患；脾失健运，不能升清降浊，转输水湿，水湿停留，形成水肿，水湿停滞日久，聚而生痰，出现渗出；肾阳不足，肾水上泛等引起）。眼底渗出者：多因脏腑功能失调，体液运化、排泄功能发生障碍而产生水、湿、痰等类病理产物，瘀滞日久，而变生渗出物。眼底萎缩、变性者：多出现于病变后期，久病属虚，由于气血不足，不能上荣于目，目不得荫所致。眼底增生、机化者：属有形之物，多属郁滞所致，以气滞血瘀多见。

（3）从内眼病变程期进行辨证：眼底病初期，以实证为主，与气、血、痰、瘀有关，或虚实夹杂；后期以虚证为主。

（4）从常见证型进行辨证：常见证型可归纳为热证、湿证、瘀证、虚证四大类。热证，有虚证与实证之分，实热以肝胆火热常见；虚热以肝肾阴虚、虚火上炎多见。湿证，有湿热和痰湿之分，以脾胃湿热，或脾肾阳虚、水湿上泛等多见。瘀证，如局部渗出物积结多为水湿痰阻造成；或瘀血内停、组织增生、瘢痕形成等为有形之物，多因气滞血瘀所致。虚证，以肝肾亏虚，脾肾虚弱，气血不足较为常见，以慢性炎症、陈旧性病变、萎缩变性的眼底病变为主。但在辨证中，必须根据局部的病理改变，结合自觉症状和全身表现综合分析。

（5）根据眼底各组织特点，结合内眼病变进行辨证：临床上，内眼疾病患者常常全身无症可辨，仅有眼部体征，此时应根据眼底各组织特点，结合内眼病变进行辨证，这也是眼科辨证的特点。

1）辨视盘（视神经乳头）改变：若见视盘色泽变红、隆起、境界模糊者，初起多为肝经风热上扰，火性炎上，熏灼眼底所致；或为肝经郁热，血热成瘀，脉络瘀阻，血行障碍而成；或为肝郁气滞，肝气上逆，气血郁闭引起。若见视盘微红、境界稍模糊、病程较长者，多为肝肾阴亏，虚火上炎；若见视盘色泽变淡或蜡黄，多因阴虚火旺，灼伤目系，或血虚不能上荣于目；若见视盘颜色苍白，视网膜血管变细多为肾虚、肝血不足，或气血俱虚不能濡养目系；若见视盘水肿，高起呈蘑菇状（排出颅内占位病变），多为气郁血阻，或痰湿郁遏，气机不利，或肾阳不足，命门火衰，水湿积滞于目系所致。

2）辨视网膜出血：可由火热致病，热邪犯血，脉络受损所致；亦可因气机失调，如气滞、气虚、气逆等，使血不循经，溢于络外；或为瘀血阻滞脉络等引起。视网膜出血早期，血色鲜红成片，或呈火焰状，位于视网膜浅层者，为视网膜前出血，多属火热灼络，迫血妄行，血溢络外所致；视网膜上少量而反复出血者，以阴精亏虚，虚火上炎居多；视网膜出血，血色暗红，呈小片状或圆点状，位于视网膜深层者，多属瘀热在里，热邪深入，灼伤脉络所致。

3）辨视网膜新旧出血混杂，反复难止：多因脾气虚弱，统摄失权；或阴虚火旺，虚火上炎；或气血两虚、血不循经；或过用寒凉之品，寒凝血滞所致，而因血瘀所致者，则常伴有视网膜静脉极度充盈、迂曲、怒张，呈紫红色。视衣出血日久，血色暗红，或变白色机化物者，多为气机失利，血凝不行，气滞血瘀，郁结不散，郁而成积。

4）辨视网膜水肿：多因"经络痞涩，水气停滞"（《诸病源候论》）或"气血蕴郁，脾肾虚衰"或"瘀血化水，亦发为肿"（《血证论》）。一般认为痰证所致水肿，多为水湿积聚或湿滞成痰；血循障碍所致水肿，多为气郁血阻；若视网膜后极部弥漫性水肿，初起多属肝热所致（热胜则肿）；若病程较长，水肿经久不消，多为肾阳不足，命门火衰，生化功能失调所致，即所谓"寒胜则浮"；若外伤所致视网膜水肿，多为气滞血瘀。

5）辨渗出：新鲜渗出，软性渗出，色呈淡黄，如点如片者，多为肝热或脾运不畅所致；或肾水上泛引起痰湿蕴聚；或肝气郁结，气滞血瘀所致。若呈弥漫性渗出，多属脾肾阳虚，升降失司，浊气上泛；渗出物边界清楚，色白晶亮，病变较久者（陈旧性硬性渗出物），多为瘀滞结聚不化或痰湿蕴结。

6）辨增殖性改变：凡出血性眼底疾病引起的增殖性改变，多属气血凝滞久郁成积；凡炎性渗出所致的增殖性改变，多属痰湿凝聚。

7）辨视网膜上新生血管：多属气血瘀滞所变生。

8）辨视网膜色素变性：多为血瘀湿滞，或肝肾不足。

9）辨视网膜变性和退变：多为肝肾不足，或气血俱虚。

10）辨视网膜脱离：多属肝肾不足或湿热蕴结所致。

11）辨视网膜血管的改变：视网膜血管扩张、迂曲色紫者，为血行不畅，气滞血瘀；若呈腊肠状，色呈紫暗，多为寒凝气滞或血瘀；视网膜静脉瘀阻，兼见视网膜水肿，有放射状出血，血管迂曲扩张者，多为心火上炎，火灼脉络，或愤怒暴悖，肝气上逆，血随气上，气血郁闭；视网膜末梢小血管扩张或呈毛细血管瘤者，多为阴虚火旺，虚火上炎，郁遏孙络变生而成；视网膜动脉阻塞呈白线条状者，多因气滞血瘀，痰浊停滞于脉中，或为肝风内动，风痰上壅脉络；视网膜动脉血管变细或粗细不均、弯曲扭转者，多因肝风内动或血虚生风所致；视网膜动脉血管变细，反光增强，或呈铜丝状、银丝状者，多因肝阳上亢，痰阻血瘀；视网膜动、静脉血管皆变细，并伴有视神经乳头颜色变淡或苍白者，多为气血不足。

12）辨黄斑区的改变：黄斑区水肿、充血者，多属气血郁滞，血热壅盛；或脾失健运，水湿停滞；或湿热熏蒸，化火上炎；或脾虚复感风邪；或阴虚火旺；若水肿经久不消，多属脾肾不足，气化失职，水湿停滞。黄斑区出血者，多属脾虚不能摄血，或血热上逆所致。黄斑变性者，多为肝肾不足，或气血俱虚。

13）辨脉络膜的改变：脉络膜渗出，若呈弥漫性灰白色混浊，或边界不清的灰黄色病灶，位于视网膜血管下分，稍隆起者，多为血瘀痰阻；脉络膜出血，颜色棕黑，稍隆起，酷似黑色素瘤者，多为血热成瘀；脉络膜退变，脉络膜血管怒张，呈橘黄色或大小不等，边缘清楚类圆形的白色萎缩斑，周围有色素堆积者，多属心肾亏损，精血俱虚。

14）辨玻璃体的改变：炎性渗出物进入玻璃体，呈絮状或尘状混浊者，多为肺气不利，水湿积聚；或肝肾阴虚，虚火上炎。玻璃体积血，或有白色机化物者，多为血凝气滞。玻璃体液化，多属肺肾不足，或气阴两虚所致。

15）眼底任何组织的缺损，均属先天禀赋不足。多属肝肾不足或脾肾不足。

专病论治

# 目　痒

## 一、辨治经验

目痒是眼科常见症状，可发生于眼睑、结膜的许多疾病，过敏或目病将愈而痒等，但临床上有部分患者既无明显眼疾，又无过敏，常全身无症可辨而目痒日久不愈，甚或奇痒难忍，痛苦不堪。

廖老认为，各类"目痒"，多夹风为患，治疗上均应祛风止痒、散邪，散邪者，根据其风、热、寒、湿、虚的不同而采取不同方法。（1）偏风热者，可用菊花散（菊花、蝉蜕、白蒺藜、荆芥、羌活、木贼、甘草）加减，方中菊花、蝉蜕、白蒺藜辛凉或平性、偏凉，荆芥、羌活、木贼辛温，但整个方剂有凉、有温，趋于平性，如热重，在此基础上可加辛凉之品如牛蒡子、薄荷辛凉止痒，若热更甚，可加丹皮、赤芍凉血活血以"治风先治血"而有利于祛风止痒；（2）偏风寒者，多因外感风寒，或患者用了不少清热药，热邪基本消失，仅余风邪或素体阳气不旺，且局部点用抗生素眼液、中药清热眼液后局部炎症、充血等消失，予以八味大发散（《眼科宜书》），方中麻茸、藁本、蔓荆子、细辛、羌活、防风、白芷辛温表散而祛风寒，川芎辛温而活血祛风，临床上，对于此型患者，多加血分药物如当归、白芍、生地或熟地与川芎一起成为四物汤，以"治风先治血、血行风自灭"而达到加强祛风止痒力量的目的，若外风引动内风者，应加入僵蚕、蝉蜕、地龙等有利于风邪的平息，正气虚者，酌加益气固表药以扶正祛邪，可加玉屏风散（黄芪、白术、防风）；（3）风湿热合病者，多痒如虫行，痒极难忍，全身可见面红多油，痤疮频起，体胖头重，治以祛风清热、除湿止痒，用祛风除湿止痒汤（廖老经验方：菊花、金银花、牛蒡子、荆芥、防风、蝉蜕、黄芩、茯苓、陈皮、车前草）加减，方中菊花、金银花、牛蒡子疏风清热，荆芥、防风、蝉蜕祛风止痒，黄芩清热燥湿，茯苓、陈皮运脾除湿，车前草清热利尿，使湿热之邪从下而出，全方祛风清热除湿，可酌加白鲜皮、地肤子除湿止痒，顽固者，加少量苦参，另外，风湿热合病，邪热可深入血分，可加丹皮、赤芍凉血活血；（4）血虚生风者，多痒涩兼作，时作时止，全身症状不明显，失眠后更甚，更年期患者多见，与情绪关系密切，治以养血息风止痒，方用四物汤加减，选加僵蚕、蝉蜕、白蒺藜等，若内风招引外风，可再选加荆芥、防风、白芷、牛蒡子，若夹热者，加荆芥、防风、蝉蜕、薄荷、菊花，睡眠不佳者，加合欢皮、首乌藤安神助眠止痒。

廖老还指出，眼痒甚者，应加外洗及眼液点眼，内外合治。廖老常用外洗方：金银花15g、菊花15g、荆芥15g、牛蒡子15g、黄芩15g、黄柏15g、苦参15g、白鲜皮15g、丹皮15g、赤芍15g、花椒2g、食盐少许，煎水滤清液，用温开水稀释后洗外眼，也可先熏后洗，每日三次。眼眵多者，可加蒲公英30g。洗后再点0.5%熊胆眼液或鱼腥草眼液，效果更佳。若无局部炎症者，眼液也可不用。而且，有脂溢性皮炎、痤疮者，还可用外洗方熏洗脸部。

## 二、病案举例

成都地处盆地，潮湿闷热，目痒患者风湿热夹杂为病者尤多，治疗也多以疏风清热、除湿止痒为主取效，如案1~4。而目痒久治不愈，全身无症可辨者，廖老多采用祛风发散止痒而获效，如案5。

**案 1：目痒（过敏性角结膜炎）风湿热犯目案**

张某，女，22 岁，职员，成都患者。

初诊（2010 - 06 - 12）：双眼发红、发痒、干涩 3$^+$月，加重 2$^+$天，晨起眼眵多，眼痒甚，多方治疗疗效不佳。就诊时症见：双眼发红，发痒，干涩，晨起眵多，眠差，食少，腹内烧灼感，便溏，舌尖红苔白，脉细数。眼科检查：双眼视力 1.0，双眼角巩膜缘染色（+），眼球结膜充血，其余检查未见异常。诊断为中医：双眼目痒（西医：双眼过敏性角结膜炎），四诊合参，辨证为风湿热犯目。治以祛风清热、健脾除湿。方以祛风除湿止痒汤加减，方中金银花、菊花、牛蒡子、荆芥、蝉蜕、木贼疏风清热止痒，茯苓、白术、黄连、广木香、建曲健脾行气、清肠热、导食滞，赤芍凉血活血以达"治风先治血，血行风自灭"而止痒目的。合欢皮、首乌藤安神助眠。熊胆眼液清热明目，直达病所。

处方：金银花 10g（后下），菊花 10g（后下），牛蒡子 15g，荆芥 10g，蝉蜕 15g，木贼 15g，赤芍 15g，茯苓 15g，白术 15g，黄连 3g，广木香 10g，建曲 15g，合欢皮 20g，首乌藤 20g。

5 剂，1.5 日 1 剂。

其他治疗：0.5% 熊胆眼液，双眼每日 3 次，每次 1 滴。

二诊（2010 - 06 - 22）：自述眼眵减少，发红眼痒减轻，夜间易醒，口干，眠差，尿频，疲乏，舌尖红苔白，脉弦。双眼视力 1.0，双眼结膜充血减轻，角巩膜缘染色已经不明显。辨证治疗同前，前方加丹皮 15g 以清热凉血。

处方：金银花 10g（后下），菊花 10g（后下），牛蒡子 15g，荆芥 10g，蝉蜕 15g，木贼 15g，赤芍 15g，茯苓 15g，白术 15g，黄连 3g，广木香 10g，建曲 15g，合欢皮 20g，首乌藤 20g，丹皮 15g。

5 剂，1.5 日 1 剂。

三诊（2010 - 07 - 03）：用药后眼痒、眼眵已不明显，现眼干，时有畏光畏风，舌质红略暗，苔白，脉细。双眼视力1.2，双眼结膜充血已不明显。仍辨证为风湿热犯目，治以疏风清热、健脾除湿，方中金银花、菊花、薄荷、蝉蜕、木贼、黄连疏风清热止痒，白术、枳壳、建曲、生麦芽、山楂健脾行气、消食导滞，赤芍活血"治血以治风"，枸杞、石斛补益肝肾以明目，甘草调和诸药，祛邪不忘扶正，时时顾护正气。

处方：金银花10g（后下），菊花10g（后下），薄荷10g（后下），木贼15g，黄连3g，蝉蜕15g，白术15g，枳壳10g，建曲15g，生麦芽20g，山楂15g，赤芍15g，枸杞15g，石斛15g，生甘草6g。

5剂，1.5日1剂。

其他治疗：熊胆眼液，双眼每日3次，每次1滴。

**按：**过敏性角结膜炎属中医学的"目痒"范畴，以眼内痒涩不适，重者痒若虫行，奇痒难忍等为发病特征。综合历代所述，认为本病病机多为：风邪外袭，邪气往来游行于睑眦腠理之间；或脾胃湿热蕴积，复感风邪，风邪湿热上犯；也有肝血亏少，血虚风动而作痒者。

本患者双眼发红，发痒，干涩，晨起眼眵多，眼痒甚，眠差，食少，腹内烧灼感，便溏，舌尖红苔白，脉细数。四诊合参，辨证为风湿热之证，风湿热邪犯目，故双眼发红、发痒、干涩不适。脾虚湿困，故食少，湿热内生，故腹内烧灼感，便溏，"胃不和则卧不安"则见眠差。故治以祛风清热、健脾除湿而奏效。本案在辨证中要把握本病常反复发作，应内外同治，注意调护，方能取得佳效。

**案2：时复目痒（双眼春季卡他性结膜炎）风湿热犯目案**

何某，男，11岁，学生，德阳患者。

初诊（2009-06-18）：双眼反复发痒发红1年。患者于1年前无明显诱因出现双眼发痒发红，以后常于春夏季复发。今来我院门诊就诊。就诊时症见：双眼发痒发红，纳食欠佳，偏食，睡眠尚可，小便频，便秘，舌质红苔薄，脉平。眼科检查：双眼上睑结膜轻度充血，铺路石样乳头增生，双眼球结膜颜色污红，中度充血，角膜透明，荧光染色（－），眼底（－）。诊断为中医：双眼时复目痒（西医：双眼春季卡他性结膜炎），辨证为风湿热犯目，治以疏风清热、除湿止痒。方以祛风除湿止痒汤加减，方中金银花、菊花、牛蒡子、荆芥、蝉蜕疏风清热止痒，僵蚕祛风解痉而增强止痒之功；生地、丹皮、赤芍凉血活血以达"治风先治血，血行风自灭"而止痒的目的；山楂消食导滞，决明子明目润肠通便；车前草清热利水除湿；合欢皮、首乌藤安神助眠；生甘草调和诸药。熊胆眼液清热明目，直达病所。

处方：菊花（后下）10g，金银花（后下）10g，牛蒡子10g，荆芥10g，蝉蜕10g，生地10g，丹皮10g，赤芍10g，僵蚕10g，山楂15g，决明子10g，车前草10g，生甘草6g。

5剂，每日1剂。

其他治疗：0.5%熊胆眼液3次，每次1滴。

中药外洗方：菊花15g，金银花15g，黄柏15g，苦参15g，荆芥10g，薄荷10g，丹皮10g，白鲜皮15g，花椒2g，食盐少许。煎水滤取上清液，待温洗睑缘，每日3次。

二诊（2009－06－24）：双眼发痒减轻，纳眠可，二便调，舌质红苔薄，脉平。右眼视力1.2，左眼视力1.0，双眼上睑结膜轻度充血，铺路石样乳头增生，双眼球结膜色泽污红，中度充血。诊断、辨证、治法同前。患者双眼发痒减轻，纳眠可，二便调，余症同前，故前方改车前草为白茅根。

处方：菊花（后下）10g，金银花（后下）10g，牛蒡子10g，荆芥10g，蝉蜕10g，生地10g，丹皮10g，赤芍10g，僵蚕10g，山楂15g，决明子10g，白茅根20g，生甘草6g。

5剂，每日1剂。

中药外洗方：同前，外洗睑缘，每日3次。

三诊（2009－07－01）：双眼发痒明显减轻，小便色黄，舌质淡红苔薄白，脉数。视力同前。双眼上睑结膜轻度充血、铺路石样乳头增生减轻，双眼球结膜色泽污红，充血减轻。辨证分析及治法同前，此诊继用前方5剂巩固疗效。中药外洗方加牛蒡子10g、白薇10g增强祛风除湿止痒力量。

5剂，每日1剂。

中药外洗方：菊花15g，金银花15g，黄柏15g，苦参15g，荆芥10g，薄荷10g，丹皮10g，白鲜皮15g，花椒2g，牛蒡子10g，白薇10g，食盐少许。外洗睑缘，每日3次。

**按**：患者双眼发痒发红，常于春夏季复发，属中医学"时复目痒"的范畴。四诊合参，辨证为"风湿热犯目"证。患者内有湿热，复感风热之邪，致风湿热邪交织犯目，故病势缠绵，反复痒红不愈。湿热内蕴、脾失运化故纳食不佳，热盛津伤故便秘。本病病位在胞睑。病性属实。治以疏风清热，凉血活血，除湿止痒。内服外用，共同奏效。

### 案3：睑弦赤烂所致目痒（睑缘炎）风热夹湿案

盛某，男，31岁，门诊病人。

初诊（2009-05-05）：患者诉1年前无明显诱因出现双眼发痒、灼热、碜涩不适，未规范用药。就诊时症见双眼发痒、灼热、碜涩不适，纳可，眠差易醒，二便调，舌质暗红，苔薄白，脉弦。眼科检查：右眼视力1.0，左眼视力0.8，双眼结膜充血（++），双眼下睑睫毛散乱、稀疏，上下睑缘睫毛根部可见痂壳，睑板腺阻塞点，其余未见明显异常。诊断为中医："双眼睑弦赤烂"（西医：双眼睑缘炎），此为风热偏盛所致，法当疏风止痒、清热除湿，方以祛风除湿止痒汤加减，并配以外洗治之。

处方：

内服方：金银花15g（后下），野菊花15g（后下），黄芩15g，荆芥15g，牛蒡子15g，蝉蜕15g，防风15g，赤芍15g，丹皮15g，白藓皮15g，合欢皮20g，首乌藤30g，苍术15g，白薇 15g。

5 剂，每日 1 剂。

外洗方：野菊花 15g，金银花 15g，黄芩 15g，黄柏 15g，苦参 15g，白鲜皮 15g，地肤子 15g，赤芍 15g，丹皮 15g，荆芥 15g，防风 15g，花椒 2g。

2 剂。上药加水浸泡 30 分钟，文火煎 20 分钟，共煎取 3 次，金银花、菊花后下，煎 5 分钟即可，每次 100ml，共 300ml，滤取清液，加食盐少许，待温外洗。

二诊（2009 - 05 - 09）：双眼烧灼、发痒、磣涩不适减轻，眠差易醒较前好转，轻微口臭，嘴周痤疮，舌质淡红，苔薄白，脉弦。眼部检查：右眼视力 1.0，左眼视力 0.8，双眼上下睑结膜轻充血，散在少许滤泡，双眼角膜染色（－），泪膜破裂时间缩短，其余未见明显异常。诊断、辨证、治法同初诊。前方去野菊花、金银花、白薇、丹皮，加茯苓 15g、陈皮 15g。

处方：

内服方：黄芩 15g，荆芥 15g，牛蒡子 15g，蝉蜕 15g，防风 15g，赤芍 15g，白鲜皮 15g，合欢皮 20g，首乌藤 30g，苍术 15g，茯苓 15g，陈皮 15g。

6 剂，每日 1 剂。

外洗方：继用初诊方，洗法相同。

三诊（2009 - 05 - 15）：双眼灼热、发痒已不明显，眠可便常，舌质淡红，苔薄白，脉略数。视力：右眼 1.0，左眼 1.0，双眼球结膜充血不明显，散在少许滤泡，双眼泪膜破裂时间已正常，其余同前。

处方：菊花（后下）15g，桑白皮 15g，荆芥 15g，防风 15g，蝉蜕 15g，僵蚕 15g，白术 15g，茯苓 15g，赤芍 15g，白鲜皮 15g，首乌藤 30g。

5 剂，每日 1 剂。

**按**：睑缘炎是睑缘皮肤、睫毛毛囊及其腺组织的亚急性或慢性炎症，临床分为鳞屑性睑缘炎、溃疡性睑缘炎和眦部睑缘炎，病因复杂，病程迁延，容易复发，顽固难治。睑缘炎属中医"睑弦赤烂"、"风弦赤眼"、"风沿烂眼"等范畴。本病病情顽固，初起之时，仅觉眼痒不适，睑缘稍显潮红，睫毛根部有灰白色皮屑附着，睫毛易脱，但能再生，若失治则见睑缘漫生水泡，泡破液溢，弦赤糜烂，睫毛成束，痛痒交作。若病情继续发展，睑缘红肿，黄痂满布，痂除出血，溃疡脓溢，睫毛乱生，痛痒灼热，久则变生睫秃、睑缘肥厚、疤痕、变形等症。《诸病源候论·目病诸候·目赤烂眦候》曰"此由冒触风日，风热之气伤于目"。根据"风盛则痒，湿盛则烂，热盛则赤，不通则痛"之说，可见其多为内有湿热，外感风邪，风湿热邪，互相搏结，气血结聚，壅遏胞睑而成。廖品正名老中医认为该病的基本病机是风、湿、热三邪相搏，客于睑弦，浸淫血脉，内不得疏泄，外不得透达，郁于肌肤腠理之间，则见皮肤红痒、鳞屑、赤烂等症。风热偏盛则见睑弦赤痒，灼热疼痛，睫毛根部糠皮样鳞屑，湿热偏盛则患眼痒痛并作，睑弦红赤溃烂，出脓出血，秽浊结痂，眵多胶粘。治疗上以祛风、清热、除湿为主，临证时根据患者感邪不同各有偏重。根据此患者初诊时症状及眼部检查，四诊合参，辨证为风热偏盛，病位在睑缘，病性属实，治疗当疏风止痒、清热除湿。方以祛风除湿止痒汤加减，止痒必先疏风，方中荆芥、牛蒡子、蝉蜕、防风疏在表之风，金银花、野菊花、黄芩、赤芍、丹皮、白薇清在表在里之热，苍术、白鲜皮燥湿止痒，患者眠差易醒，加用合欢皮、首乌藤宁心安神助眠。外洗方中野菊花、金银花、黄芩、黄柏清热解毒，赤芍、丹皮清热凉血，苦参、白鲜皮、地肤子、花椒燥湿止痒，荆芥、防风祛风。二诊时患者双眼烧灼、发痒、磣涩不适减轻，去野菊花、金银花、白薇、丹皮，以防苦寒败胃，加茯苓、陈皮健脾除湿。外洗方继用前方疏风止痒、清热除湿。三诊患者双眼烧灼、发痒之症进一步减轻而不明显，患者双眼烧灼、发痒之症进一步减轻而不明显，改苍术、陈皮为白术以减燥湿力量；改牛蒡子为僵蚕增强祛风之力；去苦寒之黄芩，改用甘寒之桑白皮，加菊花疏散风热。本病基本病机为风、湿、热三邪相搏，客于睑缘而发，病位在睑缘，病性属实，治当疏风止痒、清热除湿。本案患者风热偏盛，治以疏风清热止痒为主，燥湿为辅，内服外用，事半功倍。

### 案4：睑弦赤烂所致目痒（睑缘炎）风热夹湿案

刘某，女，31岁，成都患者。

初诊（2008-07-29）：双眼反复发红，发痒，碜涩，畏光，流泪10年，曾多方治疗，时好时坏。就诊时症见：双眼发红，碜涩，畏光，流泪，纳眠可，二便调，舌尖红，苔黄白，脉细。双眼近视多年。眼科检查：双眼视力1.2$^{-3}$（-3.00D），双眼睑缘肥厚，发红，睫毛根部鳞屑附着，双眼上睑结膜瘢痕，右眼角膜下方新生血管，左眼角膜鼻下方小片状染色，角膜下方新生血管长入，诊断为中医：1. 双眼睑弦赤烂，2. 左眼聚星障（西医：1. 双眼睑缘炎，2. 左眼角膜炎），四诊合参，辨证为风热夹湿。治以祛风清热除湿。治用祛风除湿止痒汤加减，止痒必先疏风，方中荆芥、牛蒡子、蝉蜕、木贼、防风疏在表之风，蒲公英、金银花、黄芩、赤芍、丹皮清在气分和血分之热，白术、茯苓、山楂健脾除湿，甘草调和诸药，青葙子、蝉蜕、木贼明目退翳。外洗方中蒲公英、黄芩、黄柏、苦参清热除湿止痒，薄荷、牛蒡子、荆芥祛风止痒，赤芍、丹皮清热凉血止痒，白芷、花椒、食盐燥湿止痒。

处方：

内服方：荆芥15g，牛蒡子15g，蝉蜕15g，木贼15g，防风15g，蒲公英15g，金银花15g（后下），黄芩15g，赤芍15g，丹皮15g，白术15g，茯苓15g，山楂15g，甘草6g，青葙子15g。

5剂，1.5日1剂。

---

外洗方：蒲公英20g，黄芩15g，黄柏15g，苦参15g，荆芥15g，薄荷15g，牛蒡子15g，白芷15g，丹皮15g，赤芍15g，花椒2g，食盐少许。3剂，煎水滤清液，兑开水，待温洗睑缘，每日3次，洗后涂眼膏。

二诊（2008-08-07）：左眼红肿发痒明显减轻，分泌物减少，纳眠可，便溏，舌尖红，苔薄黄，脉细。双眼视力1.2⁺⁵，左眼角膜鼻下方小片状染色消失，双眼睑缘肥厚、发红减轻，睫毛根部鳞屑基本消失，其余检查同前。辨证同前，患者左眼发红发痒及分泌物减少，纳眠可，便溏，故前方去蒲公英、青葙子以减寒凉之力。

处方：荆芥15g，牛蒡子15g，蝉蜕15g，木贼15g，防风15g，金银花15g（后下），黄芩15g，赤芍15g，丹皮15g，白术15g，茯苓15g，山楂15g，甘草6g。

5剂，1.5日1剂。

其他治疗：外洗方同前。

**按：**睑缘炎总由风、湿、热三邪为病，虽然皆由外风引动，但由于内邪不同而病机各异，内有脾胃蕴热，受风则易化燥；内有湿热，受风后湿热更盛而溃烂；内有心火，受风邪后循经灼睑眦而眼眦红赤糜烂。另外患沙眼或拨剪倒睫损伤睑弦，也可导致风邪侵入而发病；素有屈光不正，营养不良，睡眠不足等，也易罹患本病。本患者双眼发红，发痒，碜涩，畏光，流泪，纳眠可，二便调，舌尖红，苔黄白，脉细。辨证为风热夹湿，病位在睑缘，病性属实，治以祛风清热除湿止痒奏效。本案在辨证中要把握本病病势缠绵，宜内外合治，从清热、燥湿、祛风、凉血多角度止痒，方能取得佳效。


**案5：目痒（过敏性结膜炎）风邪束表，血虚络滞案**

李女，27岁，成都人。

初诊（2010-07-10）：目痒难忍6年余，一直滴用多种消炎眼液，久治不愈，就诊时症见：双眼发痒，难以忍受，纳眠可，二便调，舌脉如常。眼科检查：双眼视力 1.2，眼部检查无明显异常，诊断为中医：双眼目痒（西医：双眼过敏性结膜炎），四诊合参，辨证为风邪束表、血虚络滞，治以祛风发散、养血通络而效。治用八味大发散加四物汤取效。

处方：麻茸 10g，藁本 10g，蔓荆子 10g，细辛 5g，羌活 10g，防风 15g，白芷 10g，川芎 10g，当归 10g，白芍 15g，生地 10g。

5 剂，1.5 日 1 剂。初以 5 剂，明显好转，守方一月，患者目痒全消。

**按**：目痒久治不愈者，一般滴用各种消炎眼药水日久，局部炎症表现已不明显，且内服清热疏风中药多时，全身已无热象可寻，此种顽痒以风邪为重，治疗宜予辛温发散、祛风止痒为主，另外风邪致痒，久治不效者，当"治风先治血，血行风自灭"（《医学心悟》）。故用八味大发散（麻茸、藁本、蔓荆子、细辛、羌活、防风、白芷、川芎）加四物汤（当归、白芍、生地或熟地、川芎）祛风发散、养血通络而效。

# 流泪症（泪溢症）

## 一、辨治经验

"流泪症"属西医泪溢症的范畴，以泪液不循常道而溢出睑弦，流冷泪或所流之泪无明显冷热感为发病特征，泪道冲洗可见泪道通畅，或通而不畅，或不通，但均无黏液从泪窍溢出，至于因其他外障眼疾所引起的流泪不属本病。流泪症《诸病源候论》早有记载，称为"目风泪出"及"目泪出不止"，《银海精微》有"迎风流泪"及"冲风泪出"的论述，并且有了热泪和冷泪的概念。因"五脏化液……肝为泪"，"……脏气不足，则不能收制其液，故目自然泪出"（《诸病源候论·目病诸候》），《银海精微》也载"为肝虚风动则泪流，

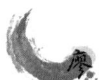

故迎风泪出"，故本病病机多为：肝血不足，泪窍不密，风邪外袭而致泪出；气血不足，或肝肾两虚，不能约束其液而流泪。

廖老也认为流泪症的主要病机以肝血不足、肝肾两虚为主，但结合流泪症以泪液不循泪道而出的特点，认为常伴瘀滞，治疗时应注意化瘀通络，才能取得更好的效果，如案1。然本病亦不乏实证，如内有瘀血停饮，复感风热外邪者，则应活血利水为主，辅以疏风清热而取效，如案2。

## 二、病案举例

### 案1：流泪症（泪溢症）肝肾阴虚、血行瘀滞案

张某，男，56岁，香港患者。

初诊（2009-11-25）：患者1年前出现双眼流泪，迎风加重。双眼白内障术后1年余，发现糖尿病2年余。就诊时症见：双眼流泪，迎风加重，视物模糊，纳眠可，大便秘结，5~6日一行，舌质紫红中有裂纹，苔黄白，脉弦。眼科检查：双眼视力0.1$^{+1}$，双眼结膜不充血，右大眦部有少量泪液，挤压泪囊无回流，双眼泪道冲洗通畅。诊断为中医："双眼流泪症"（西医：双眼泪溢症），证属肝肾阴虚、血行瘀滞，治以滋养肝肾、化瘀通络。方中菊花、防风、蝉蜕祛风止泪、明目退翳，枸杞、山茱萸、女贞子、墨旱莲、怀牛膝补益肝肾、养肝明目，天花粉清热生津，昆布、决明子软坚散结、润肠通便，枳壳、丹参、丝瓜络行气活血化瘀通络，葛根升发清阳、引药上达清窍。

处方：菊花15g（后下），防风15g，蝉蜕15g，枸杞15g，山茱萸15g，决明子15g，女贞子15g，墨旱莲30g，天花粉20g，葛根30g，丹参20g，丝瓜络15g，怀牛膝15g，枳壳10g，昆布15g。

5剂，1.5日1剂。

二诊（2009-12-02）：视力明显进步，流泪减轻，大便

已通，纳眠可，舌脉同初诊。右眼视力 $0.7^{-3}$，左眼视力 $0.8^{-4}$，其余检查同前。辨证仍属肝肾阴虚、血行瘀滞，治以滋养肝肾、化瘀通络。上方增加枸杞为20g、女贞子为20g、丹参为30g、决明子为20g增强滋养肝肾、化瘀通络、清肝明目力量。

处方：菊花15g（后下），防风15g，蝉蜕15g，枸杞20g，山茱萸15g，决明子20g，女贞子20g，墨旱莲30g，天花粉20g，葛根30g，丹参30g，丝瓜络15g，怀牛膝15g，枳壳10g，昆布15g。

5剂，每日1剂。

三诊（2009-12-06）：视力明显提高，流泪进一步减轻，全身无不适，舌脉同前。右眼视力 $0.7^{+3}$，左眼视力1.0，其余检查同前。辨证仍属肝肾阴虚、血行瘀滞，治以滋养肝肾、化瘀通络。方中枸杞、山茱萸、女贞子、墨旱莲、怀牛膝滋养肝肾，丹参、丝瓜络、枳壳化瘀通络，菊花、蔓荆子、白芷、蝉蜕祛风止泪，昆布、决明子软坚散结、润肠通便，葛根升发清阳、引药上达清窍。

处方：枸杞20g，山茱萸15g，女贞子20g，墨旱莲30g，怀牛膝15g，丹参30g，丝瓜络15g，枳壳10g，菊花15g（后下），蔓荆子10g，白芷10g，蝉蜕15g，昆布15g，决明子20g，葛根30g。

10剂，每日1剂。

四诊（2009-12-28）：双眼视力明显进步，流泪已不明显，大便3～4日一行，余无不适，舌脉同前。右眼视力 $1.0^{-4}$，左眼视力 $1.5^{-3}$，余检查同前。上方去山茱萸，加生地15g养阴生津、增液行舟以助大便通行。

处方：枸杞20g，女贞子20g，墨旱莲30g，怀牛膝15g，丹参30g，丝瓜络15g，枳壳10g，菊花15g（后下），蔓荆子15g，白芷15g，蝉蜕15g，昆布15g，决明子20g，葛根30g，生地15g。

7剂，1.5日1剂。

**按**：本案因患者年老加之久病，肝肾两虚不能约束其液、致冷泪常流，复感风邪而收摄失司，故迎风流泪；肝肾阴虚，目失所养，故视物模糊；因阴津不足，水不行舟而见大便秘结；舌质紫红为血行瘀滞之征，舌质中有裂纹、脉弦为肝肾阴虚、血行瘀滞之象。故本病辨证为肝肾阴虚、血行瘀滞证，治以滋养肝肾、化瘀通络而奏效。本案基本病机特点是"本虚标实，虚实夹杂"，以瘀为标，以肝肾阴虚为本，因此在辨证中要始终把握"虚"和"瘀"的关系，治疗上根据病证演变，调整"扶正"和"祛瘀"之轻重，标本兼治，以提高疗效。

### 案2：流泪症（泪溢症）内有瘀血停饮、复感风热外邪案

黄某，女，64岁，成都患者。

初诊（2008 - 08 - 29）：10⁺天前患者无明显诱因出现双眼流泪，未就医。高血压病史10⁺年。4月前，曾行双眼泪道冲洗示通畅。2天前，流泪加重，左眼视物不清，伴眼胀痛掣及眼眶、虹视，自用地塞米松滴眼液滴眼，症状未缓解，今日来我院诊治。就诊时症见：双眼流泪，左眼胀痛掣及眼眶、虹视，纳可，眠差，大小便正常，舌质红苔薄黄，脉弦数。眼科检查：双眼视力1.0，双眼结膜轻度充血，前房较浅，双眼晶体皮质点状混浊，皮质及后囊呈空泡样改变，其余未见明显异常。右眼压：13.0mmHg，左眼压：13.7mmHg。诊断为中医：1. 流泪症，2. 肝劳（西医：1. 泪溢症，2. 视疲劳），四诊合参，辨证为内有瘀血停饮、复感风热外邪。治以疏风清热、活血利水。方中菊花、桑白皮、黄芩、荆芥、白芷疏风清热，泽兰、赤芍、牡丹皮、地龙、猪苓、茯苓、泽泻活血利水，合欢皮、首乌藤安神助眠。

处方：菊花15g（后下），桑白皮20g，黄芩15g，荆芥15g，白芷15g，泽兰15g，赤芍15g，牡丹皮15g，地龙15g，猪苓15g，茯苓15g，泽泻15g，合欢皮20g，首乌藤30g。

5 剂，每日 1 剂。

其他治疗：鱼腥草眼液，每日 3 次，每次 1 滴。

医嘱：避免过分用眼。

二诊（2008－09－03）：双眼流泪及胀感已不明显，纳眠可，二便常，舌质红苔薄略黄，脉弦略数。双眼视力 1.2，眼部检查同前，辨证同前。其脉微数，说明风热之象较初诊轻，故改黄芩、荆芥为蔓荆子、蝉蜕、夏枯草；眼胀明显减轻，说明停饮瘀血之势缓解，故去猪苓，改泽兰、牡丹皮为川芎。

处方：菊花 15g（后下），桑白皮 20g，蔓荆子 15g，蝉蜕 15g，夏枯草 20g，白芷 15g，赤芍 15g，地龙 15g，川芎 10g，茯苓 15g，泽泻 15g，合欢皮 20g，首乌藤 30g。

5 剂，每日 1 剂。

其他治疗：同前。

**按**：本患者病程既久，停饮流窜，瘀血阻滞，玄府不通，故流泪多年不愈；病时值盛夏，复感风热，风热、痰、瘀互结，玄府、目络阻滞，故流泪加重、目珠胀痛、虹视；目络阻滞，气血不畅，目失所养而视物模糊，心失所养则失眠；舌质红、苔薄黄、脉弦数为风热之征。本案患者素有瘀血停饮为其本，复感风热外邪为其标，故宜内祛瘀血留饮，外散风热外邪，标本同治，另予鱼腥草眼液点眼清热明目，直达病所。本案在辨证中要把握本病多以气血不足、肝肾亏虚为主，但亦不乏实证，如本案即为内有瘀血停饮，复感风热外邪。治以疏风清热，活血利水奏效，临证应分清虚实，方能奏效。

# 目 劄

## 一、辨治经验

目劄（Zha，音扎）是指以眼睑频频眨动而不能自控为主的症状。它的发生与眼局部病变（倒睫、结石者除外）或一些全身性疾病相关。如常见于沙眼后遗症、干眼症、角膜点状上皮糜烂、浅层点状角膜炎、维生素 A 缺乏性眼病之初期，以及一些神经性疾病等。廖老认为目割常由以下诸种原因引起，临证时，须追本溯源，审因论治。简述如下：（1）邪热未尽，肺阴亏虚者：常见于天行赤眼、暴风客热痊愈后眨目。治以清热凉血，滋阴润肺，予以养阴清肺汤（生地、麦冬、玄参、丹皮、薄荷、芍药、甘草、浙贝母）加减，方中丹皮清热凉血，生地、麦冬、玄参滋阴润肺，薄荷疏风散邪，白芍合甘草为芍药甘草汤柔肝解痉，白芍重用 15～20g 或 30g，甘草 10g，另外，此方原本是为咽喉疾病所设方，故有浙贝母、甘草，眼科应用时，可去浙贝母。临床加减：若目赤眼痒，可加菊花、桑叶、牛蒡子祛风清热；若黑睛生翳者，加蝉蜕、木贼疏风退翳；若大便不通，热邪不退，因肺与大肠相表里，因而本病大便的通畅与否非常重要，但一般不用大黄峻下，而采取养阴生津润燥、清肝润燥、或缓泻通便之法。如加花粉养阴生津、缓泻通便；若黑睛生翳同时大便不通，则加决明子清肝明目退翳、缓泻通便；若肺肾阴虚，大便不通且睡眠不佳者，加二至丸（女贞子、墨旱莲）滋补肺肾之阴，缓泻通便；若目眨频频或病程日久，可加僵蚕、全蝎、地龙、蜈蚣等息风解痉。（2）脾虚肝旺，目失润养者：常由饮食偏好，荤素不匀，营养不均，辛辣生冷刺激损伤脾胃，运化失常所致，多见于小儿，又属"疳积上目"。治以健脾消疳、清肝明目，予以《医宗金鉴》肥儿丸（党参、茯苓、白术、黄连、胡黄连、芦荟、使君子、神曲、炒麦芽、炒山楂、炙甘草）加减，方中党参、茯苓、白术、炙甘草为四君子汤健脾；黄连、胡黄连清热消疳，热重两者均用，热不重，选一即可；芦荟、使君子杀虫消疳；神曲、炒麦芽、炒山楂三药消饮食积滞；甘草调和诸药，全方共奏健脾胃、清疳热、消疳积之功。因系疳积上目而致目割，故临床应用常作如下加减：若体虚不甚，可去党参，运脾消积即可，黄连、胡黄连存一即可；脾虚大便稀者，去芦荟；

若大便结燥，好食香燥之品，则不去芦荟；可去使君子，因多用易引起打嗝，可用驱虫药代替；若兼黑睛生翳者，炙甘草改为生甘草清热解毒；目眨甚者，加地龙、僵蚕以增息风解痉力量。（3）肝肾阴亏，虚火动风者：常见于睡眠不佳，饮酒较多，阳旺热盛，伴有高血压者，成人多见。治以滋阴降火，息风解痉，方用知柏地黄丸加减。息风酌情选用石决明、钩藤、天麻、僵蚕、地龙、全蝎等；可加丹皮、赤芍、丹参而奏"风血同治"之功。（陈自明·《妇人大全良方》"医风先医血，血行风自灭"）（4）眼液点滴过多导致眼表损伤而目劄者：停用眼药基础上辨证施治。（5）本症有角膜病变者：须在辨证施治基础上兼用退翳明目法。如选加石决明、决明子、木贼、密蒙花、荆芥、蝉蜕、谷精草、海蛤粉等退翳明目。（6）本症与神经性疾病相关者，须在辨证施治基础上酌情兼用镇肝潜阳、凉血活血、化瘀通络、息风解痉等法。镇肝潜阳多选用石决明、生牡蛎、生龙骨、磁石；凉血活血，化瘀通络多用丹皮、赤芍、丹参；息风解痉多选地龙、僵蚕、全蝎。

## 二、病案举例

### 案1：目劄（双眼浅层点状角膜炎）肝肾阴亏、阴虚风动、虚火上炎案

患者钟某，男性，59岁，公司管理人员。

初诊（2009-10-12）：平素性情急躁，喜熬夜，3月前在连续熬夜整理公司材料4天后，出现双眼胞睑频频眨动，甚则皱眉耸目，影响美观，四处求医，于某医院诊断为"焦虑症"，予以阿普唑仑等抗焦虑治疗，无任何缓解，且新增头晕口干诸症，又于某中医诊所行针刺治疗，仅稍有缓解，因为顾客经常投诉其"对女性挤眉弄眼、心怀不轨"而痛苦不堪，故提前退休。外院就诊时曾查血、尿常规、肝肾功、血糖、心电图、胸片等均正常。为求进一步诊治，来我院就诊。就诊时症见：双眼胞睑频频眨动，眼干涩痛，白睛微红，黑睛生星

矍，情绪急躁，面色潮红，咽干口燥，耳鸣健忘，失眠多梦，骨蒸潮热，舌质红少苔，脉细数。眼科检查：双眼视力1.2，双眼睑频繁眨动，双眼球运动正常，双眼角膜荧光素染色见双眼角膜上皮散在少许细尘状点状染色，双眼泪膜破裂时间稍短，约9秒，其余检查未见明显异常。诊断为中医：双眼目劄（西医：双眼浅层点状角膜炎），四诊合参，辨证为肝肾阴亏、阴虚风动、虚火上炎，治以滋阴降火、息风解痉。

处方：知柏地黄汤加减（《医宗金鉴》）

知母15g，黄柏15g，干生地黄10g，山茱萸10g，山药10g，茯苓10g，泽泻10g，牡丹皮10g，石决明15g，生龙骨15g，生牡蛎15g，僵蚕10g，全蝎10g，地龙10g，丹参10g。

6剂，1.5日1剂。

其他治疗：局部点用鱼腥草眼液，每日3次，每次1滴。

二诊（2009-10-20）：初诊后自觉目眨未减，眼部稍舒适，诸症稍减，舌红少苔，尺脉数而有力，故二诊改为大补阴丸（《丹溪心法》）加减，滋阴降火、重镇潜阳、息风解痉。

处方：熟地黄30g，龟甲（先煎）30g，黄柏10g，知母10g，牛膝10g，石决明20g，生龙骨（先煎）20g，生牡蛎（先煎）20g，僵蚕10g，全蝎10g，地龙10g，猪脊髓100g。间日煲汤服用，龟甲、生牡蛎、生龙骨先煎，全蝎去头足，洗后再煎，20剂，服1月。

三诊（2009-11-20）：诸症减轻过半，舌红少苔，脉细数。双眼视力1.2，双眼睑眨动明显减轻，双眼角膜上皮仅有1~2点细尘状点状染色，双眼泪膜破裂时间正常，其余检查未见异常。

继用前方再服10剂。

四诊（2009-12-10）：诸症消失而愈。双眼视力1.5，其余检查未见异常。

间歇口服上方1~2剂/周巩固疗效。

**按**：患者平素性情急躁，喜熬夜，病前连续熬夜加班整理材料，劳瞻竭视，暗耗阴血，久之则肝肾阴亏；阴虚风动故胞睑频频眨动；目失润养，故眼干涩痛；津不上承则咽干口燥；耳、脑失养则耳鸣健忘；阴虚火炎，虚火上扰则面色潮红、白睛发红、黑睛生星翳；虚火扰心则情绪急躁，心中烦热，失眠多梦；舌红少苔，脉细数为阴虚火旺之征。四诊合参，辨证为肝肾阴亏、虚火上炎证。当予以滋阴降火、息风解痉之剂，方选知柏地黄汤加减。本方出自《医宗金鉴》，由六味地黄丸（干生地黄、山茱萸、山药、茯苓、泽泻、牡丹皮）加知母、黄柏而成。六味地黄丸方中熟地黄为君，山茱萸、山药为臣，三药配合，肾肝脾三阴并补，是为"三补"，但以补肾为主。泽泻、茯苓、丹皮三药称为"三泻"，均为佐药，泽泻、茯苓一利湿而泄肾浊，二减熟地黄之滋腻，丹皮清泄虚热，并制山萸肉之温涩。六味合用，三补三泻，以补肝肾之阴为主。加知母、黄柏而成知柏地黄丸则功效集滋阴降火为一体，全方既可补肝肾之阴，又可清降虚火，并加石决明、生龙骨、生牡蛎以重镇潜阳，僵蚕、全蝎、地龙息风解痉，丹参凉血活血，以取"治风先治血，血行风自灭"之义。但患者服药6剂后，自觉目眨未减，仅眼部稍舒适，故二诊改为大补阴丸加减，大补阴丸由熟地黄、龟甲、猪脊髓、黄柏、知母组成，本方滋阴药与清热降火药相配，培本清源，两相兼顾。其中龟甲、熟地用量较重，滋阴培本而降火清源，滋阴与降火之力较强，故对阴虚而火旺明显者，选用该方更宜，仍加石决明、生龙骨、生牡蛎以重镇潜阳，僵蚕、全蝎、地龙息风解痉，并改丹参为川牛膝活血通经，其性下行而引上炎虚火下行，故起佳效。三诊时，效不更方，续服10剂，四诊病已痊愈，间歇口服上方1~2剂/周，以巩固疗效。从本案可以看出，熬夜用眼是阴亏火炎型目劄常见的诱发原因，劳瞻竭视，暗耗阴血，即《素问·宣明五气论》所述的"久视伤血"，阴血亏耗，虚火上炎故成本病。临证时，对于阴亏火炎而目劄的患者，治宜滋阴降火为主，滋阴降火方如知柏地黄丸、大补阴丸均可选用，但大补阴丸滋阴培本力量明显强于前方，降火清源之功也不弱，故对阴虚火旺重症者，选用该方更宜。此外，肝肾阴虚，虚阳上亢，阴虚风动故胞睑频频眨动，此风亦为肝风，故治疗时宜在滋养肝肾之阴基础上，加重镇潜阳、息风解痉之品，正如《审视瑶函》所言："目劄者，肝有风也，风入于目，上下左右如风吹，不轻不重而不能任，故目连劄也。"再者，对上炎之火，酌加牛膝等"性善下行"之品，可引热下行，也即张锡纯所谓的用牛膝"……引其浮越之火下行……"

**案 2：目劄（眼液点滴过多导致眼表损伤）脾阳受损、食湿停滞、外感风热案**

王某，男，7 岁，成都小儿。

初诊（2011 - 05 - 08）：双眼频眨，半年多不愈，父母爱子心切，四处求医，先后应用多达十余种高档抗生素眼液点眼，眼眨日甚。就诊时症见：素喜冷饮，白睛红赤，黑睛生翳，舌体胖苔白腻，脉弦细。眼科检查：双眼视力 0.6，球结膜充血，角膜弥漫性点状染色。诊断为中医：双眼目劄（西医：双眼药物性眼表损伤）。辨证为脾阳受损、食湿停滞为本，外感风热为标，治宜运脾阳、除湿食，疏风清、退翳障。

处方：菊花 15g，桑白皮 15g，黄芩 10g，牛蒡子 10g，木贼 10g，蝉蜕 10g，僵蚕 10g，白芍 20g，甘草 3g，陈皮 10g，藿香 10g，茯苓 15g，白术 10g，山楂 15g，炒麦芽 15g。

5 剂，1.5 日 1 剂。

其他治疗：停用所有眼液。

二诊：（2011 - 05 - 22）：患者自服上方 2 周后后来诊，眼眨痊愈，继用上方 3 剂，3 日 1 剂巩固疗效。

**按**：此为眼液点滴过多导致角膜上皮损伤，修复不良而目劄，本症虽风热尚存，但舌体胖苔白腻为脾阳受损、食湿停滞之征，故停用滴眼液，用菊花、桑白皮、黄芩、牛蒡子疏风清热，木贼、蝉蜕明目退翳，僵蚕、白芍、甘草息风解痉，加陈皮、藿香、茯苓、白术、山楂、炒麦芽运脾除湿消食，一周后，目劄明显减轻，二周后角膜上皮修复，目劄消失，肠胃正常，身体康健。

### 案3　目劄（更年期综合征）血虚脏躁、虚风内动案

张某，女，51岁，成都患者。

初诊（2009-10-12）：双眼频眨，畏光难睁半年余，点眼、服用多种药物无效。就诊时症见：情绪紧张、失眠，畏光怕风甚，须用头巾将头部紧裹并遮住双眼，开门之风均有影响，舌质暗红苔薄，脉弦。眼科检查：双眼视力1.0，眼睑痉挛，不能睁眼检查，角膜少许染色。诊断为中医：双眼目劄（西医：1. 更年期综合征，2. 双眼点状角膜炎），辨证为血虚脏躁、虚风内动，治以养血润燥、祛风止痉，方用甘麦大枣汤合四物汤加减。

处方：甘草5g，麦冬10g，大枣10g，生地10，白芍20g，当归10g，川芎10g，合欢皮30g，首乌藤30g，木贼10g，蝉蜕10g，僵蚕10g，全蝎10g，地龙10g，黄芪20g，生麦芽20g。

5剂，1.5日1剂。

其他治疗：心理疏导，解除紧张情绪。

二诊（2009-11-03）：患者3周后来诊，自述服上方15剂，现在诸症消失，神清气爽，已如常人。

**按**：患者51岁，时值更年期，情绪紧张，失眠，此为眼疾和精神因素交织为患之故，故首先心理疏导，解除紧张情绪，同时祛内外之风，调理气血、安神助眠，予以甘麦大枣汤（甘草、麦冬、大枣）合四物汤（生地、白芍、当归、川芎）加减。甘麦大枣汤调理脏躁，四物汤养血活血，加合欢皮、首乌藤安神助眠，加木贼、蝉蜕、僵蚕、全蝎、地龙退翳明目、息风解痉，且甘麦大枣汤之甘草配四物汤中的白芍为芍药甘草汤，为柔肝解痉良方，另加黄芪益气固表而风邪难侵，生麦芽

运脾疏肝。3 周后，患者睡眠、精神状态明显改善，畏光怕风、眼眨痊愈。

### 案 4：目劄（双眼滤泡性结膜炎）肝经风热案

曾某，男，68 岁，退休，成都患者。

初诊（2008-09-12）：双眼不自觉眨眼 1$^+$月，多方治疗疗效不佳。就诊时症见：双眼不自觉眨动，纳眠可，二便调，舌质淡红，苔薄白，脉细数。眼科检查：右眼视力 1.2，左眼视力 1.0，双眼结膜充血（+），上睑滤泡增生，其余未见明显异常。诊断为中医：双眼目劄（西医：双眼滤泡性结膜炎），辨证为肝经风热，治以疏风清热、凉肝明目。

处方：菊花 10g（后下），金银花 10g（后下），板蓝根 15g，荆芥 10g，蝉蜕 10g，牛蒡子 12g，僵蚕 10g，赤芍 10g，茯苓 12g，山楂 15g，茺蔚子 10g，甘草 5g。

4 剂，1.5 日 1 剂。

其他治疗：鱼腥草眼液双眼每日 3 次。

二诊（2008-09-17）：家长述眨眼次数明显减少，下午眨眼次数较多，喜揉眼，余无不适，舌质淡红，苔薄白，脉细数。视力同前，双眼结膜充血减轻，滤泡减少。诊断、辨证、治法同前。初诊取得佳效，说明辨治准确，当守法守方。此诊前方去荆芥，加地龙息风通络，鸡内金健脾消食。

处方：菊花 10g（后下），金银花 10g（后下），板蓝根 15g，蝉蜕 10g，牛蒡子 12g，僵蚕 10g，赤芍 10g，茯苓 12g，山楂 15g，茺蔚子 10g，甘草 5g，地龙 10g，鸡内金 10g。

4 剂，1.5 日 1 剂。

三诊（2008-09-23）：患儿双眼已无明显眨动而痊愈，继用上方 3 剂，3 日 1 剂巩固疗效。

**按：** 患者就诊时症见：双眼不自觉眨眼，纳眠可，二便调，舌淡红，苔薄白，脉细数。四诊合参，辨证为肝经风热，治以疏风清热、凉肝明目。方中菊花、金银花、蝉蜕、牛蒡子疏风清热，茺蔚子凉肝明目，僵蚕息风止痉，赤芍活血，以取"治风先治血，血行风自灭"之义，茯苓、山楂健脾消食，一则脾胃健运，以益气血生化之源，二则有"见肝之病，知肝传脾，当先实脾"，未病防变之义，甘草调和诸药。鱼腥草清肝明目，直达病所。初诊取得佳效，说明辨治准确，当守法守方。二诊前方去荆芥，加地龙息风通络，鸡内金健脾消食。

# 白 涩 症

## 一、辨治经验

白涩症病名出自《审视瑶函》："此症南人俗呼白眼，其病不肿不赤，只是涩痛……"谓眼"不肿不赤，爽快不得，沙涩昏朦，名曰白涩，俗称白眼"。常见于今之结膜炎、干眼症轻症、浅层点状角膜炎等。以白睛不赤不肿而自觉眼内干涩不舒，瞬目频频，或微畏光，灼热微痒，不耐久视为发病特征，荧光素染色检查可见泪膜破裂时间缩短或角膜点状染色。综合历代所述，认为病机多为：风热犯目；暴风客热或天行赤眼治疗不彻底，余热未清，邪热留恋，隐伏肺脾之络；肺阴不足，目失濡润；饮食不节，或嗜烟酒，偏好辛辣，致使脾胃蕴积湿热，清气不升，目窍失养；肝肾亏损，阴血不足，目失濡养。

廖老认为，胞睑内面（睑结膜）属脾，白睛（球结膜）属肺，而目与肝肾关系密切，故白涩症治疗时多从肺、脾、肝肾着手。其患病有虚有实，实者以风热、湿热常见，虚则以肝肾阴虚、气血不足居多，然临证时常多种病因并见，虚实夹杂为患。治疗时应注意既祛邪而泻实，又滋养而扶正，时时顾护正气，祛邪不伤正；而目珠干涩且发痒者，宜"风血同治"；另外，配合外洗清热疏风止痒，直达病所，可起事半功倍之效。

## 二、病案举例

### 案1：白涩症（慢性结膜炎）风热犯目案

巫某，男，65岁，成都患者。

初诊（2009 - 04 - 29）：患者于10⁺月前出现双眼灼热不适，在华西医院诊断为双眼结膜炎，今来我院就诊。就诊时症见：双眼灼热不适，眠差，口干，纳可，便常，舌质暗红苔少，脉弦细数。眼科检查：双眼视力0.8，双眼睑结膜充血（+），散在滤泡，双眼晶体轻度混浊，其余无明显异常。诊断为中医：双眼白涩症（西医：双眼慢性结膜炎），四诊合参，辨证为风热犯目。治以疏风清热、凉血退赤。方中金银花、菊花为疏散风热，清热解毒之要药，且都入肝经，能上行目窍，直达病所；黄芩归肺经，清热利肺，而荆芥、薄荷轻扬透散，引邪外出；生地、赤芍、丹皮、地骨皮、知母清热生津，凉血退赤；白茅根引热下行；患者眠差，故加合欢皮、首乌藤安神助眠。

处方：金银花15g，菊花15g，黄芩25g，荆芥15g，薄荷15g，生地15g，丹皮15g，赤芍15g，地骨皮20g，知母15g，白茅根20g，合欢皮20g，首乌藤30g。

6剂，每日1剂。

二诊（2009 - 05 - 05）：服药后双眼灼热不适明显减轻，眠差口干基本消失，舌质暗红苔少，脉弦细。双眼视力1.0，双眼睑结膜轻度充血，初诊取得良效，说明辨治准确有效，故二诊守法守方。

处方：金银花15g，菊花15g，黄芩25g，荆芥15g，薄荷15g，生地15g，丹皮15g，赤芍15g，地骨皮20g，知母15g，白茅根20g，合欢皮20g，首乌藤30g。

5剂，每日1剂。

三诊：（2009 - 05 - 11）：服药后双眼灼热不适、眠差口干消失，舌质红苔少，脉弦细。双眼视力1.2，双眼睑结膜充血已不明显，继用前方 5 剂巩固疗效。

**按**：本案四诊合参，证属风热犯目。白睛属肺，风热犯肺，故白睛红赤、灼热，治以疏风清热、凉血退赤而奏效。本案在辨证中要把握本病多为双眼发病，药物治疗难取速效，应同时注意饮食调护，避免熬夜、过用目力及风沙尘土，少食辛辣炙煿，方能取得佳效。

### 案 2：白涩症（慢性结膜炎）风热犯目案

熊某，女，8 岁，四川德阳人。

初诊（2010 - 05 - 10）：患儿于 1⁺ 年前出现双眼灼热发痒，畏光挤眼，遂来我院诊治。就诊时症见：双眼灼热发痒，畏光挤眼，纳眠可，二便常，舌质淡红苔白，脉数。眼科检查：双眼视力 1.0，睑结膜充血（＋＋），双眼角膜下方少许点状染色。诊断为中医：双眼白涩症（西医：双眼慢性结膜炎），辨证为风热犯目。风热犯目，故眼灼热发痒，黑睛属肝，风热侵犯，故黑睛（角膜）生翳而点状染色，风热无制，故频繁挤眼。治以疏风清热。

处方：菊花 10g，桑叶 15g，牛蒡子 10g，木贼 10g，蝉蜕 10g，僵蚕 10g，丹皮 10g，赤芍 15g，木瓜 10g，茯苓 15g，石斛 15g，山楂 15g，枸杞 15g，伸筋草 15g，甘草 9g。

4 剂，每日 1 剂。

二诊（2010 - 05 - 24）：服药后双眼灼热发痒，畏光挤眼基本消失，舌质淡红苔白，脉数。双眼视力 1.0，双眼睑结膜充血已不明显，双眼角膜染色消失。诊断同初诊。治疗后疗效颇佳，说明辨治准确，故本诊守法守方。

处方：菊花 10g，桑叶 15g，牛蒡子 10g，木贼 10g，蝉蜕 10g，僵蚕 10g，丹皮 10g，石斛 15g，山楂 15g，枸杞 15g，伸筋草 15g，甘草 9g，生地 10g，白芍 20g。

4 剂，每日 1 剂。

**按**：初诊时结合病人的全身情况，辨证为风热犯目，治以

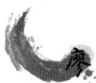

祛风清热为主,方中菊花、桑叶、牛蒡子、木贼、蝉蜕、僵蚕祛风清热,息风止痒,加入丹皮、赤芍以"治风先治血,血行风自灭",起到"风血同治"而止痒之效,木瓜、伸筋草舒筋通络止痉,山楂、茯苓健脾益胃,以益气血生化之源而养目,石斛滋阴明目,枸杞补肾明目,甘草调和诸药。综观全方,即祛邪而泻实,又滋养而扶正。二诊时灼热发痒,畏光挤眼消失,双眼睑结膜充血已不明显,双眼角膜染色消失。此为邪减之征,故去赤芍、木瓜、茯苓,加生地10g、白芍20g增强滋阴扶正力量而达润养目珠之功。

### 案3:白涩症(慢性结膜炎)脾胃虚弱、复感风热案

尚某,女,68岁,四川双流患者。

初诊(2008-07-23):双眼发痒,畏光,卡涩2年。患者2年前无明显诱因出现双眼发痒,干涩,在当地医院诊断为"结膜炎",予托百士、泪然眼液点眼,病情时好时坏,今日到我院门诊就诊。就诊时症见:双眼发痒,干涩畏光,时有胀痛,口苦口干,偶有头昏,眠可纳差,大便稀溏,小便可,舌质红,苔黄,脉弦。眼科检查:双眼视力0.5(-1.00D),双眼睑结膜轻度充血,少量滤泡,右眼角膜下方少量点状着染,玻璃体细丝状浑浊。双眼底未见明显异常。右眼压15mmHg,左眼压12mmHg,泪液分泌试验:右13mm,左25mm,诊断为中医:双眼白涩症(西医:双眼慢性结膜炎),辨证为脾胃虚弱、复感风热,治以疏风清热、健脾除湿止痒。

处方:桑白皮汤(《审视瑶函》)

菊花15g(后下),桑白皮15g,黄芩15g,地骨皮15g,芦根30g,白薇15g,丹皮15g,牛蒡子15g,天麻15g(先煎),蝉蜕15g,茯苓15g,白术15g,白茅根30g。

7剂,每日1剂。

医嘱:进食易消化食物,忌辛辣炙煿之品。

二诊(2008-07-30):双眼发痒,畏光较前有所好转,

卡涩不适，口干，食可眠差，大便已正常，舌质红苔黄，脉弦。双眼视力0.6（-1.00D），双眼睑结膜轻度充血，少量滤泡，角膜染色已消失，其余眼部检查同前。患者纳食、大便已转正常，风热犯目转为主要病机，故本诊应疏风清热以祛其邪为主。

处方：金银花12g（后下），菊花12g（后下），石决明20g（先煎），麦冬15g，荆芥15g，牛蒡子15g，蝉蜕15g，木贼15g，炒栀子12g，地龙15g，僵蚕15g，赤芍20g，甘草10g。

7剂，每日1剂。

三诊（2008-08-13）：双眼发痒，畏光较前进一步好转，卡涩不适减轻，其余情况同前，舌质红苔略黄，脉弦。双眼视力0.8（-1.00D），睑结膜充血已不明显，角膜染色阴性，其余眼部检查同前。辨证仍为风热犯目，继续疏风清热明目。因风热之症减轻，故去金银花、牛蒡子，改赤芍为30g，加大枣10g、生麦芽20g、首乌藤30g健脾益气、养血活血以扶正固本。

处方：菊花12g（后下），石决明20g（先煎），麦冬15g，荆芥15g，蝉蜕15g，木贼15g，栀子12g，地龙15g，僵蚕15g，赤芍30g，甘草10g，大枣10g，生麦芽20g，首乌藤30g。

7剂，每日1剂。

**按：** 患者老年女性，以眼外观端好，赤肿不显，目珠干涩不舒为发病特征，当属中医学"白涩症"范畴。睑结膜属胞睑，胞睑属脾，患者素体脾胃虚弱，脾虚运化失司，则纳差，大便稀溏，时值盛夏，复感风热致风热邪客于胞睑而双眼发痒、干涩、胞睑轻肿，热伤津液故口干口苦，病性属虚实夹杂，病位在胞睑白睛。本案风热犯目为主要病机，然患者素体脾胃虚弱，病性虚实夹杂，应一方面疏风清热以祛其邪，另一方面健脾益气、养血活血，扶本固本，以求"正气存内，邪不可干"。

**案4：白涩症（双眼结膜炎）脾虚失运、外感风热案**

兰某，女，33岁，工人，成都患者。

初诊（2009-06-20）：双眼干涩发痒数月。曾多方治疗，疗效欠佳。双眼近视多年。就诊时症见：双眼干涩发痒，眼前黑影飞舞，食纳可，易腹泻，舌红少苔，脉数。眼科检查：双眼视力1.0（-2.00D），双眼睑结膜充血（++），滤泡增生，左眼玻璃体少许细尘状混浊，眼底正常。诊断为中医：双眼白涩症（西医：双眼结膜炎），辨证为脾虚失运、外感风热，治以益气健脾、疏风清热、凉血止痒。

处方：菊花5g（后下），黄连3g，荆芥15g，牛蒡子15g，蝉蜕15g，赤芍15g，丹皮15g，川芎10g，茯苓15g，山药15g，枸杞15g，陈皮5g，山楂15g，广木香15g。

5剂，1.5日1剂。

其他治疗：鱼腥草眼液双眼每日3次，每次1滴。

二诊（2009-06-26）：自觉服药后眼痒症状明显缓解，疲乏嗜睡，腰背痛，舌尖红苔黄，脉弦细。双眼视力1.0（-2.00D），双眼睑结膜充血基本消失，其余检查同前。诊断同前，辨证为脾肾两虚、外感风热，治以健脾补肾、疏风清热止痒。患者自觉服药后眼干涩发痒症状缓解，疲乏嗜睡，腰背痛。此为风热邪气大减之征，故此诊宜转为扶正为主，健脾补肾。前方去牛蒡子、丹皮、川芎、山药、广木香，加太子参30g、白术15g、菟丝子15g、续断20g、杜仲20g以健脾补肾。

方药：菊花5g（后下），黄连3g，荆芥15g，蝉蜕15g，赤芍15g，茯苓15g，枸杞15g，陈皮5g，山楂15g，太子参30g，白术15g，菟丝子15g，续断20g，杜仲20g。

5剂，1.5日1剂。

其他治疗：鱼腥草眼液，双眼每日3次，每次1滴。

按：患者青年女性，以目珠干涩发痒为发病特征，当属中医学"白涩症"范畴。其双眼干涩发痒，食纳可，易腹泻，舌红少苔，脉数。四诊合参，廖老认为患者素体脾虚失运，故易腹泻；外感风热，则目珠干涩发痒、白睛红赤；舌红少苔，脉数为有热之象。故辨证为脾虚失运，外感风热。病位在胞睑白睛，病性属虚实夹杂。治当益气健脾、疏风清热、凉血止痒。方中茯苓、山药、广木香、陈皮、山楂益气行气健脾，菊花、黄连、荆芥、牛蒡子、蝉蜕疏风清热止痒，赤芍、丹皮、川芎凉血活血达"治风先治血，血行风自灭"而止痒的目的。枸杞滋肾明目，充分体现了廖老祛邪不忘扶正，时时顾护正气的学术思想。二诊风热邪气大减，故转为扶正为主，健脾补肾兼疏散风热。

### 案5：白涩症（干眼症）脾虚湿蕴、风热犯目案

徐某，女，27岁，郫县患者。

初诊（2010-07-01）：双眼干涩畏光，易疲倦，不欲睁眼6年，眼前黑影飘动6月，双眼高度近视多年。曾多方求治，疗效不佳。就诊时症见：双眼干涩畏光，易疲倦，不欲睁眼，眼前黑影飘动，喜生闷气，纳可眠差，入睡困难，多梦，四肢关节疼痛，口干口苦，口臭，大便稀溏，每日一次，小便正常，舌质红苔薄黄，脉沉。眼科检查：右眼视力0.6（-8.00D），左眼视力0.8（-8.00D），双眼压17.7mmHg，双眼泪液分泌试验13mm，双眼结膜充血（+），滤泡增生，角膜透明，双眼角膜下方点状染色，其余未见异常。诊断为中医：1.双眼白涩症，2.双眼近觑（西医：1.双眼干眼症，2.双眼高度近视）。四诊合参，辨证为脾虚湿蕴、风热犯目。治以祛风清热、健脾除湿。方中金银花、黄连、黄芩、薄荷祛风清热除湿，生麦芽健脾消食，桑枝祛风除湿通络止痛，鸡血藤、白芍养血活血，白芍还能缓急止痛，葛根、柴胡升清，载药上达目窍，枸杞、菟丝子补肾明目，合欢皮、生牡蛎、首乌藤安神助眠。鱼腥草眼液润泽目珠、清热明目。

处方：金银花15g（后下），黄连3g，黄芩15g，薄荷15g（后下），生麦芽20g，桑枝30g，鸡血藤30g，白芍20g，葛根30g，柴胡15g，枸杞15g，菟丝子15g，合欢皮20g，生牡蛎25g（先煎），首乌藤30g。

5剂，1.5日1剂。

其他治疗：鱼腥草眼液，双眼每日3次，每次1滴。

二诊（2010-07-10）：诸症基本消失，视力提高，舌质红苔薄黄，脉沉。右眼视力0.8（-8.00D），左眼视力1.2（-8.00D），双眼角膜点状染色消失。双眼泪液分泌试验改善为15mm。初诊取效，辨治同前，前方改金银花为菊花，去黄芩、葛根、桑枝、鸡血藤、柴胡、合欢皮、生牡蛎、菟丝子，加麦冬、石斛、知母、生石膏、蝉蜕、木贼、山楂、茯苓以增加滋阴清热明目、健脾除湿之力。

处方：菊花15g（后下），黄连3g，薄荷15g（后下），生麦芽20g，白芍20g，枸杞15g，首乌藤30g，麦冬15g，石斛20g，知母15g，生石膏20g（先煎），蝉蜕15g，木贼15g，山楂15g，茯苓15g。

5剂，1.5日1剂。

其他治疗：鱼腥草眼液，双眼每日3次，每次1滴。

**按**：本患者素体脾虚，内生湿邪，又感风热之邪。风湿热邪犯目故双眼干涩畏光，易疲倦，不欲睁眼，脾虚湿蕴故大便稀溏，脾胃不和，"胃不和则卧不安"而眠差，风湿热邪痹阻，故四肢关节疼痛，口干口苦、口臭为湿热之征。故辨证为脾虚湿蕴，风湿热犯目。治以祛风清热，健脾除湿。初诊取效，二诊辨治相同，本案在治疗中要把握以促进津液润泽目珠为中心，方能取得佳效。

### 案6：白涩症（慢性结膜炎）肝经风热案

李某，男，25岁，成都患者。

初诊（2010-10-03）：双眼间断性刺痛伴流泪，尤以久视后为甚 3 月。初诊时症见：双眼间断性刺痛伴流泪，久视后为甚，纳眠可，便常，舌尖红苔薄白，脉弦细。眼科检查：双眼视力 1.2（-3.00D），双眼上下睑结膜轻充血，散在滤泡。诊断为中医：双眼白涩症（西医：双眼慢性结膜炎），辨证为肝经风热。治以疏风清热、凉肝明目。方中桑叶、菊花、黄芩、薄荷、木贼、蝉蜕、丹皮、茺蔚子疏风清热、凉肝明目。因久视后诸症加重，故加白芍、甘草柔肝缓急。麦冬、五味子、枸杞补益肺肾、滋阴明目，体现了廖老攻邪不忘扶正，时时顾护正气的学术思想。鱼腥草眼液滴眼清热明目，直达病所。

处方：桑叶 15g，菊花（后下）15g，黄芩 15g，薄荷（后下）15g，木贼 15g，蝉蜕 15g，丹皮 15g，茺蔚子 15g，白芍 20g，甘草 6g，麦冬 15g，五味子 15g，枸杞 20g。

10 剂，每日 1 剂。

其他治疗：鱼腥草眼液，双眼每日 3 次。

二诊（2010-10-14）：双眼刺痛流泪基本消失，仅偶有不适，可耐久视，全身症同前，舌尖红苔薄白，脉弦细。双眼视力 1.5（-3.00D），双眼上下睑结膜充血已经不明显，滤泡减少。诊断同前，仍辨证为肝经风热，治以疏风清热、凉肝明目。初诊取得良效，故此诊守法守方。

处方：桑叶 15g，菊花（后下）15g，黄芩 15g，薄荷（后下）15g，木贼 15g，蝉蜕 15g，丹皮 15g，茺蔚子 15g，白芍 20g，甘草 6g，麦冬 15g，五味子 15g，枸杞 20g。

3 剂，每日 1 剂。

其他治疗：鱼腥草眼液，双眼每日 3 次。

**按**：白涩症病名出自《审视瑶函》："此症南人俗呼白眼，其病不肿不赤，只是涩痛……"一般以风热、湿热、肝肾阴虚、气血不足居多。患者初诊时症见双眼间断性刺痛伴流泪，久视后为甚，舌尖红苔薄白，脉弦细。四诊合参，辨证为肝经风热，治以疏风清热、凉肝明目。方中桑叶、菊花、黄芩、薄荷、木贼、蝉蜕、丹皮、茺蔚子疏风清热、凉肝明目。因久视后诸症加重，故加白芍、甘草柔肝缓急。麦冬、五味子、枸杞补益肺肾、滋阴明目，体现了攻邪不忘扶正，时时顾护正气的学术思想。鱼腥草眼液清热明目，直达病所。初诊取得良效，故二诊守法守方。

### 案7 白涩症（慢性结膜炎）邪热留恋案

王某，男，24岁，门诊病人。

初诊（2009－06－04）：3月前感冒后出现双眼磣涩红痛，在我院门诊诊断为"角膜炎"，予易贝眼液点眼，中药汤剂口服，症状好转，但其后双眼卡涩有眵，时有刺痛发痒，故今日再来求治。就诊时症见：双眼卡涩有眵，时有刺痛发痒，纳食可，二便调，舌质红苔薄黄，脉数。眼科检查：右眼视力0.7（－2.00D），左眼视力1.0（－2.00D），双眼上下睑结膜充血，球结膜充血，双眼角膜荧光素染色（－），其余无明显异常。诊断为中医："白涩症"（西医：双眼慢性结膜炎），此为邪热留恋所致，法当疏风清热、利肺健脾，治以自拟方：

（1）内服方：金银花15g（后下），菊花15g（后下），黄芩15g，牛蒡子15g，蝉蜕15g，木贼15g，赤芍15g，丹皮15g，荆芥15g，茺蔚子15g，桑白皮15g，茯苓15g，苍术15g，佩兰15g，苦参10g，甘草5g。

7剂，2日1剂。

（2）外洗方：金银花15g，蒲公英30g，黄柏15g，黄芩15g，苦参15g，白鲜皮15g，丹皮15g，荆芥15g，防风15g，苍术15g，花椒2g，食盐少许。

煎水滤渣取清液，待温后洗眼，每日3次。2剂，每2日1剂。

二诊（2009－06－18）：用药后患者眼症基本消失，余无不适，舌质紫暗，苔黄白，脉略数。双眼视力1.0（－2.00D），双眼睑结膜充血基本消失，余无特殊。去牛蒡子、茯苓、苦参，加楮实子、郁金。

处方：（1）内服方：金银花 15g（后下），菊花 15g（后下），黄芩 15g，蝉蜕 15g，木贼 15g，赤芍 15g，丹皮 15g，荆芥 15g，茺蔚子 15g，桑白皮 15g，苍术 15g，佩兰 15g，甘草 5g，楮实子 20g，郁金 15g。

7 剂，每日 1 剂。

（2）外洗方同初诊。

**按：** 廖品正老中医认为患者曾黑睛生翳，热邪伤阴，阴血不足，无以濡养目珠，则目珠干涩。而余邪未尽，隐伏于肺脾两经，则目珠时有刺痛发痒。患者舌红苔薄黄，脉数亦为有热之象。故辨证为邪热留恋，病位在白睛，病性属实。治当清热利肺。方中金银花、菊花为疏散风热，清热解毒之要药，且都入肝经，能上行目窍，直达病所；桑白皮、牛蒡子、黄芩归肺经，清热利肺，蝉蜕、木贼清热疏风明目，茯苓、苍术、佩兰、苦参健脾补中、祛风除湿，祛除隐伏于肺脾两经之余邪；而荆芥性微温，入肺肝两经，轻扬透散，引邪外出；赤芍、丹皮入血分，一则清热凉血存阴，二则活血通络止痛，再者以取"治风先治血，血行风自灭"之义而止痒；茺蔚子活血祛瘀、凉肝明目，甘草调和诸药。同时配合外洗方剂清热解毒，祛风除湿止痒，且直接作用于眼部，有事半功倍之效。二诊时患者眼症明显减轻，故去牛蒡子、茯苓、苦参，以减除湿利肺之力，病久多虚多瘀而见舌质紫暗，故加楮实子滋肾清肝以扶正祛邪，郁金增强其行气散郁之力，使隐伏于肺脾两经之余邪更易祛除。2009 年 7 月电话告知诸症消失而痊愈。从本案可以看出，在辨证中要把握本病的基本病机特点是邪热留恋，病性虽属实，但余邪未尽，隐伏于肺脾两经是其特点。既要疏风清热以清残留余邪，又要利肺健脾补肾、凉血存阴，顾护正气，标本兼治。

**案8：白涩症（双眼慢性结膜炎）肝肾阴虚、虚火上炎案**

张某，女，50岁，职员，成都患者。

初诊（2008-03-05）：双眼充血，疼痛3⁺年。3⁺年前，患者无明显诱因出现双眼充血，疼痛，视力下降，今到我院就诊。就诊时症见：双眼充血，疼痛，纳可眠差，小便多，大便调，口渴欲饮，身热多汗，易怒，舌质暗红，苔薄黄，脉弦细略数。眼科检查：右眼视力0.25（-12.0D），左眼视力0.3⁺²（-12.0D），双眼外观无异常，双眼结膜充血（++），球结膜血管迂曲扩张，双眼压痛明显，双眼玻璃体轻度混浊（+），双眼底视盘色淡，边界清，网膜豹纹状改变，黄斑区色素稍紊乱，未见出血，渗出等改变。诊断为中医：1. 双眼白涩症，2. 双眼近觑（西医：1. 双眼慢性结膜炎，2. 双眼高度近视），辨证为肝肾阴虚、虚火上炎，治以补益肝肾、滋阴降火。

处方：桑白皮15g，地骨皮20g，知母15g，黄柏15g，丹皮15g，赤芍15g，泽兰15g，地龙15g，茯苓15g，白术15g，丹参20g，夜交藤30g，生牡蛎25g（先煎）。

5剂，每日1剂。

医嘱：避免过度用眼，忌辛辣炙煿之品。

二诊（2008-03-12）：双眼干涩疼痛减轻，时有潮热盗汗，手足心热，月经紊乱，舌质红体瘦苔薄白，脉弦细。双眼视力0.8（-12.0D），双眼结膜充血基本消失，双眼玻璃体混浊减轻，其余检查同前。眼压右14.7mmHg，左15.3mmHg。诊断、辨证、治法同前，前方去泽兰、地龙、丹参、生牡蛎，加当归10g、柴胡10g、葛根10g、青皮10g、松节10g、生地黄10g。

处方：桑白皮15g，地骨皮20g，知母15g，黄柏15g，丹皮15g，赤芍15g，茯苓15g，白术15g，夜交藤30g，当归10g，柴胡10g，葛根10g，青皮10g，松节10g，生地黄10g。

5剂，每日1剂。

72

**按**：本案肝肾阴虚，虚火上炎是其主要病机，病性属虚实夹杂。肝肾阴虚为其本，虚火上炎为其标。治以补益肝肾，滋阴降火，标本兼治。

### 案9：白涩症（结膜炎）肝肾阴虚、虚火上炎案

王某，男，36岁，公务员，成都患者。

初诊（2009-06-12）：双眼分泌物半年余，右眼前飞蚊症2年。两年前患者无明显诱因右眼前出现飞蚊症，1月前患"急性结膜炎"，今日来我院就诊。就诊时症见：双眼有分泌物，右眼前黑影飘动，眠差，多梦，烦躁易怒，偶有耳鸣，纳可，便干溲黄，舌质红苔白，脉数。眼科检查：双眼视力1.2（-7.00D），双眼睑球结膜充血（++），滤泡增生，右眼玻璃体混浊，其余未见明显异常。诊断为中医：双眼白涩症（西医：双眼结膜炎），辨证为肝肾阴虚、虚火上炎，治以滋阴清热降火。

处方：菊花15g，龙胆草10g，炒栀子15g，黄芩15g，柴胡15g，生地15g，车前草20g，白茅根20g，泽泻15g，丹参20g，女贞子15g，墨旱莲20g，首乌藤30g，生牡蛎30g。

5剂，每日1剂。

外洗方：蒲公英30g，野菊花15g，板蓝根20g，黄芩15g，苦参15g，荆芥15g，黄柏15g，花椒2g，少许食盐，煎水滤清液，待温洗睑。

二诊（2009-06-19）：双眼分泌物无明显减少，眼前黑影、充血较前减轻，睡眠好转，纳可溲黄，大便正常，舌质红苔白，脉数。双眼视力1.2（-7.00D），双眼睑球结膜充血（+），其余检查同前。诊断、治法、辨证同前。故前方去菊花，增龙胆草为15g、车前草为30g、白茅根为30g，加蒲公英30g以清热利水，引热下行。

处方：龙胆草15g，炒栀子15g，黄芩15g，柴胡15g，生地15g，车前草30g，白茅根30g，泽泻15g，丹参20g，女贞

子 15g，墨旱莲 20g，首乌藤 30g，生牡蛎 30g，蒲公英 30g。

7 剂，每日 1 剂。

其他治疗：鱼腥草眼液，双眼每次 1 滴，每日 3 次。

三诊（2009 - 07 - 01）：症状改善，溲黄好转，头昏痛，舌质红苔薄黄，脉浮数。诊断同前，辨证为肝肾阴虚、外感风热，治以滋补肝肾、疏风清热。时值盛夏，患者复感风热而见头昏痛、舌质红苔薄黄、脉浮数，故加荆芥 15g、白芷 15g 以疏风解表，金银花 15g、板蓝根 20g 以清热解毒。配合外洗清热疏风止痒，直达病所，可起事半功倍之效。

处方：金银花 15g，菊花 15g，板蓝根 20g，黄芩 15g，桑白皮 15g，荆芥 15g，白芷 15g，丹皮 15g，赤芍 15g，生地 15g，白茅根 30g，丹参 20g，女贞子 15g，墨旱莲 30g，地龙 15g，天麻 20g。

7 剂，每日 1 剂。

外洗方：蒲公英 30g，野菊花 20g，黄柏 15g，黄芩 15g，苦参 15g，荆芥 15g，白鲜皮 15g，花椒 2g，食盐少许，煎水滤清液待温洗睑缘，每天 3 次，洗后点滴鱼腥草眼液，双眼每日 3 次。

四诊（2009 - 07 - 08）：双眼分泌物明显减少，飞蚊仍存在，小便色黄，舌质红苔薄黄，脉数。双眼矫正视力 1.2，眼球结膜充血不明显，滤泡减少，其余检查同前。诊断、辨证、治法同前。患者双眼分泌物明显减少，玻璃体仍混浊。故前方去天麻、金银花、女贞子，加蒲公英 20g、车前草 20g、白薇 15g、蝉蜕 15g 以清热明目、软坚散结。

处方：菊花 15g，黄芩 15g，板蓝根 20g，白薇 15g，荆芥 15g，蝉蜕 15g，白芷 15g，丹皮 15g，赤芍 15g，生地 15g，丹参 20g，白茅根 30g，墨旱莲 30g，地龙 15g，蒲公英 20g，车前草 20g。7 剂，每日 1 剂。

外洗方：蒲公英 30g，野菊花 20g，黄柏 15g，黄芩 15g，苦参 15g，荆芥 15g，白鲜皮 15g，花椒 2g，食盐少许，煎水滤清液待温洗睑缘，每天3次。

**按**：患者中年男性，以眼外观端好，赤肿不显，双眼有分泌物为发病特征，当属中医学"白涩症"范畴。初诊时症见：双眼有分泌物，右眼前黑影飘动，眠差，多梦，烦躁易怒，偶有耳鸣，纳可，便干，溲黄，舌红苔白，脉数。患者肝肾阴虚、神膏失养则右眼前黑影飘动；肝肾阴虚，耳失所养则偶有耳鸣；阴虚水不行舟故便干；阴虚火旺，虚火扰心见眠差、多梦、烦躁易怒；阴虚火旺，虚火上炎故目珠磣涩生眵。故辨证为肝肾阴虚、虚火上炎。病位在白睛、神膏，病性属虚实夹杂。配合外洗清热疏风止痒，直达病所，可起事半功倍之效。

### 案10：白涩症（慢性结膜炎）脾虚食滞案

张某，女，60岁，门诊病人。

初诊（2009 - 07 - 11）：1年前无明显诱因双眼干涩不适，曾间断在门诊治疗，症状时好时坏，今日来我院求治。就诊时症见：双眼干涩不适，胃胀嗳气，嘈杂吞酸，眠差，便溏，舌质淡紫苔白，脉细缓。眼科检查：双眼视力0.8，双眼结膜轻充血，泪液分泌试验：右眼15mm，左眼28mm，诊断为中医："白涩症"（西医：双眼慢性结膜炎），辨证为脾虚食滞，治以健脾消食导滞，予以健脾丸加减治之。

处方：菊花15g（后下），枸杞15g，茯苓15g，丹参25g，佛手片15g，黄连5g，吴茱萸3g，山楂15g，建曲15g，广木香15g，砂仁10g（后下），合欢皮20g，首乌藤30g。

7剂，每日1剂。

其他治疗：鱼腥草滴眼液，双眼点滴，每日3次，每次1滴。

二诊（2009 - 07 - 18）：双眼干涩稍有好转，胃胀痛嗳气稍减，便溏改善，舌质淡紫苔白，脉细。双眼视力0.8，双眼结膜轻充血，余无特殊。辨证仍为脾虚食滞，加法半夏10g燥湿健脾，山楂量改为20g以增强消食导滞力量。

处方：菊花 15g（后下），枸杞 15g，茯苓 15g，丹参 25g，佛手片 15g，黄连 5g，吴茱萸 3g，山楂 20g，建曲 15g，广木香 15g，砂仁 10g（后下），合欢皮 20g，首乌藤 30g，半夏 10g。

7 剂，每日 1 剂。

三诊（2009 - 07 - 25）：双眼干涩消失，胃部症状基本消失，睡眠可，舌质淡紫苔白，脉细缓。双眼视力 1.0，双眼结膜已无充血，余无特殊。前方去法半夏、吴茱萸，加白术 15g。

处方：菊花 15g（后下），枸杞 15g，茯苓 15g，丹参 25g，佛手片 15g，黄连 5g，山楂 20g，建曲 15g，广木香 15g，砂仁 10g（后下），合欢皮 20g，首乌藤 30g，白术 15g。

5 剂，每日 1 剂。

**按：**廖品正老中医结合病人的全身情况，辨证为脾虚食滞，病性属虚实夹杂。治以健脾消食导滞，方用健脾丸加减，方中党参、茯苓补气健脾，复中焦健运，广木香、砂仁、佛手片行气健脾，使补而不滞，配山楂，建曲消食导滞，除已停之积。左金丸（黄连、吴茱萸）清热疏肝，和胃降逆。菊花清热明目，合欢皮、首乌藤安神助眠。枸杞子益精养血明目。鱼腥草眼液滴眼清热明目，直达病所。二诊双眼干涩稍有好转，胃胀痛嗳气稍减，便溏改善，辨证仍为脾虚食滞，加法半夏 10g 燥湿健脾，山楂量改为 20g 以增强消食导滞力量。三诊眼干涩已不明显，胃部症状基本消失，睡眠可，故将法半夏、吴茱萸改为白术以减降逆止呕之力。再服药 5 剂后诸症消失。本案的重点在于不拘泥于常规之慢性结膜炎多为"风热、湿热、肝肾阴虚、气血不足"所致，而根据四诊合参辨证论治，取得良效。

**案 11：白涩症（慢性结膜炎）脾肾不足、气阴两虚案**
李某，女，57 岁，香港患者。

初诊（2009 - 09 - 08）：1 月前无明显诱因出现双眼干涩不适，自行购眼药水点后无好转，今日特来求诊。就诊时症见：双眼干涩，眠可，口微干，食后胃胀，二便调，舌尖红苔黄，脉弦缓。眼科检查：右眼视力1.5（-5.00D），左眼视力1.0（-5.00D），双眼结膜轻充血，双眼晶体轻度混浊，其余检查无异常。诊断为中医："白涩症"（西医：双眼慢性结膜炎），此乃脾肾不足、气阴两虚所致，法当健脾补肾、益气养阴。

处方：太子参20g，麦冬15g，五味子12g，白芍20g，茯苓15g，山楂15g，生甘草10g，木香15g，陈皮10g，丹参15g，枸杞20g，楮实子20g，菊花15g（后下），密蒙花15g。

7剂，每日1剂。

二诊（2009-09-15）：双眼干涩缓解，胃胀减轻，纳眠可，余无不适，舌尖红，苔黄白。眼科检查同初诊，辨证仍为脾肾不足、气阴两虚，前方去密蒙花、五味子，加蔓荆子15g、延胡索15g。

处方：太子参20g，麦冬15g，白芍20g，茯苓15g，山楂15g，生甘草10g，木香15g，陈皮10g，丹参15g，枸杞20g，楮实子20g，菊花15g（后下），蔓荆子15g，延胡索15g。

14剂，2日1剂。

三诊（2009-10-12）：诸症进一步改善，舌淡红微紫，苔薄白，脉弦细，眼科检查同前。前方去蔓荆子、延胡索，加薄荷10g、白豆蔻12g。

处方：太子参20g，麦冬15g，白芍20g，茯苓15g，山楂15g，生甘草10g，木香15g，陈皮10g，丹参15g，枸杞20g，楮实子20g，菊花15g（后下），薄荷10g，白豆蔻12g。

7剂，每日1剂。

四诊（2009-10-19）：双眼无干涩，偶有胃胀，纳眠可，舌红紫黯苔薄白，脉细，双眼结膜充血消失，诊断辨证如前，前方加生麦芽20g。

处方：太子参20g，麦冬15g，白芍20g，茯苓15g，山楂15g，生甘草10g，木香15g，陈皮10g，丹参15g，枸杞20g，楮实子 20g，菊花 15g（后下），薄荷 10g，白豆蔻 12g，生麦芽 20g。

5 剂，每日 1 剂。

**按**：患者渐入老年，脾肾渐亏，气阴两虚。脾肾不足，气阴两虚，目珠失养，故干涩不适，脾虚不运，食滞中焦，阻滞气机，则食后胃胀，病性属虚实夹杂。法当健脾补肾，益气养阴。故方用太子参、麦冬、五味子、白芍益气养阴，茯苓健脾补中，复中焦健运，配山楂消食导滞，除已停之积，木香、陈皮理气健脾，有助清气上升，以荣目珠；丹参一味，功兼四物以养血活血明目；枸杞子、楮实子益精养血明目；其舌尖红，苔黄为有热之征，故加菊花、密蒙花清热明目。二诊时因其眼干涩缓减，苔黄转为苔黄白，故去密蒙花、五味子以减清热明目、养阴益气生津之力；加蔓荆子既清利头目，又借其升发之力使清气上升；而延胡索味辛能行，宣通郁滞以进一步缓解胃胀。三诊时因其诸症进一步缓减，舌质转为淡红微紫，苔变为薄白，故去蔓荆子、延胡索。加薄荷既可清利头目、又可疏肝以助脾气健运，白豆蔻辛温化湿行气以治脾胃胀气。四诊时因其双眼干涩消失，仍时有胃胀，故加生麦芽健脾开胃，行气消食。本案在辨证中要把握基本病机为脾肾渐亏、气阴两虚，其本为虚，然脾虚不运，食滞中焦，阻滞气机而食后胃胀为其主要全身症，病性属虚实夹杂。故在"健脾补肾，益气养阴"为主要治法的同时，行气消食导滞贯穿始终。

### 案 12：白涩症（结膜炎）脾肾不足、气阴两虚案

谭某，女，56 岁，退休，成都患者。

初诊（2008 - 08 - 27）：双眼视物模糊，干涩不适半年。就诊时症见：双眼视物模糊，干涩不适，食眠可，便秘，溲微黄，晨起微口干，舌红苔薄黄，脉弦。眼科检查：双眼视力 1.0⁻，双眼结膜轻度充血，余（-）。诊断为中医：双眼白涩症（西医：双眼结膜炎），辨证为脾肾不足、气阴两虚，治以

健脾补肾、益气养阴。

处方：桑白皮15g，地骨皮15g，黄芩15g，枸杞15g，楮实子15g，茯苓20g，葛根30g，太子参20g，赤芍15g，丹皮15g，石斛20g，决明子15g，山楂15g，升麻15g。

5剂，每日1剂。

二诊（2008-09-05）：自觉症状明显改善，晚上双眼仍觉干涩，舌质紫红，苔略黄边有齿痕，脉细。双眼视力1.2，睑结膜充血已不明显。诊断、辨证、治法同前。初诊取得良效，说明辨治准确，此诊继以益气养阴、补益脾肾为法。其夜间眼干，为虚火上炎之征，故去升麻、地骨皮，加玄参养阴清热，生津润燥，桔梗载药上行，使润目珠，甘草调和诸药。

处方：桑白皮15g，黄芩15g，枸杞15g，楮实子15g，茯苓20g，葛根30g，太子参20g，赤芍15g，丹皮15g，石斛20g，决明子15g，山楂15g，玄参15g，桔梗12g，甘草5g。

5剂，每日1剂。可多服。

**按**：患者渐入老年，脾肾渐亏，气阴两虚，脾肾不足。气阴两虚，目珠失养，故干涩不适；津不上承则口干；脾虚不运，食滞中焦，阻滞气机，故便秘。病性属虚实夹杂，法当健脾补肾，益气养阴。方中太子参、石斛益气养阴；茯苓、健脾补中，复中焦健运，配山楂消食导滞，除已停之积；枸杞子、楮实子补肾明目；其舌红、便秘、溲黄为有热之征，故加桑白皮、地骨皮、黄芩清热明目，赤芍、丹皮凉血退赤；升麻、葛根有助清气上升，以荣目珠。二诊随证加减。


# 神水将枯症（干眼症）


## 一、辨证论治经验

干眼症是指以泪液的质、量或动力学的异常而导致泪膜不稳定和眼表面损害，从而引起眼干涩、灼热感、异物感、眼红眼痒、畏光流泪、视疲劳、视物模糊等一系列不适的眼症。中医学干眼症轻者属"白涩症"，重者属"神水将枯"。神水者，目上润泽之水也，在目外指泪液，在目内指房水。"神水将枯"一名，首见于《证治准绳》，该书在"杂病·七窍门"谓："视珠外神水干涩而不莹润。"《目经大成》称为神气枯瘁，谓："此症轮廓无伤，但视昏花，开闭则干涩异常。"《素问·宣明五气论》云"五脏化液，肝为泪"，肝肾同源，肝肾阴虚，致泪液生化无源。

廖老认为，干眼症以泪液减少，眼部干燥为主要特征。泪液亦津液，津液靠脏腑化生与敷布。泪为肝之液，肝藏血，主疏泄；肾藏精，主水液；肺主气，通调水道；脾主运化，升清降浊，因而肺、脾、肝、肾等脏功能是否正常与本病的发生发展密切相关。常见病因为外感邪气引起之椒疮和白睛红赤肿痛的眼病迁延日久或治疗不彻底，邪热留恋，隐伏目络；肺阴或气阴不足，目失濡润；脾胃湿热蕴积或脾虚失运，清气不升，目窍失养；肝肾亏损，阴血不足，目失濡养。临证时：(1)肺阴不足者：症见眼干涩不爽，泪少，视久容易疲劳，甚至视物不清，白睛如常或稍有赤脉，黑睛可有细点星翳，病势迁延难愈。全身症可见干咳少痰、咽干便秘，偶有烦热，舌淡红苔薄少津，脉细无力等。治宜养阴清热、利肺润燥，方用养阴清肺汤加减方（桑叶15g，菊花15g，蝉蜕15g，薄荷10g，生地10g，玄参15g，麦冬10g，白芍20g，丹皮15g，甘草5g）；(2)脾胃湿热者：症见眼干涩隐痛，白睛淡赤，睑内面红赤，或有粟粒样小泡，眦头有白色泡沫样眼眵，胞睑有重坠之感，病程持久而难愈。全身症可见口腻或口臭、溲黄、大便不爽，舌红苔黄腻，脉濡数。治宜清热利湿、升清化浊，方用连朴饮加减方（黄连5g，黄芩15g，栀子15g，厚朴15g，藿香15g，佩兰15g，薏苡仁30g，车前子15g，茺蔚子15g，山楂15g，葛根20g，芦根30g）；(3)肝肾亏损、阴血不足者：症见眼干涩畏光，双目频眨，白睛隐隐淡红，视物模糊，久视则诸症加重，全身可兼见口干少津，腰膝酸软，头晕耳鸣，夜寐多梦，舌红苔薄，脉细等。治宜补益肝肾、滋阴养血，方用杞菊地黄丸加减方（菊花15g，蝉蜕15g，枸杞15g，生地15g，山茱萸15g，山药20g，丹皮15g，茯苓15g，麦冬15g，酸枣仁20g，当归5g）。然临床上，本病以虚症为多，以上病因有单一为患者（如案1：肺阴不足案；案2：肝肾阴虚），有一种、两种或数种病因夹杂为患，虚者如气阴两虚、肝肾不足同时为患（如案4、5），虚实夹杂者（如案3：肝肾阴虚，虚火上炎；案6：气阴两虚，肝肾不足，虚火上炎；案7：脾虚湿蕴，风热犯目）。另外，常配以鱼腥草眼液或珍珠明目滴眼液滴眼，直接滋润目珠，还应少食辛燥刺激食品，生活不规律者，应合理安排作息时间，避免熬夜等。

## 二、论治病案举例

### 案1：神水将枯症（干眼症）肺阴不足案

干眼症《养阴清肺汤治疗干眼症的临床疗效观察》（摘要）

廖老的硕士研究生在成都中医药大学附属医院采用相同入选和排除标准纳入干眼症病例60例，按1∶1随机分为治疗组和对照组，治疗组内服养阴清肺汤（生地15g，白芍15g，玄参12g，麦冬12g，贝母12g，丹皮12g，薄荷10g，甘草6g），局部滴用透明质酸钠眼液（爱丽），每日3次；对照组仅局部滴用透明质酸钠眼液，每日3次，1月为一疗程。观察治疗前后的眼部症状、泪液分泌量、泪膜破裂时间、中医症状等疗效指标。结果发现：治疗组总有效率为86.66%，治疗后眼部症状改善，中医临床症状疗效总有效率为90%，患者自觉症状改善明显。治疗后两组泪液分泌量增加（$P < 0.05$），泪膜破裂时间延长（$P < 0.05$），中医临床症状改善（$P < 0.05$）。同时观察两组中医临床症状改善指标显示治疗组明显优于对照组（$P < 0.01$）。结论：养阴清肺汤合透明质酸钠眼液治疗干眼症

可明显改善干眼症状，增加泪液分泌量，延长泪膜破裂时间，改善角膜上皮情况，较单纯应用透明质酸钠眼液治疗效果明显。

### 案2：神水将枯症（干燥综合征）肝肾阴虚案

周某，男，68岁，居民，威远患者。

初诊（2008-08-27）：双眼视力下降，发红，痒痛，干涩1年余。1年前双眼视力进行性下降，发红，痒痛，干涩，未予特殊治疗。现双眼视物不清，左眼尤甚，双眼干涩严重，眼痛牵引太阳穴，为求进一步治疗，今日来我院。就诊时症见：双眼视物模糊，发红，痒痛，干涩，眼痛牵引太阳穴，全身皮肤针刺感，发痒，时有干咳，痰中带血，心烦，食眠可，二便可，舌质红有裂纹苔白，脉弦。患者9年前反复发生口腔溃疡。眼科检查：右眼视力0.25，左眼视力手动/眼前，双眼睑结膜充血，眼球结膜组织肥厚、增生，右眼下睑外1/3睑球粘连，右眼颞下、鼻下方角膜新生血管及结膜组织增生，并侵及瞳孔缘，泪河严重变窄，泪膜不稳定。左眼泪膜、泪线河消失，角膜组织变性结膜化，其余结构不能窥见。诊断为中医：1.双眼神水将枯症，2.双眼宿翳（西医：1.干燥综合征，2.双眼角膜血管翳），辨证为肝肾阴虚，治以滋养肝肾、通络明目、祛风止痒。

处方：桑椹20g，女贞子15g，墨旱莲20g，枸杞15g，白芍20，天麻20g（先煎），地龙15g，僵蚕15g，丹参30g，葛根20g，红花10g，炒栀子12g，茯苓15g，生麦芽30g，生甘草10g。

5剂，每日1剂。

二诊（2008-09-03）：自述服药后左眼视物亮度增加，右眼无改变，双眼仍干涩不适，食欲增加，仍气短乏力，心烦好转，舌质红，苔白中有裂痕，脉弦。右眼视力0.25，左眼视力手动/眼前。其余检查同前。诊断、辨证、治法同前。前方加生地15g以增加滋阴清热力量。

处方：桑椹20g，女贞子15g，墨旱莲20g，枸杞15g，白芍30g，天麻20g（先煎），地龙15g，僵蚕15g，丹参30g，葛根30g，红花12g，炒栀子12g，茯苓15g，生麦芽30g，生甘草10g，生地15g。

5剂，每日1剂。可多服。

其他治疗：鱼腥草眼液，双眼每日3次，每次1滴。

三诊（2008-09-10）：自述服药后右眼视物较前清晰，左眼视物亮度增加，眼干涩不适减轻，食欲增加，气短乏力、心烦明显减轻，舌质红，苔白中有裂痕，脉弦。右眼视力0.4，左眼视力手动/眼前，右眼泪河增宽，其余检查同前。诊断、辨证、治法同前，继用前方。

处方：桑椹20g，女贞子15g，墨旱莲20g，枸杞15g，白芍30g，天麻20g（先煎），地龙15g，僵蚕15g，丹参30g，葛根30g，红花12g，炒栀子12g，茯苓15g，生麦芽30g，生甘草10g，生地15g。

5剂，每日1剂。

**按：**患者老年男性，久病肝肾阴虚，不能养目，故眼干涩不适。目失所养，神光衰微，故视物模糊。阴虚风动，故皮肤、眼睛发痒，舌脉均为肝肾阴虚之证，阴虚血行滞涩，血行不利，故全身皮肤针刺感、眼痛牵引太阳穴。阴虚火旺，虚火扰心则心烦，虚火灼津，炼液为痰，故时有干咳，灼伤血络则痰中带血，因此本病可辨为肝肾阴虚，病位在黑睛，病性虚实夹杂，治当滋养肝肾、祛风止痒、通络明目。肝肾阴虚是本病发生的主要病机，本虚标实、虚实夹杂是其证候特点。滋养肝肾为治本之法，治疗之要务，当以通络明目、祛风止痒治其标。

**案3：神水将枯症（干眼症）肝肾阴虚、虚火上炎案**

向某，女，60岁，门诊病人。

初诊（2009-07-09）：患者双眼干涩不适多年，一直点

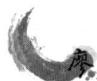

用人工泪液（泪燃），10 天前双眼干涩加重，今日来我院求诊。就诊时症见：双眼干涩不适，内眦常有眼眵，纳眠可，二便调，舌红苔薄黄，脉细数。眼科检查：右眼视力 0.3，左眼视力 1.0，双眼内眦部少许白色分泌物，右眼压 16.5mmHg，左眼压 14.9mmHg，右眼球突度 11mm，左眼球突度 14mm，泪液分泌实验：右眼 3mm，左眼 5mm，余无特殊。诊断为中医：神水将枯症（西医：双眼干眼症），此为肝肾阴虚、虚火上炎所致，法当滋补肝肾、清降虚火。方以知柏地黄丸加减。

处方：金银花 15g（后下），菊花 15g（后下），桑白皮 15g，知母 15g，黄柏 12g，生地 15g，茯苓 15g，泽泻 15g，山茱萸 15g，山药 20g，丹参 30g，昆布 15g。

7 剂，2 日 1 剂。

二诊（2009 - 07 - 23）：双眼干涩、眼眵减轻，口苦咽干，略便溏，舌质暗红苔少，脉细略弦。右眼视力 0.5，左眼视力 1.0，其余眼部检查同初诊。辨证治法同初诊。初诊方去黄柏、生地、昆布、山茱萸、泽泻、桑白皮，加黄芩 15g、地骨皮 20g、五味子 15g、北沙参 20g、白术 15g、石斛 15g、板蓝根 30g、生甘草 10g、山楂 15g。

处方：金银花 15g（后下），菊花 15g（后下），知母 15g，茯苓 15g，山药 20g，丹参 30g，黄芩 15g，地骨皮 20g，五味子 15g，北沙参 20g，白术 15g，石斛 15g，板蓝根 30g，生甘草 10g，山楂 15g。

5 剂，每日 1 剂。

三诊（2009 - 08 - 27）：双眼干涩明显减轻，但双内眦部仍感不适，白色分泌物减少，晨起略感口苦，舌质暗红苔黄，脉略数。右眼视力 0.5，左眼视力 1.0，双眼睑结膜轻度充血，左眼内眦结膜轻度充血，其余眼部检查同二诊。辨证、治法同二诊。前方去地骨皮、北沙参、白术，加生地 15g、牛蒡子 15g、麦冬 15g、枸杞 15g、蝉蜕 15g、桔梗 15g。

处方：金银花 15g（后下），菊花 15g（后下），知母 15g，茯苓15g，山药20g，丹参30g，黄芩15g，五味子15g，石斛15g，板蓝根30g，生甘草10g，山楂15g，生地15g，牛蒡子15g，麦冬15g，枸杞15g，蝉蜕15g，桔梗15g。

7剂，2日1剂。

四诊（2009－09－10）：左眼内眦偶尔干涩不适，右眼基本消失，大便次数较多且稀溏，舌质淡，苔薄略黄，脉细数。双眼视力1.0，余无特殊。泪液分泌实验：右眼10mm，左眼12mm，右眼球突度11mm，左眼球突度13mm。上方去麦冬。

处方：金银花15g（后下），菊花15g（后下），知母15g，茯苓15g，山药20g，丹参30g，黄芩15g，五味子15g，石斛15g，板蓝根30g，生甘草10g，山楂15g，生地15g，牛蒡子15g，枸杞15g，蝉蜕15g，桔梗15g。

5剂，2日1剂。

**按：**《素问·宣明五气论》云"五脏化液，肝为泪"，肝肾同源，肝肾阴虚，致泪液生化无源，加之虚火蒸灼，故神水将枯，无以濡养目珠而目珠干涩，舌红苔薄黄、脉细数为肝肾阴虚，虚火上炎之象。故辨证为肝肾阴虚、虚火上炎，病位在白睛，病性属虚实夹杂。故以知柏地黄丸为基础方，滋补肝肾、清降虚火；近10天症状加重，是因时值7月，盛夏之时，复感风热，故加金银花、菊花、桑白皮疏散风热，祛邪外出；丹参凉血存阴；昆布软坚消肿，现代药理研究发现，其含碘量较高，可纠正机体因缺碘而引起的甲状腺功能异常，故加之以兼顾患者甲状腺相关眼病而致之眼突。二诊时双眼仍干涩，有眼眵，口苦咽干，略便溏，舌暗红苔少，脉细略弦。其口苦咽干为阴虚火旺之征，而便溏者，为兼脾虚之故。故调整原方去黄柏、生地、昆布、山茱萸、泽泻、桑白皮，加五味子、石斛、生甘草、黄芩、地骨皮、板蓝根、北沙参、白术、山楂以增加滋阴降火、健脾消食力量。三诊时双眼干涩明显减轻，但双内眦部仍感不适，白色分泌物减少，晨起略感口苦，舌暗红苔黄，脉略数。其口苦咽干减轻，便溏消失，故调整上方去地骨皮、北沙参、白术，加生地、麦冬、枸杞以增加滋阴补肾力量。咽干减轻，故改板蓝根为牛蒡子以减清热利咽之功，蝉蜕疏散风热，桔梗载药上行。四诊时左眼内眦偶尔干涩不适，右眼基本消失，大便次数较多且稀溏，舌淡，苔薄略黄，脉细数。双眼视力恢复正常，泪液分泌试验明显好转，眼突减轻。前方去麦冬，服药5剂后诸症消失。综上所述，本病的基本病机特点是肝肾阴虚、虚火上炎、虚实夹杂，治疗时既要滋补肝肾之阴以治其本，又要清降虚火而治其标，标本兼治，并随症调药，方能取得良好效果。

### 案4：白涩症（干眼症）气阴两虚、肝肾不足案

张某，女，32岁，成都患者。

初诊（2010-06-10）：双眼发干，疼痛，容易疲倦，畏光，不欲睁眼，头痛7年。多方医治，时好时坏。就诊时症见：双眼干涩疼痛，容易疲倦，畏光，不欲睁眼，眠少无规律，便常，口干，舌质暗红苔白，脉细。眼科检查：右眼视力$1.0^{+2}$（-3.00D），左眼视力1.2（-3.00D），双眼泪膜破裂时间缩短，其余未见异常。诊断为中医：双眼白涩症（西医：双眼干眼症），四诊合参，辨证为气阴两虚、肝肾不足。治以益气养阴、滋养肝肾。方中北沙参、黄芪、五味子、麦冬益气养阴；女贞子、枸杞滋养肝肾；葛根升清，载药上行头目；川芎善行头目，活血行气、祛风止痛；白芍、生甘草共为芍药甘草汤柔肝缓急止痛；广木香行气止痛，生麦芽补益和中、健胃化积，使补而不滞；桑叶、菊花疏风清热明目；首乌藤安神助眠。鱼腥草眼液滴眼润泽目珠。

处方：北沙参20g，黄芪20g，五味子10g，麦冬10g，女贞子15g，枸杞20g，葛根30g，川芎10g，白芍20g，生甘草10g，广木香15g，生麦芽30g，桑叶15g，菊花15g（后下），首乌藤30g。

5剂，1.5日1剂。

其他治疗：鱼腥草眼液，双眼每日 3 次，每次 1 滴。

二诊（2010 - 06 - 17）：双眼发干疼痛，不欲睁眼症状有所好转，头痛减轻，视物仍畏光，白天嗜睡，服中药后欲吐，口干好转，舌暗红苔白，脉细。双眼视力 1.2（-3.00D），双眼泪膜破裂时间较前稍长，其余未见异常。辨证同前，前方去川芎、广木香，加当归 10g、大枣 10g 补益气血，陈皮 10g 理气健脾。

处方：北沙参 20g，黄芪 20g，五味子 10g，麦冬 10g，女贞子 15g，枸杞 20g，葛根 30g，白芍 20g，生甘草 10g，生麦芽 30g，桑叶 15g，菊花 15g（后下），首乌藤 30g，当归 10g，大枣 10g，陈皮 10g。

5 剂，1.5 日 1 剂。

其他治疗：眼液同前。

**按**：本患者双眼干涩疼痛，容易疲倦，畏光，不欲睁眼，眠少无规律，便常，口干，舌暗红苔白，脉细。四诊合参，辨证为气阴两虚、肝肾不足证。气阴两虚，肝肾不足，目珠失养，故见双眼干涩疼痛，容易疲倦，畏光，不欲睁眼。心肾不交故眠少无规律。津不上承则口干。舌暗红苔白，脉细为气阴两虚，肝肾不足之征。故治以益气养阴，滋养肝肾。初诊取效，二诊守法守方，随证加减。本案在治疗中要把握以促进津液润泽目珠为中心，方能取得佳效。


### 案 5：神水将枯症（干眼症）气阴两虚、肝肾不足案

陈某，男，76 岁，成都患者。

初诊（2010 - 07 - 16）：患者近半年来发现双眼干涩不适，眼前黑影飞舞，曾在外院诊断为"玻璃体混浊"，为求进一步治疗，于今日来我院。就诊时症见：双眼干涩，眼前有多个小黑影，口干，大便干，双肩关节举高时偶感疼痛，舌红苔黄白，脉弦滑。眼科检查：双眼视力 0.25（针孔 0.4），双眼结膜轻度充血，散在滤泡，双眼晶体皮质轻度混浊，玻璃体尘

状混浊，双眼底窥不清，仅隐约窥及大血管，泪液分泌试验：右4mm，左2mm。诊断为中医：1. 双眼神水将枯症，2. 双眼云雾移睛（西医：1. 双眼干眼症，2. 双眼玻璃体混浊），此为气阴两虚、肝肾不足所致。患者为老年男性，年老气阴两虚、肝肾不足，目失濡养而目睛干涩、眼前黑影、视物不清，津不上承则口干，水不行舟故大便干。因此本病可辨为气阴两虚、肝肾不足，病位在白睛、神膏，病性属虚，治疗当益气养阴、补益肝肾。然气阴两虚，血行滞缓，多兼瘀滞，故兼以活血化瘀，方中茯苓、山药、墨旱莲、石斛益气养阴，枸杞、菟丝子、怀牛膝补益肝肾，丹参、昆布、山楂活血化瘀，另外，时值处暑，复感风热，故眼干涩更甚而加菊花、黄芩、夏枯草以疏风清热治其标。

处方：茯苓15g，山药20g，墨旱莲30g，石斛15g，枸杞15g，菟丝子15g，丹参20g，怀牛膝15g，昆布15g，山楂20g，菊花15g（后下），夏枯草15g，黄芩15g。

5剂，每日1剂。

二诊（2010-07-23）：口干、便干症状较前明显改善，眼症同前，舌黯有瘀斑，苔黄腻，脉沉弦。眼科检查、诊断同初诊。辨证仍为气阴两虚、肝肾不足，仍治以益气养阴、补益肝肾、活血化瘀，药味不同而已。方中北沙参、五味子、麦冬、茯苓、白芍、益气养阴，枸杞、菟丝子补益肝肾，丹皮、丹参、昆布、山楂活血化瘀，桑白皮、地骨皮、黄芩疏风清热以治其标。

处方：北沙参20g，麦冬15g，五味子12g，茯苓15g，白芍30g，枸杞20g，菟丝子15g，丹皮15g，丹参20g，昆布15g，山楂20g，桑白皮15g，地骨皮15g，黄芩15g。

5剂，每日1剂。

三诊（2007-07-30）：双眼干涩有所减轻，视力稍有提高，口干、便干症状较前明显改善，舌黯有瘀斑，苔黄腻，脉沉弦。双眼视力0.3（针孔0.4），泪液分泌试验右眼6mm，左眼 2mm，其余检查及诊断同初诊。辨证仍为气阴两虚、肝肾不足，仍治以益气养阴、补益肝肾、活血化瘀。继用二诊方5剂。

处方：北沙参 20g，麦冬 15g，五味子 12g，白芍 30g，茯苓 15g，枸杞 20g，菟丝子 15g，丹皮 15g，丹参 20g，昆布 15g，山楂 20g，桑白皮 15g，地骨皮 15g，黄芩 15g。

5剂，每日1剂。

四诊（2010-08-13）：眼干、口干症状明显减轻，视力进一步提高，眼前仍有黑影飞舞，其余同三诊。舌黯有瘀斑，苔黄腻，脉沉弦。双眼视力0.4（针孔0.5），泪液分泌试验右眼 7mm，左眼 6mm，其余检查同前。诊断同初诊。辨证仍为气阴两虚、肝肾不足，仍治以益气养阴、补益肝肾、活血化瘀。因口干、眼干减轻，故去麦冬、地骨皮以减滋阴清热力量，而舌黯有瘀斑为瘀滞较重之征，故丹参增为 30g，并加葛根、三棱、莪术以增强活血化瘀之力。

处方：北沙参 20g，白芍 30g，茯苓 20g，枸杞 20g，桑椹 20g，丹皮 15g，丹参 30g，葛根 30g，三棱 15g，莪术 15g，昆布 15g，山楂 20g，桑白皮 15g，黄芩 15g。

5剂，每日1剂。

五诊（2010-08-27）：眼干症状明显改善，眼前黑影飘动减轻，视力进一步提高，其余同四诊。眼科检查：右眼0.6（针孔0.7），左眼视力0.6（针孔0.7），双眼结膜充血不明显，散在滤泡，双眼晶体皮质轻度混浊，玻璃体尘状混浊，双眼底可见，近视退变。泪液分泌试验右眼 8mm，左眼 7mm。诊断同初诊。辨证仍为气阴两虚、肝肾不足，仍治以益气养阴、补益肝肾、活血化瘀。此诊患者气阴两虚、肝肾不足之象已明显缓减，故四诊方去五味子、桑椹，而瘀滞之征虽有缓解，但仍需化瘀散结，故在四诊活血化瘀药物基础上去丹皮，加生牡蛎、瓦楞子增强软坚散结力量。

处方：北沙参 20g，白芍 30g，茯苓 20g，枸杞 20g，丹参

30g，葛根 30g，三棱 15g，莪术 15g，昆布 15g，山楂 20g，生牡蛎 25g（包煎），瓦楞子 15g，桑白皮 15g，黄芩 15g。

5 剂，每日 1 剂。

**按**：患者为老年男性，年老气阴两虚，肝肾不足，目失濡养而目睛干涩、眼前黑影、视物不清；津不上承则口干，水不行舟故大便干。因此本病可辨为气阴两虚、肝肾不足，病位在白睛、神膏，病性属虚，治疗当益气养阴、补益肝肾。然气阴两虚，血行滞缓，多兼瘀滞，故兼以活血化瘀。然时值处暑，患者复感风热，故眼干涩更甚而加疏风清热之品以治其标。本案基本病机特点是"本虚标实，虚实夹杂"，以瘀为标，以气阴两虚、肝肾不足为本，因此在辨证中要始终把握"虚"和"瘀"的关系，治疗上根据病证演变，调整"扶正"和"祛瘀"之轻重，标本兼治，以提高疗效。

### 案 6：神水将枯症（干眼症）气阴两虚、肝肾不足、虚火上炎案

白某，女，67 岁，成都患者。

初诊（2010 - 07 - 03）：双眼发干，磣涩不适，发痒发红，视力下降 10 余年。就诊时症见：双眼发干，磣涩不适，发痒发红、发热，视力下降，眠差，口鼻干，肠胃胀气，常便秘，小便频急，舌红苔黄少津，脉细。眼科检查：右眼视力 0.5，左眼视力 0.3$^{-1}$，双眼角膜散在点状染色，以下方为主，泪膜破裂时间缩短，右 5 秒，左 3 秒，双眼晶体混浊（＋＋），眼底正常。诊断为中医：双眼神水将枯症（西医：双眼干眼症），辨证为气阴两虚、肝肾不足、虚火上炎。患者渐入老年，气阴两虚，肝肾不足，致泪液生化无源，加之虚热蒸灼，故神水将枯，无以濡养目珠而目珠干涩；阴虚火旺，灼伤津液则口鼻干，便秘，小便频急；心肾不交，则眠差；舌红苔薄黄少津脉细为气阴两虚、肝肾不足、虚火上炎之象。病位在白睛，病性属虚实夹杂，治以益气养阴、滋补肝肾、清降虚火，

然气阴两虚，血行滞缓，多兼瘀滞，故兼以活血化瘀，方中北沙参、五味子、生地益气养阴，桑椹、女贞子、墨旱莲、枸杞补益肝肾，当归、白芍、丹皮、山楂、生麦芽化瘀消滞，使补而不滞，菊花、金银花清热明目，首乌藤安神助眠，生甘草调和诸药。

处方：北沙参30g，五味子15g，生地15g，桑椹30g，女贞子15g，墨旱莲20g，枸杞20g，当归10g，白芍30g，丹皮15g，山楂15g，生麦芽30g，菊花15g，金银花15g，首乌藤30g，生甘草6g。

4剂，1.5日1剂。

二诊（2010-07-08）：双眼发红、发痒、磣涩不适、眠差、大便干、胃肠胀气明显减轻，小便频急消失，仍觉口鼻干，舌红苔白，脉细数。右眼视力0.7，左眼视力$0.8^{-1}$，双眼角膜染色消失，结膜充血不明显，其余眼科检查同前。诊断、辨证、治法同初诊，前方去菊花、金银花、墨旱莲、首乌藤、当归，加蝉蜕15g，葛根20g，麦冬15g，石斛20g，天花粉15g滋阴明目退翳。

处方：北沙参30g，五味子15g，生地15g，桑椹30g，女贞子15g，枸杞20g，白芍30g，丹皮15g，山楂15g，生麦芽30g，生甘草6g，葛根20g，麦冬15g，石斛20g，天花粉15g，蝉蜕15g。

8剂，1.5日1剂。

**按：**廖老认为，本案患者渐入老年，气阴两虚，肝肾不足，致泪液生化无源，加之虚热蒸灼，故神水将枯，无以濡养目珠而目珠干涩。阴虚火旺，灼伤津液则口鼻干，便秘，小便频急。心肾不交，则眠差。舌红苔薄黄少津脉细为气阴两虚，肝肾阴虚，虚火上炎之象。病位在白睛，病性属虚实夹杂，治以益气养阴、滋补肝肾以治本，清降虚火治其标。本案基本病机特点是"本虚标实，虚实夹杂"，以虚火为标，以气阴两虚，肝肾不足为本，治疗上应标本兼治，以提高疗效。

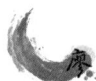

### 案7：神水将枯症（双眼干眼症）脾虚湿蕴、风热犯目案

李某，女，31岁，职员，成都患者。

初诊（2009-06-05）：双眼睑频繁眨动4天。患者于4天前无明显诱因出现双眼睑不自主频繁眨动，未予诊治，今天来我院门诊就诊。就诊时症见：双眼干涩不适，纳眠稍差，二便正常，月经周期缩短，舌淡胖嫩，苔白，脉细缓。左眼BRVO（视网膜分支静脉阻塞）病史3年，高血压病史10$^+$年。眼科检查：双眼视力1.2（-3.50D），双眼不自主眨动，睑结膜滤泡增生，右眼角膜下方点状及线状荧光素染色，眼底动脉变细，网膜豹纹状改变，余未见异常。泪液分泌功能检查：右眼8mm，左眼7mm。诊断为中医：双眼神水将枯症（西医：双眼干眼症），辨证为脾虚湿蕴、风热犯目，治以祛风清热、健脾除湿。

处方：菊花15g，桑白皮15g，荆芥15g，牛蒡子15g，茯苓15g，白术15g，泽泻15g，白豆蔻15g，陈皮10g，僵蚕15g，地龙15g，赤芍20g，蝉蜕15g，木贼15g，木瓜15g，山楂15g。

5剂，每日1剂。

其他治疗：鱼腥草眼液，双眼每日3次，每次1滴。

二诊（2009-06-12）：双眼眨动较前好转，干涩微胀，近两日时有咳嗽，无痰，纳眠可，大便溏，每日2~3次，舌淡胖嫩，苔白，脉细缓。双眼视力1.2（-3.50D），双眼睑结膜滤泡有所减少，角膜染色消失，其余同前。诊断、辨证、治法同前。前方去桑白皮、荆芥，白术改苍术，并加蚕砂、甘草以增强除湿止咳力量。

处方：菊花15g，牛蒡子15g，茯苓15g，苍术15g，泽泻15g，白豆蔻15g，陈皮10g，僵蚕15g，地龙15g，赤芍20g，蝉蜕15g，木贼15g，木瓜15g，山楂15g，蚕砂10g，甘草10g。

5剂，每日1剂。

其他治疗：鱼腥草眼液，双眼每日 3 次，每次 1 滴。

**按**：患者素体脾虚，内生湿邪，又感风湿热之邪。风湿热邪犯目故眼干涩不适而双眼睑频繁眨动；脾虚湿蕴故纳食不佳、脾胃不和，"胃不和则卧不安"而眠稍差；舌淡胖嫩，苔白，脉细缓均为"脾虚湿蕴"之证。故辨证为脾虚湿蕴、风湿热犯目。治以祛风清热、健脾除湿而奏效。另外，本案要注意局部用药，直达病所。

# 圆翳内障（年龄相关性白内障）

## 一、辨治经验

年龄相关性白内障是一种患病率、致盲率均居各类眼病首位的老年性眼病，本病以晶体（晶珠）混浊，视力缓降，渐至失明为特征，因最终在瞳神之中出现圆形银白色或棕褐色的翳障，故《秘传眼科龙木论》称之为圆翳内障。本病常两眼发病，但有先后发生或轻重程度不同之别，历代眼科文献所载与本病类同者计十余种之多，如浮翳、沉翳、滑翳、枣花翳、黄心白翳、如银内障等。其名虽异，实则均为晶珠混浊，只是病变之阶段、程度、部位、颜色有所差别而已。本病多因年老体衰，正虚失养所致。此外，邪犯晶珠，失于养护也能引起本病，成熟期（翳定障老）手术摘除为主。

廖老认为本病虽以手术摘除翳障为主，但对于早期或暂不适于手术的患者可采用中医中药治疗，术后调理也是中医的特色优势。老年患者多虚且多瘀，治疗以补养肝、肾、脾三脏为主，同时兼顾祛除邪气（如热、湿、瘀等），另外，手术属外伤范畴，"外伤引动肝热，因伤络破血出"，"肝热血瘀"是术后患者的基本病机，故术后调理应在辨证论治的基础上，时时注意"清肝热，活血化瘀"。

## 二、病案举例

**案1：双眼圆翳内障（双眼年龄相关性白内障）脾肾两虚、夹有瘀血案**

邵某，男，74岁，德阳患者。

初诊（2009 - 07 - 23）：患者于半年前出现双眼视力模糊，视力下降，曾在我院门诊断为"白内障"，予中西药治疗无明显好转，就诊时症见：双眼视物昏花，纳眠可，二便调，舌质紫暗有瘀斑，苔白，脉弦缓。眼科检查：右眼视力0.6，左眼视力0.7，晶体混浊（＋＋），左眼玻璃体点状混浊，双眼黄斑区少许玻璃膜疣。诊断为中医：1. 双眼圆翳内障，2. 左眼云雾移睛（西医：1. 双眼年龄相关性白内障，2. 左眼玻璃体混浊），此为脾肾两虚、夹有瘀血所致，法当健脾补肾、活血化瘀、明目退翳。

处方：山药20g，山楂15g，茯苓20g，菊花15g（后下），枸杞15g，楮实子15g，赤芍15g，丹参20g，茺蔚子15g，石决明20g（先煎），决明子25g，木贼15g，伸筋草20g。

7剂，2日1剂。

二诊（2009 - 08 - 06）：双眼视力提高，视物较前清楚，纳眠可，二便调，舌质紫暗有瘀斑，苔白，脉弦缓。眼科检查：右眼视力$1.0^{-3}$，左眼视力1.2，其余检查同初诊。诊断、辨证、治法不变。上方去木贼，加墨旱莲20g，莪术15g，改丹参为30g增强补益肝肾、活血祛瘀力量。

处方：山药20g，山楂15g，茯苓20g，菊花15g（后下），枸杞15g，楮实子15g，赤芍15g，丹参30g，茺蔚子15g，石决明20g（先煎），决明子25g，伸筋草20g，墨旱莲20g，莪术15g。

5剂，2日1剂。

三诊（2009 - 08 - 27）：视物较前更清晰，全身无特殊不适，舌红，苔白，脉弦。右眼视力$1.0^{+2}$，左眼视力1.2，其余眼部检查无异常。诊断、辨证、治法同二诊。上方去赤芍、茺蔚子，加菟丝子15g增强补肾益睛明目力量。

处方：山药20g，山楂15g，茯苓20g，菊花15g（后下），枸杞15g，楮实子15g，丹参30g，石决明20g（先煎），决明子25g，伸筋草20g，墨旱莲20g，莪术15g，菟丝子15g。

5剂，2日1剂。

**按：**廖品正名老中医四诊合参认为该患者辨证属脾肾两虚，夹有瘀血。患者年老体弱，脾肾两虚，晶珠及神膏失养，失却晶莹透彻之质而混浊，阻碍神光发越故视力模糊，视力下降。舌质紫暗，脉弦缓为夹有瘀滞之征。故治疗当以健脾补肾、活血化瘀，而晶珠混浊属"翳"的范畴，故加明目退翳之品。方中山药既能补脾肺之气，又能益肺肾之阴；茯苓健脾利水渗湿；枸杞、楮实子为补肾益精明目之要药，两者同用能相得益彰；赤芍、丹参、山楂活血祛瘀；茺蔚子活血化瘀、清肝明目；石决明、决明子、菊花、木贼明目退翳；伸筋草通经活络。全方配伍标本兼治，补而不滞。二至三诊遵法斟酌加减。本案病性属虚实夹杂，治以补虚泻实，标本兼治而获佳效。

### 案2：双眼圆翳内障术后（双眼白内障术后）肝热血瘀案

胡某，男，72岁，退休，成都患者。

初诊（2009 - 05 - 01）：右眼白内障术后24天，左眼白内障术后17天。双眼视物模糊，碜涩畏光，眵多。为求进一步诊治到我院门诊就诊。就诊时症见：双眼视物模糊，碜涩畏光，眵多，纳眠可，便秘，2日一行，夜尿多，每晚4次，舌紫苔黄，脉弦。眼科检查：右眼视力 $0.25^{-2}$，左眼视力 $0.4^{-2}$，双眼伤口附近结膜充血，人工晶体在位，右眼晶体后囊增殖混浊（+），双眼玻璃体轻度混浊，右眼底视盘颞侧偏上方可见一小片状陈旧性出血病灶，黄斑轻度水肿，左眼底可见网膜散在微动脉瘤，静脉迂曲，动脉变细。诊断为中医：

1. 双眼圆翳内障术后，2. 消渴目病（西医：1. 双眼年龄相关性白内障术后，2. 双眼糖尿病视网膜病变），手术属外伤，因伤引动肝热，肝热犯目故碜涩畏光、眵多眼红，热迫血行，血不循经，溢于脉外，故出血，离经之血为瘀血，故辨证为肝热血瘀，治以清肝明目、止血活血。方中桑白皮、黄芩、决明子清热明目；生蒲黄、茜草、花蕊石、生三七粉、桃仁凉血止血活血。莱菔子、昆布行气散结以防留瘀。然患者年老久病，肝肾亏虚，故加枸杞、楮实子、墨旱莲补益肝肾、扶正固本。

其他治疗：胰岛素控制血糖。

处方：桑白皮 15g，黄芩 15g，决明子 20g，生蒲黄 15g，茜草 15g，花蕊石 15g，生三七粉 4g，桃仁 10g，莱菔子 15g，昆布 15g，枸杞 20g，楮实子 15g，墨旱莲 30g。

5 剂，每日 1 剂。

二诊（2009 - 05 - 06）：双眼视力明显提高，碜涩畏光眵多减轻，大便已经正常，纳眠可，夜尿多，舌质淡紫，苔黄白，脉弦细。右眼视力 0.3（针孔 $0.5^{-2}$），左眼视力 $0.5^{-1}$（针孔 $0.5^{-3}$），眼部检查同前。昨日空腹血糖 4.4mmol/L，餐后血糖 5.5mmol/L。诊断、辨证、治法同前。因患者双眼视力明显提高，碜涩畏光眵多减轻，大便已经正常，此为肝热减轻之征，故去桑白皮，夜尿多为肾虚之象，故改楮实子为菟丝子 15g，女贞子 15g 加强补肾之功，加薏苡仁健脾以益生化之源。

处方：黄芩 15g，决明子 20g，生蒲黄 15g，茜草 15g，花蕊石 15g，生三七粉 4g，桃仁 10g，莱菔子 15g，昆布 15g，枸杞 20g，菟丝子 15g，女贞子 15g，墨旱莲 30g，薏苡仁 20g。

5 剂，每日 1 剂。

三诊（2009 - 05 - 10）：双眼视力较初诊时明显提高，碜涩畏光发红好转，大便正常，仍夜尿多，舌质红稍黯，苔薄黄，脉弦。双眼视力 $0.8^{-2}$，其余眼部检查同前。诊断、辨证同前。治以清肝明目、凉血止血活血、软坚散结。方中桑白皮、地骨皮、黄芩、蝉蜕、木贼、决明子清肝明目，赤芍、生蒲黄、花蕊石 15g、茜草 15g、昆布 15g、莱菔子 15g 凉血止血活血、软坚散结，然患者年老久病，肝肾亏虚，故兼以枸杞 20g、墨旱莲 30g、女贞子 15g 补益肝肾，扶正固本。

处方：桑白皮 15g，地骨皮 15g，黄芩 15g，蝉蜕 15g，木贼 15g，决明子 20g，赤芍 15g，生蒲黄 15g，花蕊石 15g，茜草 15g，昆布 15g，莱菔子 15g，枸杞 20g，墨旱莲 30g，女贞子 15g。

其他治疗：胰岛素控制血糖。

**按**：手术属外伤，因伤引动肝热，肝热犯目故碜涩畏光、眵多眼红，热迫血行，血不循经，溢于脉外，故出血，离经之血为瘀血，故辨证为肝热血瘀。治以清肝明目，凉血止血活血，软坚散结。然患者年老久病，肝肾亏虚，故兼以补益肝肾，扶正固本。


### 案 3：圆翳内障术后（白内障术后）肝热血瘀案

宋某，男，73 岁，退休教师，成都患者。

初诊（2008 - 03 - 15）：双眼红痛 2 月余。2 月前患者行"双眼白内障手术"，双眼红痛至今，今日来我院就诊。就诊时症见：双眼红痛，纳眠可，口干苦，大便干，次数多，舌暗红，苔黄白，脉弦。眼科检查：右眼视力 0.6，左眼视力 0.3，双眼结膜轻充血，角膜清亮，人工晶体在位，后囊轻度增殖混浊，玻璃体轻混，双眼底未见明显病灶。诊断为中医：双眼圆翳内障术后（西医：双眼年龄相关性白内障术后），辨证为肝热血瘀，治以清肝明目、活血化瘀。

处方：菊花 15g，金银花 15g，决明子 15g，炒栀子 15g，青葙子 15g，茺蔚子 15g，丹皮 15g，赤芍 20g，泽兰 15g，山楂 15g，生三七粉 5g，石斛 20g，墨旱莲 20g，楮实子 20g。

7 剂，每日 1 剂。

二诊（2008 - 03 - 22）：自觉双眼红痛稍好转，便溏，舌质暗红，苔黄白，脉弦。右眼视力 $0.8^{-3}$，左眼视力 $0.5^{-1}$，其余眼部检查同前。诊断、辨证、治法同前。

处方：桑白皮20g，黄芩15g，龙胆草10g，柴胡15g，青葙子15g，茺蔚子15g，丹皮15g，赤芍20g，泽兰15g，墨旱莲20g，生三七粉5g，茯苓15g，山楂15g。

7剂，每日1剂。

三诊（2008－03－31）：自觉双眼仍红痛，大便仍溏，舌暗红，苔黄白，脉弦。左眼结膜轻度充血，前房少许浮游细胞，房水光弱阳性，其余同前。诊断、辨证、治法同前。因大便仍溏，故前方改桑白皮、青葙子、龙胆草为金银花15g、蒲公英20g以减苦寒清热之势，加汉防己15g、炒白术15g以健脾利水，利小便以实大便。

处方：黄芩15g，柴胡15g，茺蔚子15g，丹皮15g，赤芍20g，泽兰15g，墨旱莲20g，生三七粉5g，茯苓15g，山楂15g，金银花15g，蒲公英20g，汉防己15g，炒白术15g。

7剂，每日1剂。

四诊（2008－04－07）：双眼畏光红痛减轻，便溏，舌暗红，苔黄，脉弦。右眼视力1.0，左眼视力0.6，诊断、辨证、治法同前。因患者畏光红痛减轻，故减轻清肝明目、活血化瘀力量，黄芩、菊花、青葙子清肝明目，茺蔚子、生三七粉活血化瘀。仍便溏，故用茯苓15g、炒白术15g、山楂20g健脾利水，利小便实大便。加枸杞、楮实子补益肝肾，扶助正气，体现了廖老攻不伤正，时时顾本的学术思想。

处方：黄芩15g，菊花15g，青葙子15g，茺蔚子15g，茯苓15g，炒白术15g，赤芍15g，泽兰15g，枸杞20g，楮实子20g，生三七粉4g，山楂20g。

7剂，每日1剂，可多服。

五诊（2008－04－15）：患者诸症消失，视力明显提高，双眼视力1.0，嘱再服上方4剂巩固疗效。

**按**：患者双眼白内障术后，眼红痛，口干苦，大便干，舌暗红，苔黄白，脉弦均为肝热血瘀之征。治以清肝明目、活血化瘀。二、三、四诊在初诊基础上随证或健脾利水、利小便实大便，或补益肝肾，扶助正气，体现了廖老攻不伤正，时时顾本的学术思想。

**案4：圆翳内障术后（双眼年龄相关性白内障术后）脾肾两虚、肝热血瘀案**

廖某，男，49岁，农民，郫县患者。

初诊（2009-06-24）：双眼白内障术后9天。就诊时症见：双眼视物模糊，目赤疼痛，畏光流泪，眠差，食少，便常，舌红苔薄少，脉细略数。眼科检查：右眼视力0.02，左眼视力0.5，右眼内斜，双眼人工晶体位正，右眼晶体后囊轻度增殖混浊，左眼晶体前囊少许色素附着，双眼底网膜豹纹状改变、视盘颞侧弧形萎缩斑，右眼黄斑区陈旧病灶，左眼黄斑区光反射消失。诊断为中医：双眼圆翳内障术后（西医：双眼年龄相关性白内障术后），辨证为脾肾两虚、肝热血瘀，治以清肝活血、健脾补肾。

处方：菊花15g（后下），金银花15g（后下），桑白皮15g，蝉蜕15g，丹皮15g，赤芍15g，茺蔚子15g，枸杞15g，楮实子15g，茯苓15g，炒枣仁20g（碎），首乌藤30g，生龙骨20g（包煎），山楂15g，生麦芽30g。

5剂，1.5日1剂。

二诊（2009-07-01）：双眼红赤疼痛、畏光流泪消失，视力增加，眠差食少明显减轻，舌质红，苔薄少，脉细。右眼视力0.3，左眼视力0.7，双眼充血已不明显，其余检查同前。诊断、辨证、治法同前。初诊效佳，说明辨治准确，此诊前方去金银花、丹皮、赤芍，加菟丝子15g补益肝肾，郁金15g以疏肝解郁，改炒枣仁为25g、生龙骨为25g、加生牡蛎25g增强安神助眠力量。

处方：菊花15g（后下），桑白皮15g，蝉蜕15g，茺蔚子15g，枸杞15g，楮实子15g，茯苓15g，首乌藤30g，山楂

15g，生麦芽 30g，菟丝子 15g，郁金 15g，炒枣仁 25g，生牡蛎25g，生龙骨 25g。

10 剂，1.5 日 1 剂。

**按：**廖品正名老中医认为患者素体脾肾两虚，眼底视衣及目之筋络失养，故眼底视衣退变，目偏斜。近期双眼白内障术后，就诊时症见视物模糊，目赤疼痛，畏光流泪，眠差，食少，便常，舌红苔薄少，脉细略数。手术属外伤，外伤引动肝热，因伤留瘀，肝热血瘀，故目赤疼痛，畏光流泪，舌红苔薄少，脉细略数均为肝热血瘀伤阴之征。热扰心神故眠差。肝木克土，脾失健运故食少。综上所述，辨证为脾肾两虚、肝热血瘀，治以清肝活血、健脾补肾。方中菊花、金银花、桑白皮、蝉蜕、丹皮、赤芍、茺蔚子清肝活血、凉肝明目，茯苓、山楂、生麦芽、枸杞、楮实子健脾补肾，炒枣仁、首乌藤、生龙骨安神助眠。初诊效佳，说明辨治准确，故二诊前方去金银花、丹皮、赤芍，加菟丝子 15g 补益肝肾，郁金 15g 以疏肝解郁，改炒枣仁 25g、生龙骨 25g，加生牡蛎 25g 增强安神助眠力量。

### 案 5：双眼圆翳内障术后（双眼年龄相关性白内障术后）气阴两虚、肝肾不足、脉络瘀滞案

李某，女，66 岁，退休，达州患者。

初诊（2009 - 07 - 25）：右眼白内障术后 4 年，左眼白内障术后 2 年。双眼发胀，偶有眼眵数月。就诊时症见：双眼发胀，时有眼眵，口干，纳食可，小便常，大便秘结，舌质红中有裂纹，苔白花剥，脉弦细。眼科检查：右眼视力手动/眼前，左眼视力 0.1，右眼轻度混合充血，角膜欠清，虹膜色泽变淡，纹理模糊，散在新生血管，9 点半钟位到 6 点钟位虹膜色素外翻，瞳孔不圆，晶体后囊增殖混浊，玻璃体内可见机化物，眼底窥不清；左眼人工晶体位正，晶体后囊轻度增殖混浊，玻璃体液化混浊，眼底视盘色淡，周围巨大萎缩病灶，波

及黄斑。诊断为中医：双眼圆翳内障术后（西医：双眼白内障术后），辨证为气阴两虚、肝肾不足、脉络瘀滞，治以益气养阴、滋养肝肾、活血通络。方中北沙参、生地、白芍益气养阴；枸杞、女贞子、墨旱莲、石斛滋养肝肾；丹参、生三七粉、丝瓜络活血通络；甘草调和诸药；然阴虚火旺，虚火上炎，故时有眼眵，故予以桑白皮、地骨皮、丹皮、黄芩清热凉血。鱼腥草清热明目，直达病所。

处方：桑白皮15g，地骨皮15g，丹皮15g，黄芩15g，北沙参20g，生地15g，白芍20g，枸杞15g，女贞子15g，墨旱莲30g，石斛20g，丝瓜络15g，丹参20g，生三七粉5g（冲服），甘草6g。

4剂，1.5日1剂。

其他治疗：鱼腥草眼液，双眼每日3次，每次1滴。

二诊（2009-07-31）：左眼前遮挡感、发胀、口干减轻，发痒，眠可，便常，舌红苔薄白，脉细略弦。视力同前，双眼结膜滤泡增生，双眼角膜散在点状染色，右眼甚于左眼，其余检查同前。诊断、辨证、治法同前。方中北沙参、五味子益气养阴；枸杞、墨旱莲、女贞子、石斛滋养肝肾；丹参、赤芍、生三七粉活血通络；菊花、黄芩、牛蒡子、桑白皮、蝉蜕清热明目退翳；昆布散结。

处方：菊花15g（后下），黄芩15g，牛蒡子15g，桑白皮15g，北沙参20g，五味子10g，石斛20g，枸杞20g，墨旱莲30g，女贞子15g，丹参20g，赤芍15g，生三七粉4g（冲服），昆布15g，蝉蜕15g。

5剂，1.5日1剂。

其他治疗：鱼腥草眼液，双眼每日3次，每次1滴。

三诊（2009-08-07）：双眼发痒、视物模糊不清好转，食少眠差，易腹胀腹泻，舌质淡红苔白，脉细。右眼视力0.05，左眼视力0.4，右眼充血已不明显，其余同前。诊断同前。辨证为脾肾两虚、风热犯目，治以健脾补肾、祛风清热。

方中太子参、茯苓、白术、陈皮、山楂、生麦芽健脾益气，消食导滞；枸杞、石斛、菟丝子、首乌藤补肾明目；川芎一则引药上行头目，二则行气活血以达"治风先治血"而止痒目的；菊花、桑叶、薄荷、牛蒡子、荆芥、蝉蜕祛风清热止痒。

处方：太子参20g，茯苓15g，白术15g，陈皮10g，山楂15g，生麦芽20g，枸杞15g，石斛20g，菟丝子15g，首乌藤30g，川芎10g，菊花15g（后下），桑叶15g，薄荷15g（后下），牛蒡子15g，荆芥10g，蝉蜕15g。4剂，1.5日1剂。

其他治疗：益视片1次4片，1天3次；鱼腥草眼液，双眼每日3次，每次1滴。

**按：**患者初诊、二诊证属气阴两虚、肝肾不足、脉络瘀滞，治以益气养阴、滋养肝肾、活血通络而奏效。然三诊时患者证型已变，当随证论治。

# 五风内障（青光眼）

## 一、辨治经验

青光眼是由多种因素引起的以进行性视功能损害为特征的不可逆性致盲眼病，西医治疗主要着眼于降低眼压，而视功能保护药物及机制一直还在探讨。青光眼属中医"五风内障"范畴，根据发病时瞳神颜色之不同而分绿风内障、青风内障、乌风内障、黑风内障和黄风内障，但均由阴阳偏盛，气机失常诸因素导致气血失和，经脉不利，气滞血郁，目中玄府闭阻，神水瘀积而发病；而目中玄府闭阻，神水瘀积，目窍失养，神光不得发越以致失明则是局部重要的病机。中医治疗的优势在于视功能保护，所以临床上，青光眼宜中西医结合治疗。

廖老认为本病主要由风、火、痰、郁及肝之阴阳失调，引起气血失和，经脉不利，目中玄府闭塞，珠内气血津液不行所致。眼压高时，症来势猛，应首先降低眼压，然后再辨证论治，临证时，要注意缩瞳神、通血脉、开玄府、宣壅滞、消积液，尽快改善症状，以保存视力。拨开本病纷杂的症状，治疗可考虑从两方面着手：（1）针对玄府闭阻、神水瘀积，主用活血利水、通络明目治法，基础方可选桃红四物汤合五苓散或四苓散加减，单味药可选生蒲黄、泽兰、益母草、牛膝等。（2）针对目窍失养、神光不得发越而神光衰微所致的视力明显下降，主用滋养肝肾、活血通络治法，基础方可选用杞菊地黄丸或驻景丸加减，单味药可选枸杞、楮实子、菟丝子、丹参、川芎、地龙、葛根、丝瓜络等。总之，肝肾虚损、脉络瘀滞是本病的主要病机，补益肝肾、活血利水为基本治则，还可配合针刺疗法，体针常用睛明、攒竹、瞳子髎、阳白、四白、太阳、风池、翳明、合谷、外关等。恶心呕吐时可配内关、足三里。每次局部取 2 穴，远端取 2 穴。耳针可取耳尖、目 1、眼等穴。

## 二、病案举例

### 案 1：双眼黑风内障术后（慢性闭角型青光眼术后）肝肾虚损、脉络瘀滞案

戴某，男，64 岁，门诊病人。

初诊（2009－08－17）：半年前行抗青光眼手术，近 1 月以来感眼胀，不想睁眼，未作特殊治疗，为求进一步诊治，来我院门诊求治。就诊时症见：双眼发胀，不欲睁眼，二便常，睡眠欠佳，舌质暗苔黄白，脉弦缓。眼科检查：右眼视力 $0.5^{-2}$，左眼视力 0.6，双眼上方结膜滤过泡尚可，虹膜周切孔清晰，瞳孔圆，直径 3mm，双眼底视盘色淡，边界清楚，C/D＝0.9，眼压：右 17mmHg，左 21mmHg。诊断为中医：双眼黑风内障术后（西医：双眼慢性闭角型青光眼术后），此为肝肾虚损、脉络瘀滞所致，法当补益肝肾、活血利水。方拟驻景丸合四苓散加减方治之。

处方：枸杞 15g，楮实子 20g，菟丝子 20g，茯苓 20g，炒

白术 15g，猪苓 15g，泽泻 15g，菌灵芝 15g，丹参 30g，地龙 15g，葛根 30g，丝瓜络 15g，夏枯草 20g，桑白皮 20g。

7 剂，每日 1 剂。

二诊（2009 - 08 - 24）：眼胀，不想睁眼均减轻，便常眠可，舌质暗、苔黄白，脉弦缓。右眼视力 0.8，左眼视力 0.6，眼压：右眼 18mmHg，左 19mmHg，其余眼部检查同初诊。诊断、辨证、治法同初诊。上方加石决明。

处方：枸杞 15g，楮实子 20g，菟丝子 20g，茯苓 20g，炒白术 15g，猪苓 15g，泽泻 15g，菌灵芝 15g，丹参 30g，地龙 15g，葛根 30g，丝瓜络 15g，夏枯草 20g，桑白皮 20g，石决明 20g。

7 剂，每日 1 剂。

三诊（2009 - 09 - 01）：自觉眼胀，口干，便干，眠可，舌质暗苔白，脉弦缓。右眼视力 0.8，左眼视力 0.6，右眼压 20mmHg，左眼压 19mmHg，其余眼部检查同二诊。诊断、辨证、治法同二诊。因口干为阴虚之象，故去炒白术、猪苓、泽泻以减利水之力，改菟丝子为女贞、墨旱莲增强补肾阴之攻，改丝瓜络为泽兰既可活血，又能利水，改石决明为决明子既能清肝明目，又能润肠通便，加黄芩增加清热凉血力量。

处方：女贞子 15g，枸杞 15g，楮实子 20g，墨旱莲 20g，茯苓 15g，菌灵芝 15g，丹参 30g，地龙 15g，葛根 30g，泽兰 15g，夏枯草 20g，桑白皮 20g，黄芩 15g，决明子 15g。

8 剂，2 日 1 剂。

四诊（2009 - 09 - 17）：自觉眼部及全身症状减轻，腰膝酸软，晨起眼稍胀，今日夜眠较差，口微干，舌质红苔白，脉弦。右眼视力 $0.8^{-1}$，左眼视力 0.6，右眼压 26mmHg，左眼压 23mmHg，其余眼部检查同三诊。诊断、辨证、治法同三诊。上方去黄芩，加杜仲、怀牛膝、夜交藤，另外，牛膝擅下行，能利尿通淋，与茯苓、泽兰共用而有助降眼压。

处方：女贞子 15g，枸杞 15g，楮实子 20g，墨旱莲 20g，茯苓 20g，菌灵芝 15g，丹参 30g，地龙 15g，葛根 30g，泽兰 15g，杜仲 20g，怀牛膝 15g，夜交藤 30g，夏枯草 20g，桑白皮 20g，决明子 15g。

8 剂，2 日 1 剂。

五诊（2009 - 09 - 24）：眼胀症状消失，视野稍有改善（左眼明显），睡眠一般，口不干，便软，舌质红，苔黄白，脉弦数。右眼视力 0.9，左眼视力 0.7，眼压已正常，右眼 17mmHg，左眼 18mmHg，其余眼部检查同四诊。诊断、辨证、治法同三诊。去杜仲、怀牛膝、夜交藤。加猪苓 15g、车前子 15g，换桑白皮为菊花。

处方：女贞子 15g，枸杞 15g，楮实子 20g，墨旱莲 20g，丹参 30g，地龙 15g，葛根 30g，泽兰 15g，茯苓 20g，猪苓 15g，车前子 15g，菌灵芝 15g，菊花 15g（后下），夏枯草 20g，决明子 15g。

7 剂，1.5 日 1 剂。

六诊（2009 - 10 - 04）：视力进一步改善，诸症消失，全身无特殊不适。右眼视力 1.0，左眼视力 0.9，继用上方 5 剂，2～3 日 1 剂巩固疗效。

**按：**青光眼是一类以特异性视神经损害和视野缺损为特征的眼病，病理性眼压增高是其主要危险因素，而部分患者眼压得到控制后，视神经损害和视野缺损仍然进行性发展，是眼科主要致盲性眼病之一，因其不可逆致盲性而危害严重。临床上多采用手术、西药口服或局部点用眼液降眼压，中药尚无确切降眼压药物，眼压降低后中西医结合治疗保护视神经。此病案患者已行手术，降压效果不明显，单用中药辨证施治不仅眼压降至正常，视野也得到一定程度改善。廖品正名老中医认为在五轮学说中，瞳神属水轮，内应于肾，视神经、视网膜属足厥阴肝经，肝肾同源，故本病与肝肾关系密切，多由郁、风、火、痰、虚等导致气血失和，气滞血瘀，目中玄府闭塞，神水积滞为病，病久则肝肾两亏，神光衰微甚至泯灭、不睹三光而成"青盲",所以肝肾虚损、脉络瘀滞是本病的主要病机,补益肝肾、活血利水为基本治则。初诊患者眼胀不适,治以补益肝肾、活血利水、通调水道为法,主以驻景丸和四苓散加减,方中桑白皮、茯苓、炒白术、猪苓、泽泻健脾利水渗湿;枸杞、楮实子、菟丝子补益肝肾;夏枯草清肝火、散郁结,使补而不滞;丹参、地龙、丝瓜络通络活血;葛根升清,使药效上达目窍;菌灵芝安神补虚助眠。二诊患者眼症稳定,上方加用咸寒质重之石决明平肝潜阳、清肝明目。三诊患者眼症稳定,口干、大便干,为阴虚之象,故去炒白术、猪苓、泽泻以减利水之力,改菟丝子为女贞子、墨旱莲增强补肾阴之功,改丝瓜络为泽兰既可活血,又能利水,改石决明为决明子既能清肝明目,又能润肠通便,加黄芩增加清热凉血力量。四诊患者全身症状及眼症改善,去黄芩,因腰膝酸软,眠差,故加杜仲、怀牛膝、夜交藤增强补肾强腰,安神助眠力量,另外,牛膝擅下行,能利尿通淋,与茯苓、泽兰共用而有助降眼压。五诊因腰膝酸软、眠差消失,故去杜仲、怀牛膝、夜交藤。加猪苓15g、车前子15g利水降压,换桑白皮为菊花清热益阴明目。

### 案2:黑风内障术后(抗青光眼术后)肝肾两虚、脉络瘀滞案

谢某,女,70岁,成都患者。

初诊(2010-04-29):患者于3⁺月前因"双眼慢性闭角型青光眼"行双眼抗青光眼手术,术后视物模糊,遂来我院就诊。就诊时症见:双眼视物模糊,眠差,食可,二便常,舌红苔黄腻,脉沉细。眼科检查:右眼视力0.6⁺²(-1.00D),左眼视力0.1(-1.00D),双眼压14mmHg,双眼前房偏浅,上方滤过泡扁平,周切孔清晰,瞳孔不圆,虹膜后粘连,晶体表面色素沉着,晶体混浊(++),眼底视盘色淡,杯盘比扩大加深,右0.6,左0.8。诊断为中医:1. 黑风内障术后,2. 双眼圆翳内障(西医:1. 双眼抗青光眼术后,2. 双眼年龄相关性白内

障），辨证为肝肾两虚、脉络瘀滞。治以补益肝肾、活血利水。方中枸杞、楮实子、墨旱莲补益肝肾。茯苓、泽泻健脾利水渗湿，苔黄腻为湿热之征，故予桑白皮清热利水、黄芩清热除湿，佩兰芳香化浊。夏枯草清肝火、散郁结，使补而不滞。丹参、地龙、葛根活血通络，且葛根升清，使药效上达目窍。菌灵芝、首乌藤、合欢皮安神助眠。

处方：枸杞 20g，楮实子 15g，墨旱莲 30g，茯苓 15g，泽泻 15g，桑白皮 15g，黄芩 15g，佩兰 15g，夏枯草 15g，丹参 30g，地龙 15g，葛根 30g，菌灵芝 15g，首乌藤 30g，合欢皮 20g。

5 剂，每日 1 剂。

二诊（2010 - 05 - 05）：服药后视物模糊好转，睡眠改善，舌红，苔黄腻，脉沉细。眼科检查：VOD1.2$^{-3}$（-1.00D），VOS0.5（-1.00D），双眼压 14mmHg，双眼前房已正常，其余眼部检查同初诊。治疗效佳，说明辨治得当，故本诊守法守方。继用前方 12 剂，每日 1 剂。

三诊（2010 - 05 - 25）：服药后视物模糊及睡眠进一步改善，舌红，苔黄腻，脉沉细。VOD1.2$^{-3}$（-1.00D），VOS0.7（-1.00D），继用上方 10 剂巩固疗效。

**按：** 慢性闭角型青光眼类似于中医"黑风内障"，与肝肾关系密切，发病的基本病机为"玄府闭塞，神水积滞，脉络不利"而高眼压，日久肝肾两虚目系失养成为青盲（视神经萎缩）而视力下降，所以肝肾虚损、脉络阻滞、血瘀水停是本病的主要病机，补益肝肾、活血利水为基本治法。故本病治以活血利水、补益肝肾而奏效。本案基本病机特点是"本虚标实，虚实夹杂"，以瘀滞为标，以肝肾两虚为本，因此在辨证中要始终把握"虚"和"瘀"的关系，治疗上根据病证演变，调整"扶正"和"祛瘀"之轻重，标本兼治，以提高疗效。

**案3：黑风内障术后（双眼慢性闭角性青光眼术后）肝肾虚损、脉络阻滞、血瘀水停案**

梁某，男，64岁，退休，山西患者。

初诊（2009 - 05 - 22）：双眼视力逐渐下降3⁺年。3⁺年前双眼行抗青光眼手术，双眼视力逐渐下降。就诊时症见：双眼视物模糊，纳食可，少腹易胀气，大便不成形，小便可，有时泛酸，舌质暗红，苔黄少津，脉弦。眼科检查：右眼视力0.5，左眼视力0.4，双眼晶状体皮质密度增加（＋），左眼晶体后囊混浊，双眼底可见视盘边界清，色淡白，血管屈膝状改变，动脉变细，C/D扩大加深为0.6，右眼压25mmHg，左眼压18mmHg。诊断为中医：双眼黑风内障术后（西医：双眼慢性闭角性青光眼术后），辨证为肝肾虚损、脉络阻滞、血瘀水停，治以补益肝肾、活血利水。

处方：桑白皮15g，茯苓15g，猪苓15g，泽泻15g，白术15g，黄连5g，吴茱萸5g，大腹皮15g，枸杞20g，菌灵芝15g，丹参20g，丝瓜络15g，知母15g。

4剂，2日1剂。

二诊（2009 - 05 - 27）：用药后眼部及全身症状减轻，视物模糊好转，舌质暗红，苔黄少津，脉弦。右眼视力0.6，左眼视力0.5⁺³，右眼压19mmHg，左眼压14mmHg，其余检查同初诊。诊断、辨证、治法同前。前方去丝瓜络，加地龙15g通络利水、菟丝子15g补益肝肾。

处方：桑白皮15g，茯苓15g，猪苓15g，泽泻15g，白术15g，黄连5g，吴茱萸5g，大腹皮15g，枸杞20g，菌灵芝15g，丹参20g，知母15g，地龙15g，菟丝子15g。

5剂，1.5日1剂。

三诊（2009 - 06 - 05）：双眼视物模糊好转，视力进一步提高，全身无特殊不适，右眼视力0.8，左眼视力0.7⁺³，右眼压15mmHg，左眼压14mmHg，继用上方5剂巩固疗效。

**按**：慢性闭角型青光眼的主要病机为肝肾虚损、脉络阻滞、血瘀水停，补益肝肾、活血利水为基本治法。方中桑白皮、茯苓、炒白术、猪苓、泽泻健脾利水渗湿；枸杞补益肝肾；丹参、丝瓜络活血通络；黄连、吴茱萸合用为左金丸疏肝和胃止呕，大腹皮行气导滞、利水消肿，知母滋阴清热；菌灵芝补气养血、安神补虚。初诊取效，说明辨治准确，故二诊守法守方，并进一步增强通络利水、补益肝肾力量。本案在治疗中要注意"水血同治"，活血利水降压。

### 案4：黑风内障（青睫综合征）肝肾虚损、脉络阻滞、血瘀水停案

骆某，女，74岁，退休，成都患者。

初诊（2008 - 06 - 19）：右眼发现青光眼数月余，右眼白内障术后 1$^+$ 年。就诊时症见：右眼胀痛，视物模糊，眠差，食可，夜尿多，大便常，舌暗红苔黄，脉弦。高血压病史。眼科检查：右眼视力 0.3，左眼视力 0.5，右眼压 26.7mmHg，左眼压 16.0mmHg，右眼角膜后壁 2 个 KP，AR（－），前房深度可，光反射正常，人工晶体位正，晶体后囊轻度混浊，正中可见一圆形激光孔，眼底隐约可见视盘边界清，色泽淡白，黄斑区光反射未见，左眼晶体皮质混浊（＋＋＋），眼底窥不清。诊断为中医：1. 右眼黑风内障，2. 左眼圆翳内障（西医：1. 右眼青睫综合征，2. 左眼年龄相关性白内障），辨证为肝肾虚损、脉络阻滞、血瘀水停，治以补益肝肾、活血利水。

处方：菊花15g（后下），桑白皮15g，黄芩15g，女贞子15g，墨旱莲30g，茯苓15g，泽兰15g，猪苓15g，川芎15g，白芷15g，地龙15g，赤芍15g，枸杞20g，决明子20g，菌灵芝15g，首乌藤30g。

5剂，1.5日1剂。

其他治疗：噻吗洛尔，双眼每日2次，每次1滴。

二诊（2008 - 06 - 26）：右眼胀痛减轻，睡眠好转，纳可

夜尿多，大便正常，舌质暗红苔黄，脉弦。右眼视力0.4，左眼视力0.7，眼压正常：右19.0mmHg，左15.7mmHg，右眼角膜后壁1个KP，其余检查同前。诊断、辨证、治法同前。前方去茯苓、猪苓，加楮实子15g以补益肝肾。

处方：菊花15g（后下），桑白皮15g，黄芩15g，女贞子15g，墨旱莲30g，泽兰15g，川芎15g，白芷15g，地龙15g，赤芍15g，枸杞20g，决明子20g，菌灵芝15g，首乌藤30g，楮实子15g。

5剂，1.5日1剂。

其他治疗：同前。

三诊（2008-07-2）：右眼胀痛消失，睡眠良好，纳食可，睡眠常，舌质暗红，苔黄，脉弦。右眼视力0.7，左眼视力0.8，眼压正常：右16.0mmHg，左15.7mmHg，右眼角膜后壁KP消失，其余检查同前。继用前方5剂，2日1剂，巩固疗效。

**按**：本案青睫综合征类似于中医"黑风内障"，初诊时患者眼视物模糊，眠差，食可，夜尿多，便常，舌暗红苔黄，脉弦。辨证为肝肾虚损、脉络阻滞、血瘀水停，治以补益肝肾、活血利水。方中桑白皮、茯苓、猪苓健脾利水渗湿，泽兰活血利水；枸杞、女贞子、墨旱莲补益肝肾；川芎、地龙、赤芍活血通络；白芷上行头目、利泄邪气（《本草汇言》）；决明子、菊花、黄芩清肝明目；首乌藤、菌灵芝安神补虚助眠。噻吗洛尔降眼压。初诊取效，二诊辨治同前，患者右眼胀痛减轻，睡眠好转，纳可夜尿多，大便正常。故前方去茯苓、猪苓，加楮实子15g以补益肝肾。本案在治疗中要注意"水血同治"，眼液点眼降压，直达病所等。

### 案5：青风内障（双眼开角型青光眼）肝肾两虚、脉络瘀滞案

曾某，男，45岁，职员，成都患者。

初诊（2008 – 02 – 13）：双眼胀涩 2$^+$ 年，发现眼压高，双眼视野有异常改变。就诊时症见：双眼胀涩，高眼压，双眼视野有异常改变，食眠可，二便常，舌质红苔黄白，脉弦。眼科检查：双眼视力 0.8，右眼压 25.3mmHg，左眼压 29.7mmHg，双眼前房深浅正常，视盘边界清，色泽淡，C/D = 0.6，A/V = 1/3。房角检查：均为宽角。右眼 C/D = 0.3，左眼 C/D = 0.4，视网膜神经纤维层厚度（RNFL）：右眼 0.358，左眼 0.335。视野见：右眼上方及鼻下方视敏度轻度下降，MS21.9，MD6.1，LV3.6，左眼上方、颞侧、鼻下方视敏度下降，MS21.9，MD6.1，LV8.0，诊断为中医：双眼青风内障（西医：双眼开角型青光眼），辨证为肝肾两虚、脉络瘀滞，治以补益肝肾、活血利水。方中枸杞、楮实子、墨旱莲、女贞子补益肝肾，菊花、桑白皮、决明子、黄芩凉肝明目，泽兰、茯苓、泽泻活血利水，丹参、地龙活血通络，菌灵芝补气养血。外用噻吗洛尔眼液滴眼降眼压。

处方：菊花 15g（后下），桑白皮 15g，黄芩 15g，枸杞 15g，楮实子 15g，茯苓 15g，泽泻 15g，泽兰 15g，决明子 20g，墨旱莲 20g，丹参 30g，地龙 15g，菌灵芝 15g，女贞子 15g。

5 剂，1.5 日 1 剂。

其他治疗：噻吗洛尔滴眼液，双眼每日 2 次，每次 1 滴。

二诊（2008 – 02 – 18）：自述服药后视力提高，视野有所改善，诸症减轻，舌质红苔黄白，脉弦。双眼视力 1.0，双眼压正常：16mmHg，其余眼部检查同前。诊断、辨证、治法同前。初诊取得良效，说明辨治准确，此诊应守法守方。前方改决明子为 15g，去泽兰，加葛根 30g、白术 15g 一则活血利水，二则葛根还可升清，载药上达目窍。

处方：菊花 15g（后下），桑白皮 15g，黄芩 15g，枸杞 15g，楮实子 15g，茯苓 15g，泽泻 15g，决明子 15g，墨旱莲 20g，丹参 30g，地龙 15g，菌灵芝 15g，女贞子 15g，白术

15g，葛根 30g。

10 剂，2 日 1 剂。

其他治疗：噻吗洛尔滴眼液，双眼每日 2 次，每次 1 滴。

三诊（2008-03-10）：患者眼部无特殊不适，双眼视力 1.5，双眼压正常：13mmHg，继用前方 5 剂，3 日 1 剂巩固疗效。

**按：**初诊患者眼胀涩不适，高眼压，双眼视野异常。辨证为肝肾虚损、脉络阻滞、血瘀水停，治以补益肝肾、活血利水。方中枸杞、楮实子、墨旱莲、女贞子补益肝肾，菊花、桑白皮、决明子、黄芩凉肝明目，泽兰、茯苓、泽泻活血利水，丹参、地龙活血通络，菌灵芝补气养血。外用噻吗洛尔眼液滴眼降眼压。初诊取得良效，说明辨治准确，故二诊守法守方。本案在治疗中要注意"水血同治"，眼液点眼降眼压，直达病所。

### 案6：黑风内障（双眼慢性闭角型青光眼）血瘀水停、郁而化热案

李某，女，75 岁，退休，成都患者。

初诊（2009-04-29）：左眼视力下降 3 年，右眼视力下降 2 年。3 年前患者左眼无明显诱因视物模糊，2 年前右眼也视物不清，今日来我院就诊。就诊时症见：双眼视物模糊，纳眠可，二便正常，舌淡苔白，脉细。既往曾在华西做眼底血管荧光造影，诊断为"青光眼、视网膜分支静脉阻塞"。眼科检查：右眼视力 0.25，左眼视力 0.04，双眼周边前房变浅，双眼晶状体核性混浊，右眼底 C/D = 0.3，左眼底 C/D = 1.0，双眼底视网膜动脉变细呈铜丝状，左眼黄斑区色素紊乱，陈旧性瘢痕，颞下网膜片状出血。眼压：右眼 22mmHg，左眼 33.7mmHg。诊断为中医：1. 双眼黑风内障，2. 双眼圆翳内障（西医：1. 双眼慢性闭角型青光眼，2. 双眼年龄相关性白内障，3. 左眼视网膜分支静脉阻塞），辨证为血瘀水停、郁而化

112

热，治以凉血止血、活血利水，兼补益肝肾。

处方：桑白皮15g，黄芩15g，天麻15g，生蒲黄15g，墨旱莲30g，生地10g，当归10g，赤芍15g，川芎10g，地龙15g，茯苓15g，白术15g，泽泻15g，枸杞15g，楮实子15g。

7剂，每日1剂。

其他治疗：噻吗洛尔眼液，双眼每次1滴，每日2次。

二诊（2009－05－06）：自诉服药后眼症较前好转，余未有不适，舌质淡苔白，脉弦细。右眼视力0.3，左眼视力0.06，右眼压20.3mmHg，左眼压26mmHg，其余同前。诊断、辨证、治法同前。患者服药后眼症较前好转，余未有不适，故前方加丝瓜络15g，改茯苓20g以加强通络利水之功。

处方：桑白皮15g，黄芩15g，天麻15g，生蒲黄15g，墨旱莲30g，生地10g，当归10g，赤芍15g，川芎10g，地龙15g，茯苓20g，白术15g，泽泻15g，枸杞15g，楮实子15g，丝瓜络15g。

7剂，每日1剂。

其他治疗：同前。

三诊（2009－05－15）：眼症稳定，全身症及舌脉同前。右眼视力0.3，左眼视力0.08，右眼压20.3mmHg，左眼压25mmHg，其余眼部检查同前。诊断、辨证、治法同前。本次去当归、白术，加葛根20g、菊花15g以清热生津。

处方：桑白皮15g，黄芩15g，天麻15g，生蒲黄15g，墨旱莲30g，生地10g，赤芍15g，川芎10g，地龙15g，茯苓20g，泽泻15g，枸杞15g，楮实子15g，丝瓜络15g，葛根20g，菊花15g。

7剂，每日1剂。

其他治疗：噻吗洛尔滴眼液，双眼每次1滴，每日2次，再加派立明眼液，双眼每次1滴，每日2次。

四诊（2009－05－22）：双眼视物模糊好转，舌质淡红苔白，脉细。右眼视力0.4，左眼视力0.4，右眼压19mmHg，左眼压 19mmHg。诊断、辨证、治法同前，药味不同而已。方中茯苓、猪苓、泽泻、白术、地龙通络利水，桑白皮、黄芩、葛根、丹参、川芎、生蒲黄清热凉血、活血止血，墨旱莲、枸杞、楮实子补益肝肾。

处方：茯苓15g，猪苓15g，泽泻15g，白术15g，地龙15g，桑白皮15g，黄芩15g，丹参20g，葛根30g，川芎10g，生蒲黄15g（包煎），墨旱莲30g，枸杞20g，楮实子15g。

7剂，每日1剂。

其他治疗：同前。

五诊（2009－05－27）：双眼视力进一步提高，纳眠可，二便调，舌质淡红苔白，脉细。右眼视力0.7，左眼视力0.3，右眼压17.7mmHg，左眼压18.7mmHg。诊断、辨证、治法同前。前方加菌灵芝15g调补气血。

处方：茯苓20g，猪苓15g，泽泻15g，地龙15g，桑白皮15g，黄芩15g，丹参20g，葛根30g，川芎10g，生蒲黄15g（包煎），墨旱莲30g，枸杞20g，楮实子15g，菌灵芝15g。

15剂，2日1剂。

其他治疗：同前。

六诊（2009－07－27）：患者近2月来宗上方煎服，每2－3天1剂，经常自行在附近医院监测眼压均正常，维持在双眼15mmHg左右，故已经减降眼压眼液为噻吗洛尔间日1次，右眼视力0.9，左眼视力0.7，右眼压14mmHg，左眼压14.7mmHg，嘱继宗上方5剂，巩固疗效。

**按：**患者为老年女性，郁、风、火、痰、虚等致病因素导致气血失和，目中脉络瘀滞，玄府闭塞，神水积滞，神光发越受阻则视物模糊而发为黑风内障。血瘀水停，郁而化热，热迫血行，血不循经，溢于脉外而见视衣出血。故血瘀水停是本病的主要病机，目前患者眼胀不适，眼压高、眼底出血，急则治其标，凉血止血，活血利水为主，然视衣属肝肾，故兼补益肝肾。另外，对于眼压高的患者，中药降眼压不能奏效，则应及时添加西药，以免延误病情。

### 案7：黑风内障（慢性闭角型青光眼）脾肾两虚、脉络瘀滞案

张某，女，49岁，成都患者。

初诊（2010 - 08 - 19）：患者于6年前出现双眼视物模糊，偶有眉棱骨痛，在当地医院诊断为双眼慢性闭角型青光眼。今日来我院诊治。就诊时症见：双眼视物模糊，偶有眉棱骨痛，神倦，纳眠可，舌暗红苔薄黄，脉细。眼科检查：VOD0.6$^{-2}$，VOS0.8，右眼压17mmHg，左眼压15.3mmHg，双眼前房偏浅，双眼视盘杯盘比扩大加深，右 C/D = 0.8，左 C/D = 0.7。诊断为中医：双眼黑风内障（西医：双眼慢性闭角型青光眼），四诊合参，辨证为脾肾两虚、脉络瘀滞。治以补肾健脾、益气养血、活血通络。方中黄芪、黄精健脾利水渗湿，槟榔片行气利水；枸杞、桑椹、女贞子补益肝肾；丹参、地龙、川芎、葛根活血通络；葛根升清，使药效上达目窍；菌灵芝、黄芪补气养血。天麻祛风通络止痛、白芷通窍止痛、川芎善上行头目，活血行气、祛风止痛，三药共用以止眉棱疼痛。菊花、决明子清肝明目，生麦芽消食健胃，使补而不燥、不滞。

处方：黄芪30g，黄精15g，槟榔片15g，枸杞20g，桑椹20g，女贞子20g，丹参30g，地龙15g，川芎10g，葛根30g，菌灵芝15g，天麻15g，白芷10g，菊花15g，决明子25g，生麦芽20g。

10剂，2日1剂。

二诊（2010 - 09 - 09）：眼症稳定，服药后神倦好转，眠差，纳可，大便2日一行，溲黄，偶有眉棱骨痛，舌暗红苔黄白，脉细数。右眼视力 0.7，左眼视力 0.8$^{-2}$，右眼压15mmHg，左眼压17mmHg，其余检查同前。仍辨证为脾肾两虚、脉络瘀滞，治以补肾健脾、益气养血、活血通络。因服药后神疲、眉棱骨痛好转，故去天麻、川芎、黄芪。眠差，故加

炒枣仁、当归，养血安神助眠。

处方：黄芪30g，黄精15g，槟榔片15g，枸杞20g，桑椹20g，女贞子20g，丹参30g，地龙15g，川芎10g，葛根30g，菌灵芝15g，天麻15g，白芷10g，菊花15g，决明子25g，生麦芽20g，炒枣仁30g，当归10g。

10剂，1.5日1剂。

三诊（2010 - 09 - 23）：双眼视物模糊减轻，偶感双眼发胀，眠可，便常，口干，舌尖红苔薄黄，脉弦细。右眼视力0.8，左眼视力$1.0^{+2}$，右眼压14mmHg，左眼压17mmHg，其余检查同前。辨证仍为脾肾两虚、脉络瘀滞，治以补肾健脾、活血利水为主。方中枸杞、楮实子、首乌藤补肾，桑白皮、佩兰渗湿利水，丹参、葛根、怀牛膝、川芎、地龙活血通络，菌灵芝补养气血，广木香行气以助活血之功，且与佩兰合用健脾消食、化湿。因口干，故加黄芩清热，石斛养阴清热、益胃生津。

处方：枸杞20g，楮实子15g，首乌藤30g，桑白皮15g，佩兰15g，丹参30g，葛根30g，怀牛膝15g，川芎15g，地龙10g，菌灵芝20g，广木香15g，黄芩15g，石斛15g。

10剂，每日1剂。

**按**：慢性闭角型青光眼属中医学的"黑风内障"范畴，以瞳神内呈昏黑色，头眼胀痛，瞳神散大，视力下降、眼前见黑花等为发病特征的疾病，可见眼压增高，视野缩窄，眼底见视盘杯盘比扩大加深。病名见于《秘传眼科龙木论》。中医学认为在五轮学说中，瞳神属水轮，内应于肾，视神经、视网膜属足厥阴肝经，肝肾同源，故本病与肝肾关系密切，多由郁、风、火、痰、虚等导致气血失和，气滞血瘀，目中玄府闭塞，神水积滞为病，病久则肝肾两亏，神光衰微甚至泯灭、不睹三光而失明，所以肝肾虚损、脉络阻滞、血瘀水停是本病的主要病机，补益肝肾、活血利水为基本治法。本患者初诊时双眼视物模糊，偶有眉棱骨痛，神倦，纳眠可，舌质暗红，苔薄黄。

四诊合参，除肝肾虚损、脉络阻滞、血瘀水停外，还有脾虚气弱、气血不足，故辨证为脾肾两虚、脉络瘀滞，治以补肾健脾、益气养血、活血通络，二、三诊随证加减。

### 案8：青风内障（正常眼压性青光眼）肝热血瘀肾虚案

张某，女，37岁，眉山患者。

初诊（2010-04-26）：10$^+$年患者无明显诱因出现双眼发胀，虹视。曾在四川省人民医院就诊，诊断为"临界青光眼"，用药后（具体不详）无明显好转，今到我院就诊。就诊时症见：双眼胀，虹视，纳眠可，大便秘结，小便调，舌质红苔白，脉细数。平素工作紧张，性情抑郁。眼科检查：双眼视力0.8，双眼前房深度正常，右眼视盘色淡红，边界清，C/D=0.6，上方以及鼻侧血管呈屈膝状，黄斑中心凹光反射未见，左眼无明显异常。眼压：右14.7mmHg，左15.0mmHg，视野：右眼颞上方视野缺损。VEP（视觉诱发电位）：双眼P100波峰时略延迟，振幅可。诊断为中医：右眼青风内障（西医：双眼正常眼压性青光眼），四诊合参，辨证为肝热血瘀肾虚。治以清肝活血、补肾通络明目。方中桑白皮、黄芩、石决明、决明子、菊花、赤芍、牡丹皮清肝活血，枸杞、女贞子、墨旱莲补肾，菌灵芝养血，丹参、地龙活血通络。

处方：桑白皮15g，黄芩15g，石决明20g（先煎），决明子15g，菊花15g（后下），赤芍15g，牡丹皮15g，枸杞15g，女贞子15g，墨旱莲20g，菌灵芝15g，丹参20g，地龙15g。

7剂，每日1剂。

二诊（2010-05-02）：双眼胀，虹视减轻，便秘好转，舌红苔白，脉细数。双眼视力1.0，其余检查同前。辨证仍属肝热血瘀肾虚，仍治以清热活血、补肾通络明目。效不更方，前方改枸杞为20g、丹参为30g增强补肾活血力量。加大腹皮15g行气导滞，增强通大便力量。

处方：桑白皮15g，黄芩15g，石决明20g（先煎），决明子 15g，菊花 15g（后下），赤芍 15g，牡丹皮 15g，枸杞 20g，女贞子 15g，墨旱莲 20g，菌灵芝 15g，丹参 30g，地龙 15g，大腹皮 15g。

5 剂，2 日 1 剂。

三诊（2010 - 05 - 15）：双眼症稳定，纳可，睡眠欠佳，大便不畅，1~2 日一行，小便正常，晨起咽部有黄痰，每次月经来潮 10 余天，量不多，舌红苔薄白少津，脉弦数。双眼视力 1.2，其余检查同前。辨证仍为肝热血瘀肾虚，仍治以清肝活血、补肾通络明目。前方去石决明、赤芍、女贞子、墨旱莲、丹参、地龙。晨起咽部有黄痰，故加荆芥、桔梗清咽利痰；月经淋漓不尽、量少，故加泽兰 15g、楮实子 15g、首乌藤 30g、川芎 10g 增强补肾活血力量，大便不畅，1~2 日一行，故加山楂消食导滞以行大便。

处方：桑白皮 15g，黄芩 15g，决明子 15g，菊花 15g（后下），牡丹皮 15g，枸杞 20g，菌灵芝 15g，大腹皮 15g，荆芥 15g，桔梗 12g，泽兰 15g，楮实子 15g，首乌藤 30g，川芎 10g，山楂 15g。

5 剂，2 日 1 剂。

四诊（2010 - 05 - 26）：自觉服药后症状明显减轻，偶有眼胀，纳眠可，二便调，舌暗苔薄，脉细缓。双眼视力 1.5，其余检查同前。眼压：右 13.7mmHg，左 14.3mmHg，视野示：右眼颞上方视野缺损有所减轻。辨证仍为肝热血瘀肾虚，仍治以清肝活血、补肾通络明目。因其病至恢复期，应加强扶正固本，故一方面清热疏肝，另一方面健脾补肾、养血活血。

处方：桑白皮 15g，黄芩 15g，柴胡 15g，瓜蒌皮 15g，郁金 15g，茯苓 15g，白术 15g，山楂 15g，枸杞 20g，墨旱莲 20g，生三七粉 4g（冲服），菌灵芝 15g，炙甘草 10g。

5 剂，每日 1 剂。

**按**：正常眼压性青光眼属中医学的"青风内障"范畴，以眼外观端好，目珠微胀，视物昏朦，视野缩窄，终至失明，瞳色微混如青山笼淡烟之状为发病特征的疾病，眼底可见视盘生理凹陷加深，颜色变淡，中央血管向鼻侧偏移，或呈屈膝爬行状，视野缩窄，眼压偏高或正常。《秘传眼科龙木论·青风内障》谓此病："皆因五脏虚劳所作。"《审视瑶函·内障》认为虚实皆有，曰："阴虚血少之人，及竭劳心思，忧郁忿恚，用意太过者，每有此患。然无头风痰气火攻者，则无此患。"本案患者平素工作紧张，性情抑郁，肝郁气滞，气血失和，目中脉络不利，玄府郁闭，神水瘀滞而见目珠胀；气郁化热，热灼津液，水不行舟，故大便秘结；而舌红苔白，脉细数亦为有热之象。故辨证为肝热血瘀肾虚，病位在玄府，病性属虚实夹杂。治以清热活血、补肾通络明目奏效。本案辨证中应注意在祛邪基础上，佐以补肾健脾、益气养血、扶正固本，方能取得佳效。

### 案9：青风内障（开角型青光眼）脾肾两虚、水湿泛目案

申某，女，64岁，门诊病人。

初诊（2008-08-23）：患者于5年前出现双眼视力下降，视物模糊，3年前在川大华西医院诊断为"青光眼"，一直点噻吗洛尔滴眼液降眼压治疗，视力无明显好转。为求进一步诊治，来我院就诊。就诊时症见：双眼视物模糊，头晕，纳食可，易嗳气，眠稍差，梦多，腰酸胀，脚抽筋，二便正常，舌淡苔白，脉细弱。眼科检查：右眼视力0.02（矫无助），左眼视力0.25（矫无助），双眼前房深度正常，晶体皮质轻度混浊，双眼底视盘色稍淡，C/D=0.6，网膜呈豹纹状改变，双眼压15mHg，诊断为中医：双眼青风内障（西医：双眼开角型青光眼），此为脾肾两虚、水湿泛目所致，法当健脾补肾、益气养血、利水渗湿，予以自拟方治之。

处方：枸杞15g，楮实子15g，菟丝子15g，续断15g，当归10g，菌灵芝15g，黄芪20g，茯苓15g，猪苓15g，泽泻15g，山楂15g，广木香15g，陈皮5g。

7剂，2日1剂。

二诊（2008 - 09 - 05）：自觉视力有所提高，食可，眠稍差，大便稀溏，不易解，小便正常，口干苦，舌质淡苔薄白，脉细弱。右眼视力0.25（-1.00D），左眼视力0.4（-1.00D），双眼压14mmHg，其余眼部检查同初诊。诊断、辨证、治疗同初诊。因口干苦，大便溏，故上方去续断，加菊花15g甘寒益阴，泽兰10g活血利水，改黄芪为30g健脾利水，利小便实大便。

处方：枸杞15g，楮实子15g，菟丝子15g，续断15g，当归10g，菌灵芝15g，黄芪30g，茯苓15g，猪苓15g，泽泻15g，山楂15g，广木香15g，陈皮5g，菊花15g（后下），泽兰10g。

7剂，每日1剂。

三诊（2008 - 9 - 12）：服药后眼症好转，头晕、眠差减轻，偶有飞蚊，大便难解，舌质淡苔白，脉细弱。右眼视力0.5（-1.00D），左眼视力0.6（-1.00D），双眼压13.5mmHg，其余眼部检查同二诊。诊断、辨证、治疗同二诊。上方去猪苓、泽泻、枸杞、楮实子、续断、广木香、泽兰，加天麻、白术、法半夏化痰息风，女贞子滋补肝肾，川芎秉升散之气，能上行头目，引药上行，共止头晕，生首乌、槟榔片润肠、缓泻通便。

处方：菟丝子15g，当归10g，菌灵芝15g，黄芪30g，茯苓15g，山楂15g，陈皮5g，菊花（后下）15g，天麻15g，白术15g，法半夏15g，女贞子15g，川芎10g，生首乌30g，槟榔片15g。

7剂，每日1剂。

四诊（2008 - 09 - 20）：患者视力进一步提高，头晕眠差基本消失，大便已正常，右眼视力0.5（-1.00D），左眼视力0.7（-1.00D），双眼压13.5mmHg，继用上方5剂，2-3日1次巩固疗效。

**按**：本病属中医学的"青风内障"范畴，类似于西医的开角型青光眼。"青风内障"病名首见于《太平圣惠方·治眼内障诸方》，古代医家对其病因虽各执一词，但以肝肾亏虚、痰湿上泛、肝郁气滞居多。廖品正名老中医四诊合参，认为该患者辨证属脾肾两虚、水湿泛目。患者脾肾两虚，头目失养，故双眼视物模糊，头晕，晶珠失养则晶珠混浊。脾失健运，水湿不化而泛目，气血失和，经脉不利，玄府闭塞，神水瘀滞，发为青风内障。脾虚气滞故易嗳气，心肾不交则失眠，脾肾两虚，肌肉筋骨失养故见腰酸胀，脚抽筋。舌淡苔白，脉细弱为脾肾两虚之象。故治疗当以健脾补肾，益气养血，利水渗湿。方中茯苓、猪苓、泽泻、黄芪、当归利水渗湿，活血通络，通利玄府淤积之水而降眼压；白豆蔻、山楂、广木香、陈皮健脾行气；菟丝子、枸杞子、楮实子既补肾阴，又补肾阳，益精明目；续断既可补肝肾，又可强筋骨；菌灵芝性味甘，平，归心、肺、肝、肾经，与黄芪、当归共用益气养血。诸药共用健脾补肾，益气养血，利水渗湿。二至三诊遵前法斟酌加减。本案证属虚实夹杂，以虚为本，实为标，治以健脾补肾，益气养血，利水渗湿。临证时须根据虚实轻重而随证加减，方能获得良效。

**案10：绿风内障术后（双眼急性闭角型青光眼术后）脾肾两虚案**

宋某，女，72岁，香港患者。

初诊（2009-10-16）：患者于8年前出现双眼胀痛，视力下降，到当地医院诊断为"双眼急性闭角型青光眼"，并行双眼白内障囊外摘除＋人工晶体植入术（右眼联合抗青光眼手术）。现双眼眼压控制正常。既往曾中风复视，现已恢复。发现血压、血糖、血脂高1年。就诊时症见：双眼视物模糊，时有头额痛，眠差，口干，咽痛，便干，腿痛，腰冷，偶有胃痛史，舌红苔薄白，脉细弦。糜烂性胃炎，萎缩性胃窦炎病史。眼科检查：右眼视力0.12，左眼视力0.8，右眼上方滤泡可见，双眼前房略浅，双眼人工晶体位置正常。双眼压15mmHg，诊断为中医："双眼绿风内障术后"（西医：双眼急性闭角型青光眼术后），证属脾肾两虚，治以滋肾明目、理脾消滞。

处方：桑白皮15g，菊花15g（后下），枸杞15g，山茱萸12g，首乌藤20g，丹参20g，白芷15g，茯苓15g，薏苡仁20g，怀牛膝15g，生麦芽20g，广木香15g，炒枣仁20g，知母15g。

5剂，每日1剂。

二诊（2009 - 10 - 23）：药后睡眠改善，余无不适，舌红苔薄白，脉细弦。右眼视力$0.5^{+4}$，左眼视力$0.8^{+3}$，双眼压13mmHg，其余检查同前，初诊方加葛根20g升发清阳，引药上达清窍。

处方：桑白皮15g，菊花15g（后下），枸杞15g，山茱萸12g，首乌藤20g，丹参20g，白芷15g，茯苓15g，薏苡仁20g，怀牛膝15g，生麦芽20g，广木香15g，炒枣仁20g，知母15g，葛根20g。

5剂，每日1剂。

三诊（2009 - 11 - 6）：左眼微胀，眼微红，眠稍差，药后胃稍不适，嗝气，舌红苔薄白，脉细弦。右眼视力$0.6^{-3}$，左眼视力$0.8^{-3}$，左眼压23mmHg，其余检查同前。辨证仍属脾肾两虚，治以滋肾明目、理脾消滞。方中枸杞、墨旱莲、怀牛膝滋阴补肾。知母、菊花、桑白皮滋阴清热明目。黄连、吴茱萸调和肝胃、降逆止嗝。生麦芽、枳壳、广木香、丹参理脾行气、活血消滞。首乌藤、炒枣仁、茯神安神助眠。加用降压眼药水降眼压。

处方：桑白皮15g，菊花15g（后下），黄连3g，吴茱萸3g，枸杞15g，墨旱莲20g，丹参20g，怀牛膝15g，茯神15g，首乌藤20g，炒枣仁20g，知母15g，生麦芽30g，枳壳10g，广木香15g。

5 剂，每日 1 剂。

四诊（2009 - 11 - 23）：右眼视力增加，双眼仍用降眼压眼液，睡眠差与胃脘不适基本消失，舌尖微痛，舌质淡红苔薄白，脉弦细。右眼视力 $0.6^{+2}$，左眼视力 $0.9^{-3}$，双眼压正常 14mmHg，其余检查同前。辨证仍属脾肾两虚，治以滋肾明目、理脾消滞。三诊方去广木香，加楮实子 15g 增强补益肝肾力量。增黄连为 5g 苦降以增降逆止嗝之力，加丹参为 25g 增强活血消滞力量。

处方：桑白皮 15g，菊花 15g（后下），黄连 5g，吴茱萸 3g，枸杞 15g，墨旱莲 20g，丹参 25g，怀牛膝 15g，茯神 15g，首乌藤 20g，炒枣仁 20g，知母 15g，生麦芽 30g，枳壳 10g，楮实子 15g。

5 剂，每日 1 剂。

五诊（2009 - 12 - 21）：双眼视力进步，头痛眼胀消失，眠可，血糖改善，药味苦欲吐，二便常，舌质淡红苔薄白，脉弦细。右眼视力 $0.6^{+3}$，左眼视力 $0.9^{-3}$，其余检查同前。辨证仍属脾肾两虚，治以滋肾明目、理脾消滞。因药味苦欲吐，故加生麦芽 20g、改黄连 3g 一则健胃消食以助药运，二则减轻药苦欲吐之势。

处方：桑白皮 15g，菊花 15g（后下），黄连 3g，吴茱萸 3g，枸杞 15g，墨旱莲 20g，丹参 25g，怀牛膝 15g，茯神 15g，首乌藤 20g，炒枣仁 20g，知母 15g，生麦芽 30g，枳壳 10g，楮实子 15g，生麦芽 20g。

5 剂，每日 1 剂。

**按**：患者病初属中医学的"绿风内障"范畴，该病发病急，病情危重，是常见的致盲眼病之一，多采用手术之法以减病势，降低眼压。然眼压降低之后，大部分患者视功能仍继续损害，此期中医中药的参与具有保护患者视功能的作用。根据就诊时四诊情况，廖品正名老中医认为本案的主要病机为脾肾两虚。脾肾两虚，气血失和，经脉不利，故见头额胀痛；肾阴亏虚，阴虚火旺，故见口干咽痛，便干；心肾不交故见眠差；脾肾两虚，失于温煦故见腰冷腿痛；脾虚失于健运，故见胃痛、便干。因此本病辨证为"脾肾两虚"，治以滋肾明目、理脾消滞。方中桑白皮、菊花清热明目。枸杞、山茱萸补益肝肾。白芷通窍止痛，广木香行气止痛。茯苓、薏苡仁健脾益气祛湿。丹参活血化瘀。怀牛膝补益肝肾，活血化瘀。生麦芽行气消食，健脾开胃。知母滋阴清热。首乌藤、炒枣仁安神助眠。诸药共用滋阴明目、理脾消滞。二至五诊仍宗滋阴明目、理脾消滞之法，斟酌加减。本案基本病机特点是"本虚标实，虚实夹杂"，以瘀滞为标，以脾肾两虚为本，因此在辨证中要始终把握"虚"和"瘀"的关系，治疗上根据病证演变，调整"扶正"和"祛瘀"之轻重，标本兼治，以提高疗效。

## 案11：黑风内障术后（慢性闭角型青光眼术后）案

彭某，女，73岁，成都患者。

初诊（2010-07-29）：双眼青光眼术后20年，视物模糊多年，不能视物3年。就诊时症见双眼不能视物，眠差，口咽发干，纳可，便常，舌质淡红中有裂纹，苔黄白少津，脉细弦。眼科检查：右眼视力手动/眼前，左眼视力光感。双眼压16mmHg，双眼角膜上皮点状剥脱，染色（+），晶体混浊（++），双眼底视盘色泽苍白，C/D=0.9-1.0。诊断为中医：1.双眼黑风内障术后，2.双眼聚星障，3.双眼圆翳内障（西医：1.双眼慢性闭角型青光眼术后，2.双眼角膜上皮剥脱，3.双眼年龄相关性白内障）辨证为肝肾两虚、脉络瘀滞。治以补益肝肾、活血利水。方中桑椹、女贞子、墨旱莲、枸杞、石斛补益肝肾；白芍养肝血以补肾阴；泽泻、白术、泽兰、桑白皮、怀牛膝健脾渗湿、活血利水；首乌藤安神助眠；木贼、蝉蜕退翳明目。

处方：桑椹15g，女贞子15g，墨旱莲30g，枸杞15g，石斛20g，白芍20g，泽泻15g，白术15g，泽兰15g，桑白皮

15g，怀牛膝 15g，首乌藤 30g，木贼 15g，蝉蜕 15g。

5 剂，每日 1 剂。

二诊（2010 - 08 - 05）：右眼视物稍清晰，服药后仍咽干、眼干、畏光涩痛诸症明显改善，睡眠好转，舌质淡红中有裂纹，苔黄白少津，脉细弦。右眼视力手动/30cm，左眼视力光感，双眼压正常，双眼角膜上皮剥脱明显减少，其余眼部检查同初诊。初诊取得良效，说明诊断、辨治准确，此诊守法守方，加决明子增强明目退翳效果，以期角膜上皮剥脱尽快痊愈。

处方：桑椹 15g，女贞子 15g，墨旱莲 30g，枸杞 15g，石斛 20g，白芍 20g，泽泻 15g，白术 15g，泽兰 15g，桑白皮 15g，怀牛膝 15g，首乌藤 30g，木贼 15g，蝉蜕 15g，决明子 15g。

10 剂，2 日 1 剂。

三诊（2010 - 08 - 24）：服药后自觉全身舒适，双眼较前轻松，视物较前清楚，睡眠好转，纳可，二便调，舌质淡红中有裂纹，苔黄白少津，脉细弦。右眼视力 0.04，左眼视力光感，双眼压正常，角膜上皮剥脱已修复。诊断同初诊，仍辨证为肝肾两虚、血瘀水停，治以补益肝肾、活血利水为主。方中女贞子、墨旱莲、枸杞、楮实子、石斛补益肝肾。泽泻、桑白皮、白术、泽兰、怀牛膝健脾渗湿、活血利水。葛根一方面活血舒筋，一方面升清，使诸药上达目窍。鸡矢藤健胃消食，使补而不滞。首乌藤安神助眠。

处方：女贞子 15g，墨旱莲 30g，枸杞 20g，楮实子 15g，石斛 20g，泽泻 15g，桑白皮 15g，白术 15g，泽兰 15g，怀牛膝 15g，葛根 20g，鸡矢藤 20g，首乌藤 30g。

10 剂，每日 1 剂。

**按：**患者双眼青光眼术后 20 年，初诊时双眼不能视物，眠差，口咽发干，纳可，便常，舌质淡红中有裂纹，苔黄白少津，脉细弦。四诊合参，辨证为肝肾两虚、脉络瘀滞。治以补益肝肾、活血利水之法。方中桑椹、女贞子、墨旱莲、枸杞、石斛补益肝肾；白芍养肝血以补肾阴；泽泻、白术、泽兰、桑白皮、怀牛膝健脾渗湿、活血利水；首乌藤安神助眠；木贼、蝉蜕退翳明目。初诊取得良效，说明辨治准确，二、三诊守法守方，经治后视力由不能视物而达 0.04，生活能够自理，实属不易。

# 云雾移睛（玻璃体混浊）

## 一、辨治经验

玻璃体混浊属中医学的"云雾移睛"范畴，以眼外观端好，唯自觉眼前似有蚊蝇或云雾样黑影飞舞飘移，甚至视物昏朦为发病特征的疾病，检查可见玻璃体内有尘状、丝状、絮网状等不同形态混浊物飘动。《银海精微》称之为"蝇翅黑花"。《证治准绳·杂病·七窍门》始称"云雾移睛"，认为本病为"玄府有伤，络间精液耗涩，郁滞清纯之气而为内障之证。其原皆属胆肾。黑者，胆肾自病；白者，因痰火伤肺，金之清纯不足；黄者，脾胃清纯之气有伤其络"。其病变在神膏。相当于西医学之玻璃体混浊。常由葡萄膜、视网膜的炎症、出血、退变，以及玻璃体的退变等引起。综合历代所述，认为本病病机多为：肝肾亏损，精血不足，目窍失养，神膏混浊；湿热郁蒸或痰湿内蕴，郁久化热，湿热浊气上泛，目中清纯之气被扰；气滞血瘀，血溢脉外，滞于神膏。至于引起本病之原发病尚未控制者，应着重治疗原发病。且炎性病变多以清利为治法，出血性病变多以活血祛瘀为治法，退行性病变多以补益为治法。

廖老认为，玻璃体类似于中医的"神膏"，其病位在水轮，水轮内应于肾，与肝同源，而神膏属肺，由胆中渗润精汁，升发于上积聚而成，且混浊者为有形之邪，有形之邪多痰瘀互结，痰湿多由肺、脾、肾功能失常，水湿运化失司，聚积而成，瘀滞则为气滞血瘀或阴虚火旺，血溢络外，灌于神膏所致。故本病病机有虚有实，虚则多肺脾肾亏损、精气血不足，目窍失养；实则或因痰湿、湿热浊气上犯，目中清纯之气被扰，或因气滞血瘀，瘀血阻络，血溢络外，灌于神膏而致，也有阴虚火旺，虚实夹杂者。故扶正多以补益肝脾肾、滋养精气血为要，祛邪常从除痰湿、消瘀滞着手。

## 二、病案举例

### 案1：云雾移睛（双眼玻璃体混浊）肺肾两虚、湿瘀互结案

马某，女，31岁，门诊病人。

初诊（2009 – 07 – 09）：4月多前患者不明原因出现双眼前黑影飘动，未诊治。就诊时症见：双眼前黑影飘动，疲乏倦怠，口鼻咽喉干燥，大便干结，舌红苔白，脉细数。眼科检查：右眼视力0.8，左眼视力1.0，右眼玻璃体团块状混浊，左眼玻璃体轻度混浊，眼底未见异常。诊断为中医：云雾移睛（西医：双眼玻璃体混浊），此为肺肾两虚、湿瘀互结所致，法当补益肺肾、益气养阴、除湿化瘀。予以麦门冬汤合二至丸加减治之。

处方：太子参20g，麦冬12g，菊花15g（后下），黄芩15g，桔梗12g，牛蒡子15g，枸杞15g，墨旱莲20g，女贞子15g，丹参20g，葛根20g，佩兰15g，山楂15g。

7剂，每日1剂。

二诊（2009 – 07 – 16）：自述眼症明显改善，食眠可，二便常，仍诉口鼻咽干，有眵，舌红苔白，脉细数。右眼视力1.0，左眼视力1.5，眼部检查同初诊。诊断、辨证、治法同初诊。上方去佩兰、桔梗、菊花，加金银花、板蓝根、石斛。金银花、板蓝根清热利咽，石斛补肾养肝明目、清热生津。

处方：太子参20g，麦冬12g，黄芩15g，牛蒡子15g，枸

杞 15g，墨旱莲 20g，女贞子 15g，丹参 20g，葛根 20g，山楂 15g，金银花 15g（后下），板蓝根 20g，石斛 20g。

7 剂，2 日 1 剂。

三诊（2009 - 08 - 01）：自述因感冒停药后仍双眼前黑影飘动，眼干涩不适，有眵，口鼻咽干，纳食可，眠差多梦，二便常，舌红苔薄白，脉细数。右眼视力 1.0，左眼视力 1.5，眼部检查同二诊。上方去丹参、太子参、枸杞、女贞子、墨旱莲、葛根，因患者不慎外感，加用菊花、荆芥疏散风热，桑白皮清肺热，赤芍、茺蔚子活血化瘀，首乌藤养血安神。

处方：麦冬 12g，黄芩 15g，牛蒡子 15g，山楂 15g，金银花 15g（后下），板蓝根 20g，石斛 20g，菊花 15g（后下），荆芥 15g，桑白皮 15g，赤芍 15g，茺蔚子 15g，首乌藤 30g。

7 剂，每日 1 剂。

四诊（2009 - 08 - 10）：双眼前黑影飘移明显减轻，眠差多梦好转，其余无特殊不适，续用二诊方 5 剂巩固疗效。

处方：太子参 20g，麦冬 12g，黄芩 15g，牛蒡子 15g，枸杞 15g，墨旱莲 20g，女贞子 15g，丹参 20g，葛根 20g，山楂 15g，金银花 15g（后下），板蓝根 20g，石斛 20g。

5 剂，2 日 1 剂。

**按**：本病属中医学的"云雾移睛"范畴，病名首见于《证治准绳·杂病·七窍门》。古代医家对其病因虽各执一词，但以肝肾亏虚、气滞血瘀、痰湿内蕴居多。廖品正名老中医认为根据本病表现，四诊合参，认为本病证属肺肾两虚、湿瘀阻滞。玻璃体类似于中医的"神膏"，其病位在水轮，水轮内应于肾，而神膏属肺，肺主气，开窍于鼻，肺与大肠相表里，肺肾气阴两虚故疲倦乏力、口鼻咽喉干燥、大便干结。神膏混浊原因有二：一则因肺肾气阴两虚，神膏失养；二因肺气阴两虚，宣肃失常、肾气不足、水湿不化而痰湿内生，湿瘀互结于神膏，目中清纯之气被扰，结而不散。两者均致神膏混浊而视物如黑花飞舞，视力下降。故治疗当以补益肺肾，益气养阴，除湿化瘀。方中太子参补气生津；麦冬养阴润肺、益胃生津；黄芩清热除湿；菊花益肝补阴；牛蒡子疏散风热兼润肠通便；枸杞子补益肝肾、养血明目；女贞子、墨旱莲两药合用为二至丸，补益肝肾、滋阴明目兼清虚热；丹参活血祛瘀，又可使枸杞子、墨旱莲、女贞子三药补而不滞；山楂散瘀活血；佩兰芳香化湿；桔梗宣肺通便，引药上行；葛根升发清阳，引药上达清窍。诸药共用补益肺肾、益气养阴、化瘀除湿。二诊遵法斟酌加减，三诊患者新感风热，故虽肺肾两虚，湿瘀阻滞仍为本病的基本病机，但宜先治新感风热，以疏风清热为主。本案病性属虚实夹杂，以虚为本、实为标，治以补益肺肾、益气养阴、除湿化瘀，标本同治。

### 案2：云雾移睛（玻璃体混浊）肝肾亏损案

邓某，女，52岁，成都患者。

初诊（2010 - 07 - 23）：患者20天前自觉右眼前点状黑影飘动，未予重视，今日感症状加重，前来我院求治。就诊时症见：右眼前点状黑影飘动，食眠可，二便常，舌红苔薄白，脉细。左眼曾因葡萄膜炎继发青光眼于8年前行抗青光眼手术。眼科检查：右眼视力1.0，左眼视力0.2，右眼结膜轻充血，晶体密度增加，玻璃体尘状混浊，眼底正常。左眼结膜轻度充血，角膜透明，前房深浅可，上方虹膜周切孔可见，虹膜纹理欠清，瞳孔欠圆，下方虹膜后粘连，眼底视盘色淡，呈竖椭圆形，$C/D = 0.6$，血管走行正常，未见明显出血及渗出。诊断为中医：1. 右眼云雾移睛，2. 左眼绿风内障术后（西医：1. 右眼玻璃体混浊，2. 左眼陈旧性葡萄膜炎继发青光眼术后），四诊合参，辨证为肝肾亏损。治以补益肝肾、软坚散结。方中菊花、枸杞、楮实子、茺蔚子、山药、墨旱莲补益肝肾，茯苓、山楂健脾消食，使补而不滞，昆布、瓦楞子、夏枯草、山楂软坚散结明目，丹参疏理气血，增强散结之力。

处方：菊花15g（后下），枸杞15g，楮实子15g，茺蔚子

15g，山药 20g，墨旱莲 20g，茯苓 15g，山楂 15g，昆布 15g，瓦楞子 15g，夏枯草 15g，丹参 20g。

7 剂，每日 1 剂。

二诊（2010－07－30）：自述症状无明显改善，服药无明显不适，舌红苔薄白，脉细。右眼视力 1.0，左眼视力 0.25，其余检查同前。仍辨证为肝肾亏损，治以补益肝肾、软坚散结，此诊丹参增为 30g，加三棱 15g 增强软坚散结力量。

处方：菊花 15g（后下），枸杞 15g，楮实子 15g，茺蔚子 15g，山药 20g，墨旱莲 20g，茯苓 15g，山楂 15g，昆布 15g，瓦楞子 15g，夏枯草 15g，丹参 30g，三棱 15g。

7 剂，每日 1 剂。

三诊（2011－08－13）：自述服药后双眼视物模糊减轻，其余同前，舌质红苔花剥色白，脉细。右眼视力 $1.0^{+2}$，左眼视力 0.25，其余眼症同前。治疗取效，辨证同前，守法守方。

处方：菊花 15g（后下），枸杞 15g，楮实子 15g，茺蔚子 15g，山药 20g，墨旱莲 20g，茯苓 15g，山楂 15g，昆布 15g，瓦楞子 15g，夏枯草 15g，丹参 30g，三棱 15g。

7 剂，每日 1 剂。

四诊（2010－08－20）：双眼发热，起眵，其余眼症稳定，舌尖红苔薄黄，脉细。右眼视力 $1.0^{+2}$，左眼视力 0.25，双眼球结膜充血，少许分泌物附着，其余眼症同前。四诊合参，辨证为肝肾不足、复感风热。治以疏风清热、软坚散结明目。患者肝肾不足为其本，然时值处暑，不慎复感风热，风热之邪上犯于目，致双目发热起眵，舌尖红，苔薄黄为风热上犯之征。根据"急则治其标"的原则，此次就诊暂不补益肝肾，以疏风清热、软坚散结明目为主。

处方：金银花（后下）15g，连翘 15g，板蓝根 15g，黄芩 15g，生地 15g，丹皮 15g，丹参 30g，葛根 30g，茯苓 15g，山楂 15g，三棱 15g，莪术 15g，昆布 15g。

7 剂，每日 1 剂。

其他治疗：鱼腥草滴眼液 1 支，双眼，每日 3 次。

五诊（2010 - 08 - 27）：左眼视物模糊减轻，眼前尘状，点状黑影飘动减少，纳眠可，二便可，舌淡红苔薄白，脉细。右眼视力 1.0，左眼视力 0.5，双眼球结膜充血消失，双眼角膜下 1/2 上皮点状脱失，右眼相对明显，左眼色素性 KP（+），AR（-），未见浮游细胞。诊断、辨治同前，经过治疗，风热之势缓减，但遗留黑睛星翳变生"天行赤眼暴翳"，故在补益肝肾、软坚散结基础上配合清热明目退翳以清余邪。

处方：楮实子 15g，枸杞 15g，茯苓 15g，山楂 15g，赤芍 15g，莪术 15g，昆布 15g，金银花 15g（后下），板蓝根 15g，黄芩 15g，丹皮 15g，荆芥 15g，木贼 15g，蝉蜕 15g。

5 剂，每日 1 剂。

其他治疗：继用鱼腥草滴眼液 1 支，双眼，每日 3 次。

**按**：本患者肝肾不足为其本。其为中老年女性，年老体衰，肝肾不足，神膏失养，故眼前点状黑影飘动，舌红苔薄白脉细均为肝肾不足之征，因此本病可辨为肝肾亏损，病位在瞳神，病性虚实夹杂，治疗当补益肝肾、软坚散结明目。初诊取得良效，说明辨治准确有效，故二三诊守法守方。然时值处暑，不慎复感风热，风热之邪上犯于目，致双目发热起眵，而成"天行赤眼"。根据"急则治其标"的原则，四诊时暂不补益肝肾，以疏风清热、软坚散结明目为主，经过治疗，风热之势缓减，但遗留黑睛星翳变生"天行赤眼暴翳"，故在补益肝肾、软坚散结基础上配合清热明目退翳以清余邪而奏效。本案在辨证中要把握本病病性属本虚标实、虚实夹杂，肝肾不足是主要病机，补益肝肾为治本之法，治疗之要务，结合神膏混浊的特点，应配合软坚散结、疏理气血治其标方能取得佳效。

### 案 3：云雾移睛（玻璃体混浊）肝肾阴虚、虚火上炎案

肖某，女，63 岁，达州患者。

初诊（2010 - 04 - 22）：患者无明显诱因自觉眼前有黑影

飘动，视物疲劳，半月前症状加重，并伴有双眼干涩不适，有眵，今日前来就诊。就诊时症见：双眼睑缘发痒，眠差，嗳气，不冒酸，大便干燥，小便正常，夜间偶有足心发痛，白天阵发潮热，口舌、咽干燥，口淡无味，舌淡苔白，脉右弦左浮。眼科检查：双眼视力0.8（-5.00D），玻璃体点状混浊，眼底未见明显异常，眼压：右眼16.4mmHg，左眼16.1mmHg。诊断为：中医：双眼云雾移睛（西医：双眼玻璃体混浊），四诊合参，辨证为肝肾阴虚、虚火上炎。治以补益肝肾、滋阴清热明目。方中桑椹、五味子、女贞子、墨旱莲、枸杞、石斛补肾，北沙参、广木香、山楂健脾消滞，白芍、丹参、丹皮养血活血，茺蔚子、生牡蛎清肝明目，首乌藤安神助眠，葛根升发清阳，载药上达。外洗方疏风清热，燥湿止痒。

处方：桑椹30g，五味子15g，女贞子15g，墨旱莲30g，枸杞15g，石斛20g，北沙参20g，广木香15g，山楂15g，白芍30g，丹参20g，丹皮15g，茺蔚子15g，生牡蛎25g（先煎），葛根20g，首乌藤30g。

4剂，每日1剂。

其他治疗：（1）外洗方：菊花15g，黄柏15g，苦参15g，蒲公英20g，苍术15g，白鲜皮15g，荆芥15g，薄荷15g，花椒2g，食盐少许，煎水滤清液，待温洗睑缘，每日3次。（2）鱼腥草滴眼液，双眼，每日3次，每次1滴。

二诊（2010-05-13）：患者肠胃功能欠佳，睡眠改善，二便正常，夜间手足心热症状改善，偶有阵发潮热，肠鸣，舌尖红，苔薄黄，脉结代。双眼分泌物多，其余眼部检查同前。此诊脾肾两虚为主，治以健脾补肾。方中五味子、女贞子、墨旱莲、枸杞、石斛补肾，北沙参、广木香、厚朴、山楂、大腹皮、生麦芽健脾消滞，白芍、丹参养血活血，首乌藤安神助眠，葛根升发清阳，载药上达。

处方：五味子15g，女贞子15g，墨旱莲30g，枸杞20g，石斛20g，北沙参20g，广木香15g，厚朴10g，山楂15g，大腹皮

132

10g，生麦芽30g，白芍30g，丹参30g，首乌藤30g，葛根30g。

4剂，每日1剂。

其他治疗：同前。

三诊（2010 - 06 - 03）：眼干涩感减轻，肠鸣症状缓解，仍阵发潮热。眼分泌物较多，舌尖红，苔薄，脉结代。双眼视力1.2（ - 5.00D），其余检查同前。辨治同前，治以健脾补肾，因眼分泌物较多，故前方加金银花15g以增强疏风清热之功。外洗方疏风清热，燥湿止痒。

处方：五味子15g，女贞子15g，墨旱莲30g，枸杞20g，石斛20g，北沙参20g，广木香15g，厚朴10g，山楂15g，大腹皮10g，生麦芽30g，白芍30g，丹参30g，首乌藤30g，葛根30g，金银花15g。

4剂，每日1剂。

其他治疗：金银花15g，菊花15，黄柏15g，苦参15g，蒲公英20g，苍术15g，白鲜皮15g，荆芥15g，薄荷15g，花椒2g，食盐少许，煎水滤清液，待温洗睑缘，每日3次。

**按**：本患者首诊以双眼前有黑影飘动，视物疲劳，双眼睑缘痒，眠差，嗳气，不冒酸，大便干燥，小便正常，夜间偶有足心发痛，白天阵发潮热，口干，舌干，咽干，口淡无味，舌淡苔白，脉右弦左浮为特点，辨证为肝肾阴虚、虚火上炎，治以补益肝肾、滋阴清热明目。复诊时肠胃功能欠佳，睡眠改善，二便正常，夜间手足心热症状改善，偶有阵发潮热，肠鸣，舌尖红，苔薄黄，脉结代，辨证为脾肾两虚为主，治以健脾补肾而奏效。外洗方药疏风清热止痒，直达病所。本案在辨证中要把握本病病性属虚实夹杂，以虚为本，实为标，应标本同治，辨证取方，方能取得佳效。

**案4：云雾移睛（右玻璃体混浊）肝肾阴虚、虚火上炎案**
郝某，女，62岁，退休，成都患者。

初诊（2009 - 02 - 06）：右眼前黑影飘动半月。右眼三年前曾行视网膜脱离手术。就诊时症见：右眼前黑影飘动，胃胀、耳鸣腰痛，纳眠可，二便调，舌红苔少，脉细数。眼科检查：右眼视力0.2（-5.00D），左眼无光感，右眼晶体皮质轻度混浊，玻璃体絮状、尘状混浊，眼底可见，各象限网膜未见出血、渗出及网膜脱离（散瞳后至7mm后检查）。左眼眼压$T_{-2}$，虹膜纹理不清，瞳孔闭锁，晶体全混。诊断为中医：1.右眼云雾移睛，2.左眼痨（西医：1.右玻璃体混浊，2.左眼球萎缩），辨证为肝肾阴虚、虚火上炎，治以补益肝肾、滋阴降火。方中枸杞、楮实子、女贞子、墨旱莲、续断补益肝肾之阴，黄连、丹皮、生地、菊花清降虚火，昆布软坚散结而散神膏混浊，茯苓、枳壳、生麦芽健脾行气而消胃胀。

处方：菊花15g，黄连5g，丹皮15g，生地15g，枸杞20g，楮实子15g，女贞子15g，茯苓15g，墨旱莲30g，枳壳10g，生麦芽30g，续断20g，怀牛膝15g，昆布20g。

5剂，每日1剂。

二诊：自觉服药后眼前黑影明显减轻，口干，晨起眼眵，仍阵发心慌，耳鸣，腰痛，便溏3~4次/日，舌质红苔少，脉细。右眼视力0.7（-5.00D），左眼无光感，眼部检查同前。四诊合参，辨证为肝脾不和。治以调和肝脾、清热明目。肝热上扰，故口干、眵多，予以蒲公英、黄连、炒栀子、丹皮、柴胡、知母、生石膏、赤芍清热明目。肝木克土则肝脾不和而便溏，故予吴茱萸、生麦芽调和肝脾，肝脾和则便溏止，患者阵发心慌，予首乌藤、生牡蛎安神助眠，墨旱莲补肾养阴以扶正固本。

处方：蒲公英15g，黄连5g，炒栀子10g，丹皮15g，柴胡10g，知母15g，生石膏20g，赤芍15g，墨旱莲20g，首乌藤30g，吴茱萸5g，生麦芽30g，生牡蛎25g。

6剂，每日1剂。

**按**：患者初诊时症见右眼前黑影飘动，胃胀，耳鸣腰痛，纳眠可，二便调，舌红苔少，脉细数。患者老年女性，肝肾阴虚，虚火上炎，熏灼神膏，则见神膏混浊而眼前黑影飘动；腰为肾之府，肾开窍于耳，肝肾阴虚，耳窍、腰府失养，故耳鸣、腰痛；舌红苔少，脉细数为阴虚火旺之征。治当补益肝肾、滋阴降火，方中枸杞、楮实子、女贞子、墨旱莲、续断滋补益肝肾之阴，黄连、丹皮、生地、菊花清降虚火，昆布软坚散结而散神膏混浊，茯苓、枳壳、生麦芽健脾行气而消胃胀。本病的基本病机为肝肾阴虚、虚火上炎，初诊经补益肝肾、滋阴降火后，眼前黑影明显减少。二诊四诊合参，辨证为肝脾不和，治以调和肝脾、清热明目。

### 案 5：云雾移睛（双眼玻璃体混浊）肝脾肾亏虚、瘀血停滞案

谢某，女，52 岁，退休，四川泸州患者。

初诊（2008 - 04 - 11）：双眼白内障术后 1 年余，双眼前黑影飘动 10 年余。患者高度近视多年、双眼前黑影飘动 10 余年，在外院诊断为双眼高度近视，双眼玻璃体混浊，治疗效果不明显。双眼白内障手术史，双眼底出血史，双眼高度近视。就诊时症见：双眼前黑影飘动，胃胀，嗝气，失气，眠差，小便调，大便秘，3 ~ 4 日一次，舌暗红，苔薄黄少津，脉弦细。眼科检查：右眼视力 $0.15^{+1}$（ - 10.00D），左眼视力 0.05（ - 10.00D），双眼人工晶体位正，后囊混浊（ + + ），双眼玻璃体混浊（左 > 右），右眼底视盘色淡，视网膜高度豹纹状改变，黄斑区色素紊乱，光反射消失，左眼网膜颞上方可见黄色瘢痕状物，未见明显出血。诊断为中医：1. 双眼云雾移睛，2. 双眼近觑（西医：1. 双眼玻璃体混浊，2. 双眼高度近视），辨证为肝肾阴虚、瘀血停滞，治以补益肝肾、行气散结。

处方：金银花 15g（后下），黄芩 15g，决明子 20g，枸杞 15g，女贞子 15g，墨旱莲 30g，茯苓 15g，枳壳 10g，莱菔子 15g，大腹皮 15g，佛手片 15g，合欢皮 20g，首乌藤 30g，昆布 15g。

5剂，每日1剂。

其他治疗：鱼腥草眼液，双眼每日3次，每次1滴。

二诊（2008-09-26）：双眼前黑影飘动、视物模糊明显好转，视物变形减轻，眼干，纳眠可，大便不规律，小便正常，舌质红苔少，脉弦细。右眼视力0.5（-10.00D），左眼视力0.8（-10.00D），眼部检查同前。诊断同前，辨证为脾肾两虚、瘀血停滞，治以健脾补肾、化瘀散结。

处方：菊花15g（后下），枸杞15g，女贞子15g，墨旱莲30g，石斛15g，太子参20g，茯苓15g，莱菔子15g，广木香15g，郁金15g，鸡内金15g，昆布15g，大腹皮15g，合欢皮20g，首乌藤30g，生三七粉4g（冲服）。

5剂，每日1剂。

其他治疗：鱼腥草眼液，双眼每日3次，每次1滴。

**按：**患者初诊时症见双眼前黑影飘动，胃胀，嗳气，矢气，眠差，小便调，大便秘，3～4日一次，舌暗红，苔薄黄少津，脉弦细。双眼底出血史，双眼高度近视。患者为中老年女性，肝肾阴虚，水不涵木，虚火上扰，灼伤目络，血不循经，溢于脉外，而致黄斑出血，出血量多，溢于神膏，阻挡神光发越则见眼前黑影飘动；离经之血为瘀血，瘀血不化，变为干血故见眼底机化、色素并存，而致视力下降、视直如曲；瘀血日久化水则见渗出；故本病可辨为肝肾阴虚、瘀血停滞证，病位在瞳神，病性虚实夹杂，当补益肝肾、行气散结，方中枸杞、女贞子、墨旱莲补益肝肾，茯苓、决明子、枳壳、莱菔子、大腹皮、佛手片、昆布行气软坚散结，兼顾患者胃胀嗳气之症，金银花、决明子、黄芩清热润肠通便，合欢皮、首乌藤安神助眠。然患者脾虚不运，故腹胀纳差，大便不规律，故二诊辨为脾肾两虚、瘀血停滞证，病位在瞳神，病性虚实夹杂，当健脾补肾、化瘀散结，方中菊花、枸杞、女贞子、墨旱莲、石斛滋补肝肾，太子参、茯苓、莱菔子、大腹皮、郁金、广木香、鸡内金、昆布健脾益气，行气消食，软坚散结，兼顾患者胃胀嗳气之症，合欢皮、首乌藤安神助眠，生三七化瘀止血。本病的基本病机是肝脾肾亏、瘀血停滞，本虚标实，虚实夹杂，治疗以健脾补肝益肾、化瘀散结，补虚泻实，标本兼治。

### 案6：云雾移睛（玻璃体混浊）肾虚肝热、痰瘀互结案

胡某，男，23岁，成都患者。

初诊（2010－07－15）：双眼前黑影飘移半年，光线强时明显，曾于空军医院诊断为"双眼玻璃体混浊"。就诊时症见：双眼前黑影飘动，纳眠可，便秘，有时口干，舌红苔薄黄，脉数。眼科检查：右眼视力0.8，左眼视力0.9，右眼玻璃体黑色漂浮物，左眼玻璃体块状飘浮物。诊断为中医：双眼云雾移睛（西医：双眼玻璃体混浊），四诊合参，辨证为肾虚肝热、痰瘀互结。肾虚血瘀，神膏失养、瘀滞而混浊，故眼前黑影飘移。肾虚肝热，津伤肾虚，目失所养，故干涩不适，津不上承，故口干。治以补肾清肝、活血化瘀、软坚散结。

处方：枸杞15g，楮实子15g，女贞子15g，墨旱莲30g，菊花（后下）15g，决明子15g，青葙子15g，茺蔚子15g，丹皮15g，丹参30g，葛根30g，枳壳10g，昆布15g。

7剂，每日1剂。

二诊（2010－07－22）：眼前黑影变淡，视力增加，舌红苔薄黄，脉数。双眼视力1.5，双眼玻璃体混浊变淡变少。诊断同初诊，取得良效，说明辨治准确，此诊守法守方，加郁金10g，活血行气以增强活血化瘀力量。

处方：枸杞15g，楮实子15g，女贞子15g，墨旱莲30g，菊花（后下）15g，决明子15g，青葙子15g，茺蔚子15g，丹皮15g，丹参30g，葛根30g，枳壳10g，昆布15g，郁金10g。

14剂，每日1剂。

**按**：根据患者初诊时四诊情况，辨证为肾虚肝热、痰瘀互结。肾虚血瘀，神膏失养、瘀滞而混浊，故眼前黑影飘移。肾虚肝热，津伤肾虚，目失所养，故干涩不适，津不上承，故口

干。方中枸杞、楮实子、女贞子、墨旱莲滋补肝肾，菊花、决明子、青葙子、茺蔚子清热凉肝明目。丹皮、丹参、葛根活血化瘀。另外，葛根既能生津止渴而治口干，还能升清，使诸药上达目窍。枳壳、昆布行气化痰、软坚散结。决明子润肠通便、枳壳消积导滞以治便秘。二诊守法守方，加郁金活血行气以增强活血化瘀力量。本案在辨证中要把握本病病性属虚实夹杂，以虚为本，实为标，应标本同治，方能取得佳效。

### 案7：云雾移睛（玻璃体混浊）肾虚血瘀、胃气上逆案

白某，男，66岁，成都患者。

初诊（2010 - 09 - 10）：两年前右眼不明原因出现黑影飘动，经药物治疗好转，1月前右眼前再次出现点状黑影飘移，偶有闪光。就诊时症见：右眼前黑影飘移，双眼干涩，畏光，常欲闭眼，不耐久视，痒涩不适，睡眠欠佳，多梦，餐后易胀气，嗳气矢气多，泛酸不明显，偶有便秘，舌红苔薄白，脉细略弦。既往糜烂性胃炎史，酒类、海鲜过敏。眼科检查：双眼视力0.8，右眼玻璃体小片状漂浮物样混浊，其余眼部检查未见明显异常。诊断为中医：右眼云雾移睛（西医：右眼玻璃体混浊），辨证为肾虚血瘀、胃气上逆。治以补肾活血、和胃降逆。

处方：枸杞15g，楮实子15g，墨旱莲20g，丹参20g，葛根20g，茯苓15g，陈皮10g，竹茹15g，法半夏10g，生麦芽20g，菊花15g（后下），黄芩15g，茺蔚子15g，生龙骨25g（包先煎），生牡蛎25g（包先煎）。

14剂，每日1剂。

其他治疗：鱼腥草眼液，双眼每日3次，每次1滴。

二诊（2010 - 09 - 26）：自述右眼黑影淡化，眼部诸症减轻，睡眠好转，服上药后偶便溏、便秘交替，现偶眼痒，胃胀气，晨起有痰，舌红苔薄白，脉细略弦。双眼视力1.0，右眼玻璃体混浊明显变淡变小。诊断同初诊，经治疗后获良效，说明辨治准确，故此诊守法守方。前方去墨旱莲、黄芩、楮实

子，加砂仁、黄连、檀香片，改法半夏为15g。

处方：枸杞15g，丹参20g，葛根20g，茯苓15g，陈皮10g，竹茹15g，法半夏15g，生麦芽20g，菊花15g（后下）、茺蔚子15g，生龙骨25g（包先煎），生牡蛎25g（包先煎），砂仁10g（后下），黄连6g，檀香片10g（后下）。

20剂，每日1剂。

**按**：本病属中医学的"云雾移睛"范畴，病名首见于《证治准绳·杂病·七窍门》。古代医家对其病因虽各执一词，但认为多与肺脾肾、痰瘀互结相关。根据患者初诊时四诊情况，辨证为肾虚血瘀、胃气上逆，治以补肾活血、和胃降逆为主。肾虚血瘀、神膏失养、瘀滞而混浊，故眼前黑影漂移；目珠失养而双眼干涩畏光、常闭眼、不耐久视、痒涩不适；脾失健运，胃气上逆，故餐后易胀气，嗳气矢气多。方中枸杞、楮实子、墨旱莲补肾。丹参、葛根活血。茯苓、陈皮、麦芽、竹茹、法半夏、健脾消食、和胃降逆。龙骨、牡蛎重镇安神。菊花、黄芩、茺蔚子凉肝明目，鱼腥草眼液清热明目，直达病所，以治畏光、干涩之症。初诊获良效，说明辨治准确，故二诊守法守方。因服药后偶便溏、便秘交替，胃胀气，晨起有痰，故前方去墨旱莲、黄芩、楮实子，加砂仁、黄连、檀香片，改法半夏为15g，增加健脾行气、清热除湿化痰之功。本案在辨证中要把握本病病性属虚实夹杂，以虚为本，实为标，应标本同治，方能取得佳效。

### 案8：云雾移睛（玻璃体混浊）脾肾两虚、夹有瘀滞案

银某，女，67岁，成都患者。

初诊（2010-07-01）：左眼黑影飘动1月，未就诊。右眼外伤致失明11年。双眼高度近视史多年。就诊时症见：左眼黑影飘动，眠差，纳食欠佳，二便正常，舌淡有瘀斑，苔白脉弦缓。眼科检查：右眼视力无光感，左眼视力0.8（-7.00D），双眼晶体皮质轻度混浊，右眼瞳孔散大，眼底见视盘苍白，左

眼玻璃体混浊。诊断为中医：1. 左眼云雾移睛，2. 右眼青盲，3. 双眼圆翳内障（西医：1. 左眼玻璃体混浊，2. 右眼外伤性视神经萎缩，3. 双眼年龄相关性白内障），四诊合参，辨证为脾肾两虚、夹有瘀滞。治以健脾补肾、活血化瘀。方中茯苓、白术、山楂、女贞子、墨旱莲、枸杞健脾补肾。丹参、莪术活血化瘀，茺蔚子活血化瘀，配合菊花还能凉肝明目，伸筋草舒筋活络。合欢皮、生牡蛎、首乌藤安神助眠。鱼腥草眼液润泽目珠。

处方：茯苓 15g，白术 15g，山楂 15g，女贞子 15g，墨旱莲 20g，枸杞 15g，丹参 20g，莪术 15g，茺蔚子 15g，菊花 15g（后下），伸筋草 20g，合欢皮 20g，生牡蛎 25g（先煎），首乌藤 30g。

5 剂，1.5 日 1 剂。

其他治疗：鱼腥草眼液 1 支，双眼每日 3 次，每次 1 滴。

二诊（2010 – 07 – 08）：服药后左眼黑影较前缩小，睡眠改善，无其他不适，舌质淡有瘀斑，苔白，脉弦缓。右眼视力无光感，左眼视力 0.9（–7.00D），左眼玻璃体混浊减轻，其余眼部检查同前。辨证同前。因睡眠改善，故前方去合欢皮、生牡蛎，加桑叶益肝凉血明目，怀牛膝补肾明目。

处方：茯苓 15g，白术 15g，山楂 15g，女贞子 15g，墨旱莲 20g，枸杞 15g，丹参 20g，莪术 15g，茺蔚子 15g，菊花 15g（后下），伸筋草 20g，首乌藤 30g，桑叶 15g。

5 剂，1.5 日 1 剂。

其他治疗：鱼腥草眼液，双眼每日 3 次，每次 1 滴。

三诊（2010 – 07 – 24）：左眼前黑影飘动进一步减少，舌质淡有瘀斑，苔白，脉弦缓。右眼视力无光感，左眼视力 1.2（–7.00D），左眼玻璃体混浊进一步减轻。辨证同前，自述左眼前黑影飘动进一步减少，故前方去茺蔚子，加昆布 15g、决明子 15g 以软坚散结、清肝明目，改丹参为 30g 增强活血化瘀之力。

处方：茯苓 15g，白术 15g，山楂 15g，女贞子 15g，墨旱莲20g，枸杞15g，丹参30g，莪术15g，菊花15g（后下），首乌藤30g，桑叶15g，昆布15g，决明子15g。

5剂，1.5日1剂。

其他治疗：鱼腥草眼液，双眼每日3次，每次1滴。

四诊（2010-08-05）：自觉服前方后病情明显好转，眼前黑影变淡、变小，眼部较前舒适，碜涩感消失，但大便不爽，纳可，眠可，舌淡，有瘀斑，苔白，脉弦缓。右眼视力无光感，左眼视力1.5（-7.00D），左眼玻璃体混浊进一步减轻，其余检查同前。辨证同前，因大便不爽，故前方去桑叶改为金银花，加枳壳行气导滞。

处方：茯苓15g，白术15g，山楂15g，女贞子15g，墨旱莲20g，枸杞15g，丹参30g，莪术15g，菊花15g（后下），首乌藤30g，金银花15g，昆布15g，决明子15g，枳壳12g。

10剂，1.5日1剂。

**按**：本患者近觑多年，初诊时见右眼视物不见，左眼黑影飘动，眠差，纳食欠佳，便常，舌质淡有瘀斑，苔白，脉弦缓，辨证为脾肾两虚、夹有瘀滞。脾肾两虚，神膏、晶珠失养，故见神膏、晶珠混浊而眼前黑影飘动。其右眼有明确的外物撞击伤目史，撞击伤目，目系受损，致脉络瘀阻、目窍闭塞而神光泯灭，故目系苍白，发为青盲而视物不见。肾阴虚，心肾不交故见眠差。脾虚失运，故纳食欠佳。舌质淡有瘀斑，苔白，脉弦缓均为脾肾两虚夹有瘀滞之征。治以健脾补肾、活血化瘀。初诊取得较好疗效，说明辨治准确，故复诊均守法守方，随证加减。本案在辨证中要把握本病病位在神膏、目系，病性虚实夹杂，以虚为本，实为标，应标本同治，方能取得佳效。

### 案9：云雾移睛（玻璃体混浊）脾肾两虚、肝热上扰、筋络不舒案

杨某，女，73岁，四川江油人。

初诊（2010-07-13）：患者3⁺年前即出现左眼前黑影遮

挡，3 天前出现右眼前黑影飞舞，遂来我院就诊。就诊时症见：右眼前黑影飞舞，眠差，右侧肩臂痛，易胀气，便秘，舌红苔黄白，脉弦细数。既往有胆囊炎、慢性胃肠炎、支气管炎、骨质疏松史病史。眼科检查：右眼视力 $0.5^{-2}$（$-4.00D$），左眼视力：0.5（$-4.00D$），右眼压 18mmHg，左眼压 16.7mmHg。双眼玻璃体混浊，双眼晶体皮质轻度混浊。诊断为中医：1. 右眼云雾移睛，2. 双眼圆翳内障（西医：1. 双眼玻璃体混浊；2. 双眼年龄相关性白内障），辨证为脾肾两虚、肝热上扰、筋络不舒。治以健脾补肾、清肝明目、舒筋活络。

处方：枳壳 10g，薏苡仁 20g，生麦芽 20g，枸杞 15g，墨旱莲 20g，女贞子 15g，石斛 15g，菊花 15g，黄芩 15g，知母 15g，决明子 15g，桑枝 20g，郁金 15g，首乌藤 30g。

7 剂，2 日 1 剂。

二诊（2010-07-27）：服药后 2 周，眼症稳定，肩臂痛稍轻，胀气减，便秘好转，近日觉心慌气紧，舌红苔黄白，脉弦细数。双眼视力 0.6（$-4.00D$），双眼玻璃体混浊减轻。诊断同初诊，辨证仍为脾肾两虚，治以健脾补肾为主。肾虚，心肾不交而心慌不安。方中茯苓、泽泻、生麦芽、广木香健脾运湿，消食导滞，枸杞、石斛、菟丝子补肾明目。菊花、决明子清肝明目。炒枣仁、柏子仁、首乌藤安神定志，太子参益气，丹参活血养血，以治心慌气紧之证。桔梗载药上行，以达目窍。

处方：茯苓 15g，泽泻 15g，生麦芽 20g，广木香 10g，枸杞 15g，石斛 15g，菟丝子 15g，菊花 15g，决明子 15g，炒枣仁 20g，柏子仁 20g，太子参 20g，丹参 20g，桔梗 10g，首乌藤 30g。

5 剂，1.5 日 1 剂。

三诊（2010-08-05）：服药后双眼前黑影变淡，视物模糊变轻，纳可，眠差，无胃肠胀气，二便调，腿痛，舌暗红苔黄白，脉细数。右眼视力 0.8（$-4.00D$），左眼视力 0.7

（-4.00D），双眼玻璃体混浊减轻。诊断同初诊，辨证仍为脾肾两虚，治以健脾补肾为主，此诊腿疼，故前方加怀牛膝15g、改丹参为25g，增强补肝肾、强筋骨、活血止痛力量。

处方：茯苓15g，泽泻15g，生麦芽20g，广木香10g，枸杞15g，石斛15g，菟丝子15g，菊花15g，决明子15g，炒枣仁20g，柏子仁20g，太子参20g，丹参25g，桔梗10g，首乌藤30g，淮牛膝15g。

15剂，每日1剂。

按：根据患者初诊时症见前黑影飞舞，眠差，右侧肩臂痛，易胀气，便秘，舌红苔黄白，脉弦细数。四诊合参，辨证为脾肾两虚。脾肾两虚，神膏、晶珠失养而混浊，故视物模糊，眼前黑影飘移，脾虚失于健运，故胃肠易胀气，便秘，"胃不和则卧不安"，故眠差，肩臂痛为筋络不舒之征，舌红，脉弦细数为肝热之象。故治以健脾补肾，清肝明目，舒筋活络。方中枳壳、薏苡仁、生麦芽健脾行气、消食导滞。枸杞、墨旱莲、女贞子、石斛补肾明目。菊花、黄芩、知母、决明子清肝明目。桑枝、郁金舒筋活络止痛。首乌藤安神助眠。二、三诊肝热上扰，筋络不舒之势已减，而以脾肾两虚为主要矛盾，治以健脾补肾为主。

**案10：云雾移睛（玻璃体混浊）胆胃不和、痰湿中阻案**

陈某，女，51岁，成都患者。

初诊（2010-04-27）：患者双眼高度近视多年。近四月感双眼前黑影飘动，在外院诊断为"双眼玻璃体混浊"，治疗后效果不明显。就诊时症见：双眼前黑影飘动，眠差，食后不消化，泛酸，胀气腹泻，头痛畏冷，舌质淡红苔白，脉细。眼科检查：右眼视力0.8（-4.00D），左眼视力0.6（-4.00D），双眼玻璃体轻度混浊，网膜豹纹状改变。诊断为中医：双眼云雾移睛（西医：双眼玻璃体混浊），四诊合参，辨证为胆胃不和、痰湿中阻。治以清热祛痰、调和胆胃。

处方：黄连 3g，砂仁 12g，广木香 15g，茯苓 15g，白术 15g，法半夏 12g，竹茹 15g，川芎 10g，炒麦芽 25g，鸡内金 15g，合欢皮 20g，夜交藤 30g，陈皮 5g，生甘草 5g。

5 剂，每日 1 剂。

二诊（2010 - 05 - 05）：近日不慎外感，双眼紧痛，耳心痛，发冷腰痛，咽痛，眠差，呃逆、矢气好转，舌紫黯苔黄腻，脉细。眼部检查同前。四诊合参，辨证为风邪袭表、脾胃虚弱。治以疏散风热、健脾除湿。患者外感风热之邪，风热上犯以致咽痛，卫气郁闭，则微恶风寒，予以金银花、菊花、牛蒡子、板蓝根辛凉透表、清热解毒，荆芥、白芷、川芎散寒祛风，丹皮、赤芍、麦冬滋阴清热，白豆蔻、茯苓、法半夏、竹茹、炒麦芽健脾化痰、温中止泻，夜交藤宁心安神。该患者病情复杂，为体虚之人，常易感冒。脾胃虚弱易生痰湿及泄泻，且阳虚畏冷腰痛，脾胃虚弱为本，然复感风热，故治疗上一方面疏散风热治其标，另一方面健脾除湿以扶正，标本兼顾。

处方：金银花 15g，菊花 15g，牛蒡子 15g，板蓝根 20g，荆芥 15g，白芷 15g，川芎 15g，丹皮 15g，赤芍 15g，麦冬 12g，白豆蔻 15g，茯苓 15g，法半夏 12g，竹茹 15g，炒麦芽 30g，夜交藤 30g。

4 剂，每日 1 剂。

三诊（2010 - 05 - 18）：眼痒不适一周。上周感冒后仍感咽痛，咽干，颈项、背心发冷，下肢发冷，饮食欠差，易胀气，偶冒酸，眠欠佳，二便可，舌淡紫苔薄黄，脉细。右眼视力 1.2（-4.00D），左眼视力 1.0（-4.00D）。诊断、辨治同前，治以疏风解表、理气健脾。

处方：荆芥 12g，防风 12g，牛蒡子 15g，独活 12g，葛根 20g，黄芩 12g，板蓝根 20g，茯苓 15g，枳壳 12g，鸡内金 15g，首乌藤 30g，合欢皮 20g，赤芍 15g，甘草 10g。

5 剂，每日 1 剂。

其他治疗：鱼腥草眼液 1 支，双眼每次 1 滴，1 天 3 次。

四诊（2010-05-28）：眼仍偶痒，畏风，左膝及臂膀仍冷，肛门灼热，仍大便次数多，晨起2~3次，有泡沫，夜间不再惊，小腹时隐痛，仍畏生冷，舌淡红苔黄腻，脉细。双眼视力1.2（-4.00D）。诊断、辨治同前，辨证为表虚不固、外感风寒、脾胃虚弱，治以益气固表、温通经脉、健脾理气。患者体虚之人，脾胃虚弱，腠理不固，常易感冒，黄芪、防风、白术、白芍共奏益气固表、敛阴止汗之功，荆芥祛在表之风邪，茯苓、陈皮、橘核、炒麦芽理气健脾，黄连清在肠之火而止泻，桂枝、川芎、怀牛膝温通经脉、止风湿痹痛，甘草调和诸药。

处方：黄芪20g，防风15g，白术15g，白芍20g，荆芥15g，茯苓15g，陈皮10g，橘核15g，炒麦芽20g，黄连3g，桂枝5g，川芎8g，怀牛膝15g，甘草5g。

4剂，每日1剂。

五诊（2010-06-3）：眼症较前好转，自觉后背冰冷，畏生冷食物，大便次数正常，小腹疼痛较前好转，腰冷痛，眠可，舌淡红苔腻略黄，脉细。右眼视力1.0（-4.00D），左眼视力1.2（-4.00D），玻璃体混浊。诊断同前，辨证为脾肾阳虚证，治以温补脾肾。脾肾阳虚，脾失运化，故畏生冷，肾阳不足，故小腹疼痛，腰冷痛，后背冰冷。

处方：黄芪20g，桂枝5g，羌活12g，独活12g，葛根20g，补骨脂25g，续断15g，杜仲15g，川芎10g，鸡血藤30g，炒麦芽20g，陈皮10g，黄连3g，橘核15g，甘草5g。

5剂，每日1剂。

**按**：本患者初诊为胆胃不和、痰湿中阻。胆胃不和，气机不畅，中焦运化乏力则食少腹泻；清阳不升，故头痛畏冷，浊阴不降故腹胀泛酸；痰扰心神则神昏失眠少寐；痰湿上犯目窍，神膏受病则眼前蚊蝇飞舞。二诊时复感外邪，然患者素体虚弱，故二、三、四诊均一方面解表，一方面扶正；末次就诊外邪已去，辨证为脾肾阳虚，治以温补脾肾治其本。

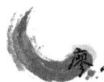

案11：云雾移睛（视网膜静脉周围炎）气滞血瘀、瘀血阻络案

朱某，男，21岁，门诊病人。

初诊（2009 - 09 - 12）：2005年4月患者左眼前出现点状、絮状黑影飘动，在外院诊断为"左眼视网膜静脉周围炎"，予泼尼松等治疗后，黑影消失。半月前患者左眼前再次出现点状、絮状黑影飘动，为求进一步治疗，于今日来我院。就诊时症见：左眼前点状、絮状黑影飘动，眠食可，二便可，舌质淡红苔白，脉沉弦。眼科检查：右眼视力1.2，左眼视力0.1，左眼散瞳后检查，玻璃体内大量细尘状、絮状混浊，但眼底可见，网膜各象限查见血管白鞘及出血。诊断为中医：左眼云雾移睛（西医：左眼视网膜静脉周围炎），此为气滞血瘀所致，法当活血散瘀、凉血止血。方拟生蒲黄汤加减治之。

处方：生蒲黄15g（包煎），赤芍15g，地龙15g，生三七粉3g（冲服），生牡蛎25g（包煎），花蕊石15g，黄芩15g，生地15g，丹皮15g，地骨皮20g，墨旱莲30g，茜草15g，白蔹15g，白及15g。

5剂，每日1剂。

二诊（2009 - 09 - 17）：自述服药后左眼前点状黑影飘动明显减少，视力明显提高，食眠可，二便常，舌脉同前。右眼视力1.2，左眼视力0.5，左眼散瞳后检查，玻璃体内细尘状、絮状混浊减轻，眼底清晰度增加，网膜各象限查见血管白鞘及出血。辨证、治法同前。仍拟生蒲黄汤加减治之。因其眼前点状黑影明显减少，故改地龙、生牡蛎为昆布以减轻活血散瘀之力，加楮实子滋补肝肾以扶正。

处方：生蒲黄15g（布包），赤芍15g，生三七粉3g（冲服），花蕊石15g，黄芩15g，生地15g，丹皮15g，地骨皮20g，墨旱莲30g，茜草15g，白蔹15g，白及15g，昆布15g，楮实子15g。

14剂，每日1剂。

三诊（2009 - 09 - 30）：自述服药后无特殊不适，左眼前点状黑影基本消失，食眠可，二便常，舌脉同前。右眼视力1.2，左眼视力1.0，左眼散瞳后检查，玻璃体内少许细尘状混浊，眼底清晰，网膜各象限查见血管白鞘，出血消失。继用上方7剂巩固疗效。

**按**：本案所患为视网膜静脉周围炎。视网膜静脉周围炎是一种多发于青壮年男性的主要累及视网膜静脉的眼病。主要表现为反复发作，严重影响视力，后期常因并发增殖型视网膜脱离、新生血管性青光眼而失明，属眼科疑难病、致盲眼病之一，其发病机制和确切病因尚不明了，至今缺乏有效治疗办法。本病类似于中医学"云雾移睛"范畴，病名见于《证治准绳·杂病·七窍门》，书中对其症状进行了形象的描述，说："自见目外有如蝇蛇、旌、蛱蝶、条环等状之物，色或青黑粉白微黄者，在眼外空中飞扬缭乱。仰视则上，俯视则下。"后世医家多有发展，认为本病病机有虚有实，虚则多肝肾亏损、气血亏虚，目窍失养；实则或因痰湿、湿热浊气上犯，目中清纯之气被扰，或因气滞血瘀，瘀血阻络，血溢络外，灌于神膏而致；也有阴虚火旺，虚实夹杂者。本案患者患病以后，情志不舒，肝郁气滞，气滞血瘀，目络瘀阻，血不循经，溢于脉外，泛于视衣，故见眼底出血，出血量大，向前灌于神膏，遮挡神光发越，故眼前黑影飘动、视物模糊。因此本病可辨为气滞血瘀，病位在瞳神，病性属实，治疗当活血散瘀、凉血止血。方选生蒲黄汤加减。本案在辨证中要把握基本病机特点是"气滞血瘀"，病性属实，虽出血量大，灌于神膏而见暴盲，也不可见血止血，应根据其出血的原因为"瘀血阻络，血不循经，溢于脉外"而活血散瘀为主，从而达到止血的目的。二诊时瘀血已散大半，故减轻活血散瘀力量，加楮实子滋补肝肾以扶正。充分体现了廖老"攻不伤正"的学术思想。

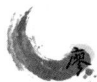

# 瞳神紧小、干缺（葡萄膜炎）

## 一、辨治经验

瞳神紧小是黄仁（虹膜）受邪，以瞳神持续缩小，展缩不灵为主要临床症状的眼病。又名瞳神焦小、瞳神缩小，瞳神细小及肝决等。瞳神紧小失治误治，致瞳神与其后晶珠黏着，边缘参差不齐，失去正圆为临床特征的眼病称瞳神干缺，又名瞳神缺陷，本病还易发生并发症，较为常见的有晶珠混浊，视力下降，以致失明。瞳神紧小、瞳神干缺类似于西医的前葡萄膜炎，瞳神紧小类似于急性前葡萄膜炎，瞳神干缺类似于慢性前葡萄膜炎，而西医的后部葡萄膜炎则根据其临床特征归属于中医"云雾移睛"、"视瞻昏渺"、"暴盲"等范畴，临床上，亦有前后葡萄膜同时发炎者为全葡萄膜炎。前、后葡萄膜炎及全葡萄膜炎在病因病机方面大致相似，在《原机启微·强阳抟实阴之病》中说"足少阴肾为水，肾之精上为神水，手厥阴心包络为相火，火强抟水，水实而自收，其病神水紧小"，临证时病因病机较为复杂，结合临床总结如下：肝经风热或肝胆火邪循经上犯黄仁，黄仁肿胀，展而不缩发为本病；惧患风湿，或风湿郁而化热，熏蒸黄仁而致；久病伤阴，肝肾阴亏，虚火上炎，黄仁失养，更因虚火煎灼，黄仁或展而不缩为瞳神紧小，或展缩失灵，与晶珠粘着而成瞳神干缺，此外，亦可因某些眼病病邪深入或外伤损及黄仁而成本病。

廖老认为，蜀地域处盆地，潮湿闷热，且川人多嗜辛辣，"葡萄膜炎"惧患湿热生病者十之参半，然湿热蕴结于里，热邪易耗气伤津，湿邪易阻遏气机，故清热除湿之时，也要考虑固护气阴、脾胃，后期兼以补益肝肾，体现了廖老处顾护人体正气的学术思想。另外，廖老对葡萄膜炎撤激素与炎症反复的治疗有独特的见解，她认为，撤激素时，患者全身症状往往与肾虚证表现相关，其中以偏肾阳虚者较多。因此，在中医辨证治疗时，酌情选加补肾阴、肾阳之品（如枸杞、女贞子、菟丝子、淫羊藿、巴戟天），有利于撤减激素，减轻或减少炎症反复。此外，有风湿者，酌情选加祛风湿，通经络药物（如汉防己、豨莶草）。兼水湿停滞者，酌情选加实脾利水、温阳利水或活血利水药（如茯苓、薏苡仁、黄芪、白术、茺蔚子、泽兰）也有助于撤减激素，减轻或减少炎症反复。

## 二、病案举例

### 案1：瞳神紧小（右眼虹膜睫状体炎）湿热内蕴案

许某，男，25岁，学生，成都患者。

初诊（2008-07-30）：右眼虹膜炎复发3[+]天。5年前首次发生"右眼虹膜炎"，其后复发5、6次。近3天来病情又有反复，为求进一步诊治，今日来我院。就诊时症见：右眼红痛，视物模糊，饮食欠佳，消化不良，食后嗝气，眠差，入睡难，梦多，便秘1-2天/次，小便长，手足心发热，出汗，舌红有裂纹，苔黄白、花剥，脉滑数。眼科检查：右眼视力0.6（-4.50D），左眼视力0.8（-3.50D），右眼睫状充血，角膜后下方细尖状KP（++），房水光（+），瞳孔药物性散大4-5mm，诊断为中医：右眼瞳神紧小（西医：右眼虹膜睫状体炎），辨证为湿热内蕴，治以清热利湿、养肝明目。

处方：金银花15g（后下），板蓝根20g，黄芩15g，茺蔚子15g，青葙子15g，丹皮15g，赤芍15g，茯苓15g，汉防己15g，薏苡仁20g，墨旱莲30g，煅龙骨30g（包煎），首乌藤30g，广木香15g，陈皮10g。

6剂，每日1剂。

其他治疗：典必殊、双氯酚酸钠、复方托吡卡胺右眼每日3次，每次1滴。

医嘱：清淡饮食。

二诊（2008-08-06）：自述晨起觉右眼角微发红，食眠较前好转，大小便可，手足心仍有发热出汗，舌质红苔黄白，脉滑数。双眼视力 1.0（右：-4.50D，左 -3.50D），右眼结膜轻度充血，KP（-），房水光（-），瞳孔约 4mm，余（-）。诊断同前，仍辨证为肝胆湿热，治以清热利湿、养肝明目。而湿邪最易困阻脾阳，使脾胃运化失常，水湿停滞加重则湿热愈甚，湿热更加扰动心神而失眠，故在原方中加煅牡蛎镇静安神，加大茯苓剂量为 20g，以健脾利湿。

处方：金银花 15g（后下），板蓝根 20g，黄芩 15g，茺蔚子 15g，青葙子 15g，丹皮 15g，赤芍 15g，茯苓 20g，汉防已 15g，薏苡仁 20g，墨旱莲 30g，煅龙骨 30g（包煎），首乌藤 30g，广木香 15g，陈皮 10g，煅牡蛎 30g（包煎）。

6 剂，每日 1 剂。

**按：** 初诊时症见右眼红痛，视物模糊，饮食欠佳，消化不良，食后嗳气，眠差，入睡难，梦多，便秘 1~2 天/次，小便长，手足心发热，出汗，舌红有裂纹，苔黄白、花剥，脉滑数。四诊合参，辨证为湿热内蕴。湿热循经上犯清窍，邪热灼伤黄仁，以致黄仁展而不缩，瞳神紧小而发眼病。湿热中阻，脾胃受困，清阳不升，湿浊上泛，则纳呆嗳气。热扰心神则失眠多梦。湿热阻遏大肠则气机阻滞，腑气不通，故便秘溲多。湿热蒸腾津液于外则出汗。湿热伤阴则手足心热。舌红有裂纹，苔黄白、花剥，脉滑数均为湿热蕴结于里，伤及津液的表现。二诊因湿邪最易困阻脾阳，使脾胃运化失常，水湿停滞加重则湿热愈甚，湿热更加扰动心神而失眠，故在原方中加煅牡蛎镇静安神，加大茯苓剂量为 20g，以健脾利湿。

### 案 2：瞳神紧小（右眼虹膜睫状体炎）湿热内蕴案

廖某，男，44 岁，职员，成都患者。

初诊（2009-07-03）：右眼发红 1[+]月，西医院予以普拉洛芬点眼，有所好转。2008 年曾于省医院诊断为右眼虹膜睫状体炎。就诊时症见：右眼发红，口苦口臭，食眠可，大便常，溲黄，舌紫暗苔黄白腻，脉弦。眼科检查：双眼视力0.8，右眼结膜充血（＋＋），角膜透明，角膜后壁可见细尘状 KP（＋＋），下方为甚，前房可见浮游细胞，房水光（＋），瞳孔正圆，对光反射尚可，晶体前囊色素附着。诊断为中医：右眼瞳神紧小（西医：右眼虹膜睫状体炎），辨证为湿热内蕴，治以清热除湿、凉肝明目。

处方：龙胆泻肝汤加减。

金银花15g（后下），龙胆草15g，黄芩15g，炒栀子15g，柴胡15g，车前草30g，丹皮15g，赤芍20g，茺蔚子15g，青葙子15g，佩兰15g，汉防己15g，泽泻15g，白茅根30g，甘草6g。

6剂，每日1剂。

其他治疗：托吡卡胺、普拉洛芬眼液，右眼每日3次，每次1滴。

二诊（2009－07－10）：视力增加，口苦消失，纳眠可，大便稀溏，小便尚可，舌紫暗苔黄白，脉弦。双眼视力1.2，右眼结膜充血、角膜后壁细尘状及浮游细胞消失，房水光（－），瞳孔正圆，对光反射灵敏，晶体前囊色素附着。诊断、辨证同前，治以清热除湿。前方去白茅根、甘草、龙胆草、炒栀子，加车前子15g 以利水渗湿。

处方：金银花15g（后下），黄芩15g，柴胡15g，车前草30g，丹皮15g，赤芍20g，茺蔚子15g，青葙子15g，佩兰15g，汉防己15g，泽泻15g，车前子15g。

7剂，每日1剂。

其他治疗：托吡卡胺、普拉洛芬眼液，右眼1日1次，每次1滴。

**按**：患者初诊时右眼发红，食眠可，口苦口臭，大便常，溲黄，舌紫暗苔黄白腻，脉弦。四诊合参，辨证为湿热内蕴。湿热循经上犯于目，故目赤，湿热熏蒸黄仁，则神水混浊而KP（＋），房水光（＋）。湿热困脾，浊气不降，清气不升，

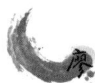

故口苦口臭，湿热下注则溲黄，舌紫暗苔黄白腻，脉弦均为湿
热内蕴的表现。治以清热利湿、凉肝明目。病位在黄仁。方中
黄芩、龙胆草、炒栀子、车前草、佩兰、汉防己、泽泻清热除
湿，柴胡疏泄肝胆，有助湿运，茺蔚子、金银花、青葙子凉肝
明目，丹皮、赤芍凉血退赤，白茅根引热下行，甘草调和诸
药。复诊视力增加，口苦消失，纳眠可，大便稀溏，小便尚
可。辨证同前，故前方去白茅根、甘草、龙胆草、炒栀子，加
车前子15g以利水渗湿。

## 案3：云雾移睛（双眼葡萄膜炎）湿热内蕴案

李某，女，77岁，门诊病人。

初诊（2009 - 07 - 18）：双眼葡萄膜炎3⁺年，双眼白内
障术后2⁺年，视力下降明显，一直口服泼尼松治疗。就诊时
症见：双眼视物不清，眼前黑影飘移，饮食尚可，眠差，不服
通便药则便秘，小便正常，口干苦，反复口腔溃疡，舌红苔黄
腻，脉弦。眼科检查：右眼视力光感，左眼视力手动/眼前，
双眼轻度睫状充血，房水光（±），双眼瞳孔直径约3mm，对
光反射迟钝，双眼人工晶体在位，玻璃体混浊，右眼底窥不
清，左眼底网膜水肿渗出。诊断为中医：双眼云雾移睛（西
医：双眼葡萄膜炎），此为湿热内蕴所致，法当清热除湿、凉
血止血。

处方：菊花15g（后下），炒栀子15g，黄芩15g，决明子
15g，柴胡15g，郁金15g，苍术15g，佩兰15g，墨旱莲30g，
首乌藤30g，白茅根30g，丹皮15g，山楂15g，炒枣仁20g。

5剂，每日1剂。

其他治疗：泼尼松20mg，晨起口服，每日1次。

二诊（2009 - 07 - 23）：自觉口干苦臭，心烦，眠差，便
秘，脘痞腹胀，舌红边有溃疡、中间裂纹，脉弦数。其余眼科
检查同初诊。辨证仍为湿热内蕴，因湿热之势未减，故此诊一
则加强清利湿热力量，二则消食导滞、利尿，使湿热从二便而

出，为防伤阴，故加花粉、石斛养阴清热生津，另外，加强安神助眠力量。

处方：炒栀子 12g，黄芩 15g，决明子 20g，黄柏 15g，郁金 15g，苍术 15g，枳壳 15g，山楂 20g，槟榔片 15g，白茅根 30g，石斛 20g，炒枣仁 30g（碎），首乌藤 30g，合欢皮 20g。

3 剂，每日 1 剂。

三诊（2009-07-25）：自觉服前方两剂 4 次，全身情况明显好转，视力好转，口干口臭，便秘，脘痞腹胀消失，昨日曾有短时阵性眼前阴影飞舞，舌红边有溃疡、中间裂纹，脉弦数。右眼视力光感增强，左眼视力 0.05，双眼睫状充血消失，房水光（-），双眼玻璃体混浊减轻，左眼水肿、渗出减轻，其余眼部检查同二诊。辨证仍为湿热内蕴，前方去黄芩改花粉为 30g，加黄连 5g、佩兰 15g 加强清热利湿化浊之力。

处方：炒栀子 12g，决明子 20g，黄柏 15g，郁金 15g，苍术 15g，枳壳 15g，山楂 20g，槟榔片 15g，白茅根 30g，石斛 20g，炒枣仁 30g（碎），首乌藤 30g，合欢皮 20g，花粉 30g，黄连 5g，佩兰 15g。

5 剂，每日 1 剂。

其他治疗：泼尼松 20mg，晨起口服，每日 1 次。

四诊（2009-08-01）：服药后腹泻 2~3 次/天，饮食尚可，腹胀、口苦臭、心烦、眠差症状已消失，舌红中裂苔黄腻花剥，脉弦滑略数。右眼视力 HM/15cm，左眼视力 0.15，其余眼部检查同三诊。辨证仍为湿热内蕴，然视衣（视网膜）属肝肾，现邪去过半，宜兼以补益肝肾，且撤激素时，亦宜补肾以助撤减而病不反复。

处方：菊花 15g（后下），黄芩 15g，决明子 15g，苍术 15g，茯苓 15g，大腹皮 15g，枳壳 15g，山楂 20g，石斛 30g，丹皮 15g，炒枣仁 20g（碎），首乌藤 30g，天麻 15g（先煎），枸杞 15g。

5 剂，每日 1 剂。

其他治疗：泼尼松减至15mg，晨起口服，每日1次。

**按**：葡萄膜炎，属于中医"瞳神紧小、瞳神干缺"、"视瞻昏渺"、"云雾移睛"等范畴。本案以眼前黑影飘移为主要发病特征，属"云雾移睛"。患者素体阳盛，内蕴热邪，外感湿邪，湿热相搏，循经上犯于目，故目赤，湿热熏蒸黄仁，黄仁肿胀，展而不缩而成瞳神紧小，湿热熏蒸神膏则神膏混浊，神光发越不利而视物不清，热扰心神则失眠，湿热困脾，浊气不降，清气不升，故则口干苦、口疮频频，湿热阻滞肠腑气机，则便秘，舌红苔黄腻，脉弦均为湿热内蕴的表现。综上所述，证属湿热内蕴，治以清热除湿。方中菊花、决明子，用以清肝胆邪热；黄芩、炒栀子清热除湿，栀子还可泻火除烦，苍术、佩兰，健脾燥湿化湿；山楂消食散瘀；柴胡、郁金疏肝行气以助湿去热出；白茅根、丹皮清热凉血；炒枣仁养心安神，佐以墨旱莲、首乌藤养肝肾之阴，以防伤阴；全方共凑清热除湿之功。其余各诊均在此基础上随症加减。本病在治疗过程中须掌握本病病性属实，湿热蕴结于里，然热邪易耗气伤津，湿邪易阻遏气机，故清热除湿之时，也要考虑固护气阴、脾胃，后期兼以补益肝肾，体现了廖老处处顾护人体正气的学术思想。

### 案4：视瞻昏渺（双眼葡萄膜炎）湿热蕴结案

吴某，男，22岁，学生，成都患者。

初诊（2008-08-27）：双眼视力下降，视物模糊2月余。近2月来双眼视力下降，视物模糊，曾在省人民医院诊断为"双眼葡萄膜炎"，住院20余天，静滴阿昔洛韦、更昔洛韦、地塞米松后明显好转，现改为泼尼松20mg，晨起口服，每日1次。为求进一步诊治，今日来我院。就诊时症见：双眼视物模糊，轻触发梢则头痛，舌质红苔薄白，脉弦细数。眼科检查：双眼视力0.1（矫正），双眼瞳孔药物性散大，玻璃体轻度混浊，双眼视网膜散在渗出斑，后极部网膜水肿，视盘充血、边界模糊。诊断为中医：双眼视瞻昏渺（西医：双眼葡萄膜炎），辨证为湿热蕴结，治以清热利湿、活血通络。然视衣、目系属肝肾，故兼以补益肝肾以扶正固本，且有助于撤减激素时病情不反复。

处方：金银花 15g（后下），板蓝根 30g，黄芩 20g，桑白皮 20g，猪苓 15g，泽泻 15g，汉防己 15g，泽兰 15g，川芎 15g，地龙 15g，葛根 20g，丹参 20g，墨旱莲 30g，枸杞 20g，楮实子 20g，甘草 10g。

5 剂，每日 1 剂。

其他治疗：继续按医嘱递减激素，泼尼松减为 15mg，晨起口服，每日 1 次。

医嘱：饮食清淡。

二诊（2008 - 09 - 03）：自觉服药后眼症稍好转，头痛减轻，舌尖红苔薄白，脉细数。右眼视力 $0.1^{+1}$，左眼视力 0.2，余同前。诊断、辨证、治法同前，此诊去甘草，改楮实子为菟丝子，加陈皮健脾行气以补而不滞。

处方：金银花 15g（后下），板蓝根 30g，黄芩 20g，桑白皮 20g，猪苓 15g，泽泻 15g，汉防己 15g，泽兰 15g，川芎 15g，地龙 15g，葛根 20g，丹参 20g，墨旱莲 30g，枸杞 20g，菟丝子 15g，陈皮 5g。

5 剂，每日 1 剂。

其他治疗：泼尼松减至 10mg，晨起口服，每日 1 次。

医嘱：慎劳累，避免辛辣刺激发物。

三诊（2008 - 09 - 10）：自觉视力好转，头痛已不明显，舌尖红苔白，脉细数。右眼视力 $0.3^{-1}$，左眼视力 0.4，双眼视盘充血、视网膜水肿渗出减轻。诊断同前，辨证为湿热蕴结伤阴，治以清热利湿、佐以滋阴。湿热最易困阻脾胃，且湿邪极易困遏阳气，故加大葛根用量为 30g，既可清阳明经之热，又可生发阳气，水湿得阳气鼓动而化行，湿去则热孤，另外葛根还有生津之效，可解湿热伤阴之虞。

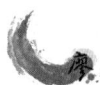

处方：金银花 15g（后下），板蓝根 30g，黄芩 20g，桑白皮 20g，猪苓 15g，泽泻 15g，汉防己 15g，泽兰 15g，川芎 15g，地龙 15g，葛根 30g，丹参 20g，墨旱莲 30g，枸杞 20g，菟丝子 15g，陈皮 5g。

5 剂，每日 1 剂。

四诊（2008 - 09 - 17）：自觉眼症进一步好转，舌质红苔薄白，脉细数。右眼视力 0.6（针孔），左眼视力 0.5$^{+3}$（针孔），双眼视盘充血、视网膜水肿渗出进一步减轻。其余同前。诊断、辨证、治法同前。继用前方。

处方：金银花 14g（后下），板蓝根 30g，黄芩 20g，桑白皮 20g，猪苓 15g，泽泻 15g，泽兰 15g，地龙 15g，汉防己 15g，川芎 15g，枸杞 20g，菟丝子 15g，墨旱莲 30g，葛根 30g，丹参 25g，陈皮 5g。

5 剂，每日 1 剂。

其他治疗：泼尼松减为 5mg，晨起口服，每日 1 次。

五诊（2008 - 09 - 25）：双眼视物明显清晰，全身无特殊不适，舌质红苔薄白，脉细数。右眼视力 0.8（针孔），左眼视力 0.8$^{+3}$（针孔），双眼视盘充血、视网膜水肿渗出已不明显。继用前方 7 剂巩固疗效。

**按：**初诊时患者症见双眼视物模糊，轻触发梢则头痛，舌质红苔薄白，脉弦细数。眼部检查玻璃体（神膏）轻度混浊，双眼视网膜（视衣）散在渗出斑，后极部网膜水肿，视盘（目系）充血、边界模糊。患者素体阳盛，内蕴热邪，外感湿邪，湿与热搏结于里，上犯清窍，湿热灼伤黄仁、神膏，则瞳神紧小、神膏混浊，神光发越失常，以致视物模糊。湿热熏蒸视衣（视网膜）、目系（视盘）则视衣渗出水肿、目系充血。湿热蒸迫，蒙蔽清窍，经络不畅故轻触发梢则头痛。脉弦细数则为湿热蕴结阴伤的表现。治以清热利湿，活血通络。然视衣、目系属肝肾，故兼以补益肝肾以扶正固本。二、三、四诊随证加减。

**案5：瞳神紧小（双眼虹膜睫状体炎）肝经风热、脾虚食滞案**

刘某，女，6岁，门诊病人。

初诊（2009－07－30）：3天前患者无明显诱因双眼红赤，疼痛，视力下降，在当地医院诊为"双眼虹膜睫状体炎"，予以阿托品、典必殊眼液治疗后缓解，为求进一步治疗，今日来我院。就诊时症见双眼红赤、疼痛、视物模糊，纳少偏食，多口疮，头汗多，多梦，便秘，2～3日1行，小便可，形体瘦小，舌尖红苔白，脉数。眼科检查：双眼视力0.8，双眼KP（＋），房水光（＋），瞳孔药物性散大6mm，右眼瞳孔3、6、9、11、12点钟位点状后粘连，左眼瞳孔6点钟位点状后粘连，双眼视网膜反光增强。诊断为中医：双眼瞳神紧小（西医：双眼虹膜睫状体炎），此为肝经风热、脾虚食滞所致，治以疏散肝经风热、健脾消食导滞。

处方：金银花12g（后下），黄芩12g，天花粉12g，茺蔚子12g，决明子15g，青葙子10g，汉防己10g，茯苓10g，枳壳6g，山楂15g，莱菔子15g，浮小麦20g，煅龙骨15g（布包先煎），煅牡蛎15g（布包先煎）。

8剂，2日1剂。

二诊（2009－08－17）：诸症改善，舌尖红苔白，脉数。双眼视力1.5，双眼KP（－），房水光（－），瞳孔药物性散大6mm直径，其余检查同前。辨证治法同初诊。初诊方去黄芩、汉防己，加胡黄连10g、女贞子10g，胡黄连用以清热燥湿、消疳化积，女贞子用以清肝明目。

处方：金银花12g（后下），花粉12g，茺蔚子12g，决明子15g，青葙子10g，茯苓10g，枳壳6g，山楂15g，莱菔子15g，浮小麦20g，煅龙骨15g（布包先煎），煅牡蛎15g（布包先煎），胡黄连10g，女贞子10g。

5剂，2日1剂。

三诊（2009－08－27）：左眼角发痒，汗减，食增，大便畅，舌尖红苔白，脉数。右眼视力1.2，左眼视力1.0，双眼KP（-），房水光（-），瞳孔点状后粘连消失，眼底正常。辨证治法同二诊。二诊方去胡黄连、青葙子、煅龙骨，加菊花12g、枸杞子10g、莪术10g。菊花用以疏风散热、益阴平肝，枸杞子用以补益肝肾、养血明目，莪术用以行气、消积。

处方：金银花12g（后下），花粉12g，茺蔚子12g，决明子15g，茯苓10g，枳壳6g，山楂15g，莱菔子15g，浮小麦20g，煅牡蛎15g（布包先煎），女贞子10g，菊花12g，枸杞子10g，莪术10g。

10剂，2日1剂。

四诊（2009-09-17）：眼症稳定，轻微咳嗽、咯少许黄痰，舌尖红苔白，脉数。双眼视力1.5，眼部检查无异常。在三诊方药的基础上去茺蔚子、决明子、山楂，加槟榔片10g，鸡内金20g，隔山消15g，枸杞增为15g，槟榔片用以消积理脾、清热通便，鸡内金、隔山消用以健脾消食开胃，枸杞子用以补益肝肾、养血明目。

处方：金银花12g（后下），花粉12g，茯苓10g，枳壳6g，莱菔子15g，浮小麦20g，煅牡蛎15g（布包先煎），女贞子10g，菊花12g，枸杞子15g，莪术10g，槟榔片10g，鸡内金20g，隔山消15g。

5剂，2日1剂。

**按：**虹膜睫状体炎属于中医"瞳神紧小"、"瞳神干缺"范畴。指因病变累及黄仁而引起的瞳神紧缩变小、萎缩失灵之症。肝与本病有着十分密切的关系。《素问》中说"东方青色，入通于肝，开窍于目，藏精于肝"。五脏六腑之中，肝与目的关系最为密切。"目为肝之窍"，"肝受血而能视"，"肝气通于目，肝和则目能辨五色矣"。通观十二经脉，唯有足厥阴肝经本经直接上连目系。根据五轮学说，黄仁（相当于虹膜、睫状体）应划为风轮，在脏也属肝，故黄仁病变多从肝论治。然患儿素体脾胃虚弱，失于健运，故纳少偏食，脾虚不运，食滞中焦，阻滞气机，则大便多日不行，食积化热而口疮频生，胃不和则卧不安，故眠差多梦，脾胃虚弱，气血生化乏源，形体肌肉失养，故形体瘦小。正气虚弱，难以抗邪，时值盛夏，复感风热，致肝经风热壅盛，循经上犯黄仁、黑睛而双目红赤、疼痛、视物模糊，综上所述，辨证为肝经风热、脾虚食滞证，治以疏散肝经风热、健脾消食导滞。方中金银花清热泻火、退赤，黄芩清少阳经之热邪，天花粉清热生津，茺蔚子活血、凉肝明目，决明子平肝清热祛风，青葙子祛风热，清肝火，汉防己利水清热，茯苓、枳壳、山楂、莱菔子以健脾消食导滞，浮小麦敛汗除热，煅龙骨、煅牡蛎镇静安神助眠，全方共奏疏散肝经风热、健脾消食导滞之功。二、三、四诊均在此基础上随症加减。本病在治疗过程中，要掌握脾虚食滞，正气虚弱为本，复感风热，循经上犯于目，肝经风热为标，治疗时应疏散肝经风热、健脾消食导滞，标本兼治。

### 案6：瞳神干缺（陈旧性葡萄膜炎）肝肾阴虚、虚火上炎案

刘某，女，64岁，退休，成都患者。

初诊（2009-03-28）：双眼视物模糊10年，近1年来双眼视物模糊加重，在外院诊断为"双眼白内障术后"、"陈旧性葡萄膜炎"，治疗后疗效不佳，今日来我院。就诊时症见：双眼视物模糊，夜间醒来汗多，耳背蝉鸣，睡眠欠佳，纳可，便常，手足心热，阵热上冲，舌红苔薄黄少津，脉弦。眼科检查：右眼视力0.1（-4.00D），左眼视力0.8$^{+3}$（-4.00D），双眼人工晶体在位，双眼玻璃体絮状混浊，小瞳下右眼黄斑区陈旧病灶，左眼底（瞳孔1mm）欠清，黄斑中心凹光反射欠清。诊断为中医：1.双眼视瞻昏渺，2.双眼圆翳内障术后，3.双眼云雾移睛（西医：1.双眼陈旧性葡萄膜炎，2.双眼白内障术后，3.双眼玻璃体混浊），辨证为肝肾阴虚、虚火上炎，治以滋阴降火、平肝明目。

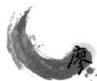

处方：菊花 15g（后下），黄芩 15g，天麻 15g（先煎），石决明 25g（先煎），枸杞 15g，茯苓 15g，知母 15g，川芎 12g，夜交藤 30g，墨旱莲 30g，浮小麦 20g，地骨皮 20g，昆布 15g。

5 剂，每日 1 剂。

医嘱：注意饮食清淡，勿劳累。

二诊（2009 - 04 - 11）：食用海带、昆布等不适，咽干痛，舌红苔薄黄少津，脉弦。右眼视力 0.1（-4.00D），左眼视力 0.8$^{+3}$（-4.00D），双眼部检查同前。诊断、辨证、治法同前。此诊在原方基础上加入连翘、丹皮、丹参、生地，以加强清热凉血活血之功，同时可生津止咽痛。

处方：菊花 15g（后下），黄芩 15g，天麻 15g（先煎），石决明 25g（先煎），枸杞 15g，茯苓 15g，知母 15g，川芎 12g，夜交藤 30g，墨旱莲 30g，浮小麦 20g，地骨皮 20g，昆布 15g，连翘 15g，丹皮 15g，丹参 20g，生地 15g。

5 日，每日 1 剂。

三诊（2009 - 04 - 18）：睡眠时好时坏，口咽干微痛，二便可，舌红苔薄黄少津，脉弦。右眼视力 0.1（-4.00D），左眼视力 0.8$^{+3}$（-4.00D），双眼部检查同前。诊断同前，仍辨证为肝肾阴虚、虚火上炎。治以滋补肝肾、利咽安神。在前方基础上加金银花、板蓝根、龙骨、牡蛎以清利咽喉、镇静安神。

处方：菊花 15g（后下），黄芩 15g，天麻 15g（先煎），石决明 25g（先煎），枸杞 15g，茯苓 15g，知母 15g，川芎 12g，夜交藤 30g，墨旱莲 30g，浮小麦 20g，地骨皮 20g，昆布 15g，连翘 15g，丹皮 15g，丹参 20g，生地 15g，金银花 15g（后下），板蓝根 20g，生龙骨 25g（包煎），生牡蛎 25g（包煎）。

5 剂，每日 1 剂。

四诊（2009 - 04 - 25）：咽已不痛，眼痒，舌红苔薄黄少津，

脉弦。右眼视力0.1（-4.00D），左眼视力0.8（-4.00D），双眼
玻璃体混浊减轻。其余检查同前。诊断、辨证、治法同前。仍辨
证为肝肾阴虚、虚火上炎，而风热上扰则目痒，故方中加入一味
刺蒺藜，以达疏风止痒之目的。

处方：菊花15g（后下），黄芩15g，天麻15g（先煎），
石决明25g（先煎），枸杞15g，茯苓15g，知母15g，川芎
12g，夜交藤30g，墨旱莲30g，浮小麦20g，地骨皮20g，昆布
15g，连翘15g，丹皮15g，丹参20g，生地15g，金银花15g
（后下），板蓝根20g，生龙骨25g（包煎），生牡蛎25g（包
煎），刺蒺藜20g。

5剂，每日1剂。

其他治疗：珍珠明目液，每日3次，每次1滴。

五诊（2009-06-13）：眼前时有条状遮挡感，舌红苔薄
黄少津，脉弦。右眼视力0.2（-4.00D），左眼视力0.8（-
4.00D），双眼玻璃体混浊进一步减轻，其余检查同前。诊断、
辨证、治法同前。仍辨证为肝肾阴虚、虚火上炎。肝经之热上
犯于目，灼损阴精，瞳神失养，波及神膏则神膏混浊，故加桑
白皮、夏枯草以清肝明目。

处方：菊花15g（后下），黄芩15g，天麻15g（先煎），
石决明25g（先煎），枸杞15g，茯苓15g，知母15g，川芎
12g，夜交藤30g，墨旱莲30g，浮小麦20g，地骨皮20g，昆布
15g，连翘15g，丹皮15g，丹参20g，生地15g，金银花15g
（后下），板蓝根20g，生龙骨25g（包煎），生牡蛎25g（包
煎），刺蒺藜20g，桑白皮15g，夏枯草20g。

5剂，每日1剂。

六诊（2009-07-11）：自觉眼前仍有条状遮挡感，视物模
糊，偶有眼胀及耳鸣，食眠可，便常，口干，舌质暗红苔黄，
脉弦细。右眼视力0.3（-4.00D），左眼视力0.8（-4.00D），
双眼玻璃体轻度混浊。右眼底同前。诊断同前，辨证为肝肾阴
虚夹瘀，治以滋阴降火、平肝明目、佐以活血化瘀。

处方：桑叶 15g，菊花 15g（后下），夏枯草 20g，天麻 15g（先煎），枸杞 15g，知母 15g，生地 15g，葛根 20g，墨旱莲 30g，首乌藤 30g，丹参 20g，怀牛膝 15g，生牡蛎 30g（包煎），山楂 20g。

7 剂，每日 1 剂。

七诊（2009 - 07 - 18）：自述眼胀、耳鸣症状已明显改善，食眠可，二便常，口微干，舌质暗苔薄白，脉弦。右眼视力 0.4（-4.00D），左眼视力 0.9（-4.00D），双眼玻璃体轻度混浊。诊断、辨证、治法同前。前方改葛根为 30g、丹参为 30g，增强活血化瘀力量，加白茅根 20g 则无活血出血之虞。

处方：桑叶 15g，菊花 15g（后下），夏枯草 20g，天麻 15g（先煎），枸杞 15g，知母 15g，生地 15g，葛根 30g，墨旱莲 30g，首乌藤 30g，丹参 30g，怀牛膝 15g，生牡蛎 30g（包煎），山楂 20g，白茅根 20g。

5 剂，每日 1 剂。

八诊（2009 - 08 - 01）：眼症稳定，胃胀，食眠可，二便常，口不干，舌质暗苔薄黄，脉弦。右眼视力 0.6（-4.00D），左眼视力 0.9（-4.00D），双眼玻璃体轻度混浊，右眼黄斑区陈旧病灶，左眼黄斑光反射欠清。诊断、辨证、治法不变，此诊加莪术加强破血散结力量，加瓦楞子除胃胀。

处方：桑叶 15g，菊花 15g（后下），夏枯草 20g，天麻 15g（先煎），枸杞 15g，知母 15g，生地 15g，葛根 30g，墨旱莲 30g，首乌藤 30g，丹参 30g，怀牛膝 15g，生牡蛎 30g（包煎），山楂 20g，白茅根 20g，莪术 15g，瓦楞子 15g。

**按：**初诊时见双眼视物模糊，夜间醒来汗多，耳背蝉鸣，眠欠佳，纳可，便常，手足心热，阵热上冲，舌红苔薄黄少津，脉弦。四诊合参，辨证为肝肾阴虚、虚火上炎。患者"瞳神紧小"30 多年，病久肝肾阴虚，阴精不能上濡于目，以致瞳神失于濡养而干缺不圆，视物模糊。耳为肾窍，肾精不足，耳窍失养，则耳背蝉鸣。火扰心神则失眠。阴虚水不制火，故盗汗、手足心热、阵热上冲、舌红苔薄黄、脉弦。本案肝肾阴虚为其本，虚火上炎为其标，证属虚实夹杂，治宜滋阴降火，平肝明目，标本兼治。然阴虚血行滞缓、虚火煎灼而多兼瘀滞，故佐以活血化瘀，各诊根据具体变化，随证加减。

# 视瞻昏渺（年龄相关性黄斑变性）

## 一、辨治经验

年龄相关性黄斑变性又称老年性黄斑变性，是一种随年龄增加而发病率上升导致中心视力下降的疾病，是发生在老年人中的一种较常见的黄斑部疾病。本病干性与湿性的渗出前期与中医眼科的视瞻昏渺相似，湿性出血时，与中医眼科的暴盲相似，据《证治准绳·杂病·七窍门》所载之"视瞻昏渺"，本病多为"有神劳、有血少、有元气弱、有元精弱而昏渺者"。现代医家则各有见解，但年老而肾精亏损、肝脾不足，气血津液生化乏源，致目失濡养，神光衰微是各家基本一致的观点。

廖老认为：《审视瑶函·目为至宝论》云"肾之精腾，结而为水轮"，瞳神为水轮，而黄斑位于瞳神之内，应为水轮疾病，其病应责之于肾；根据陈达夫眼科六经辨证的理论，黄斑区属于足太阴脾经；《素问·金匮真言论》云"东方青色，入通于肝，开窍于目，藏精于肝"，肝经上连目系，开窍于目，肝受血而能视，黄斑是中心视力最敏锐的部位，与肝亦密切相关。故黄斑之功能正常与否有赖于肝肾脾三脏功能正常，脾运健旺，肾精充足，肝有所藏，则气血精微充足，目得所养而目视精明，若年老体衰，脏腑虚损，肝脾肾功能减退，气血精微生化不足，不能上濡于目，则可发为本病，故脏气虚衰，肝脾肾不足为本病之本。肝脾肾不足则导致气机升降、水液代谢失常，或清阳不升，浊阴不降，聚而为痰；或气化不利，聚湿为痰；或气血不足，血行滞缓而脉络瘀阻；或气不摄血，血溢络

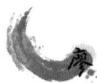

外而停积成瘀；或藏血失职，则血不循常道而溢于脉外而成瘀。因此年龄相关性黄斑变性后期因虚致实，出现痰浊、瘀血，而痰浊瘀血既是病理产物又是致病因素，可加重病情。总之，本病病性以虚为主，或虚中夹实，虚为其本，实为其标，主要涉及肝、脾、肾三脏，若据临床表现，统以干、湿而分之，临证往往在下方基础之上加减：（1）针对干性年龄相关性黄斑变性，以滋肾益脾、化瘀消滞为主。药用菊花、枸杞、菟丝子、茺蔚子、茯苓、白术、山楂、丹参、莪术、昆布、瓦楞子、生三七粉等；（2）针对湿性年龄相关性黄斑变性，以滋养肝肾、实脾利水、止血化瘀为主。药用菊花、枸杞、女贞子、墨旱莲、茯苓、泽泻、地龙、山楂、生蒲黄、茜草、昆布、生三七粉等。

## 二、病案举例

### 案 1：视瞻昏渺（年龄相关性黄斑变性）脾肾两虚案

郑某，女，69 岁，香港患者。

初诊（2009 - 10 - 22）：6 年前无明显诱因患者自觉视物模糊，曾到当地医院就诊，诊断为"干性年龄相关性黄斑变性"，予药物治疗，疗效不明显，近日特来求诊。就诊时症见：双眼视物模糊，下腹胀，食眠可，小便常，时有大便带血，色鲜红，舌紫红边尖齿痕，苔黄白，脉细。眼科检查：双眼视力 0.8，右眼黄斑色素病灶，黄斑区变性病灶尚未波及中心凹，左眼黄斑色素紊乱。诊断中医为：双眼视瞻昏渺（西医：双眼干性年龄相关性黄斑变性），此为脾肾两虚所致，法当健脾补肾。

处方：太子参 20g，茯苓 15g，炒白术 15g，枳壳 12g，山楂 15g，鸡内金 15g，大腹皮 15g，菊花 15g（后下），枸杞 15g，菟丝子 15g，墨旱莲 20g，生三七粉 5g（冲服）。

7 剂，每日 1 剂。

二诊（2009 - 11 - 01）：自觉视物较前清晰，腹胀泻后改善，痔疮已无出血，食眠可，便常，舌紫红边尖齿痕，苔黄白，脉细。双眼视力1.2，其余眼部检查初诊。辨证仍为脾肾两虚，前方加茺蔚子10g以活血祛瘀、凉肝明目。

处方：太子参20g，茯苓15g，炒白术15g，枳壳12g，山楂15g，鸡内金15g，大腹皮15g，菊花15g（后下），枸杞15g，菟丝子15g，墨旱莲20g，生三七粉5g（冲服），茺蔚子10g。

14剂，每日1剂。

三诊（2009-11-15）：自觉视物清晰，余无不适，舌紫红边尖齿痕，苔黄白，脉细。双眼视力1.5，其余眼部检查同二诊。辨证仍为脾肾两虚，前方加丹参15g进一步增强凉血祛瘀力量。

处方：太子参20g，茯苓15g，炒白术15g，枳壳12g，山楂15g，鸡内金15g，大腹皮15g，菊花15g（后下），枸杞15g，菟丝子15g，墨旱莲20g，生三七粉5g（冲服），茺蔚子10g，丹参15g。

10剂，2日1剂。

四诊（2009-12-06）：服药后大便日行两次，矢气，舌红紫，苔黄白，脉细略弦。双眼视力1.5，其余眼部检查同三诊。故在前方基础上去大腹皮、茺蔚子，减枳壳量为10g以减行气导滞、凉血祛瘀力量。

处方：太子参20g，茯苓15g，炒白术15g，枳壳10g，山楂15g，鸡内金15g，菊花15g（后下），枸杞15g，菟丝子15g，墨旱莲20g，生三七粉5g（冲服），丹参15g。

7剂，2日1剂。

**按：**患者初诊时见双眼视物模糊，下腹胀，食眠可，小便常，时有大便带血，色鲜红，舌紫红边尖齿痕，苔黄白，脉细。四诊合参，辨证为脾肾两虚。患者年老，脾肾两虚，目失濡养，神光衰微而视物日渐模糊，故予以枸杞、菟丝子补肾明目；阴虚火旺，虚火灼津，迫血妄行，魄门不固而见便血，予

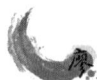

以墨旱莲、生三七凉血止血，菊花清热明目；其下腹胀为脾虚食滞之征，予以太子参、茯苓、炒白术、枳壳、山楂、鸡内金、大腹皮健脾消食导滞。二诊时因其痔疮出血已止，但舌质紫红，故守前方加茺蔚子以活血祛瘀，还能凉肝明目。三诊时因其舌质仍紫红，故守前方再加丹参进一步增强凉血祛瘀力量。四诊时因其大便日行两次，矢气，舌质已由紫红变为红紫，故前方去大腹皮、茺蔚子，减枳壳量为10g以减行气导滞、凉血祛瘀力量。本案辨证时要把握基本病机特点是以脾肾亏虚为本，以离经之血、饮食积滞为标，在健脾补肾的同时，宜兼以凉血止血、消食导滞，标本同治，方能取得良效。

### 案2：视瞻昏渺（年龄相关性黄斑变性）脾肾两虚、脉络瘀滞案

叶某，男，82岁，成都患者。

初诊（2010 - 07 - 05）：患者于1+年出现双眼视物模糊，左眼视物扭曲变形，遂来我院就诊。就诊时症见：双眼视物模糊，左眼视物扭曲变形，纳眠可，二便常，舌暗红苔薄，脉弦。眼科检查：右眼视力0.6（矫无助），左眼视力0.4（矫无助），双眼晶体轻度混浊，右眼黄斑区光反射消失，左眼黄斑区渗出、轻水肿。诊断为中医：双眼视瞻昏渺[西医：双眼年龄相关性黄斑变性（右干性，左湿性）]，辨证为脾肾两虚、脉络瘀滞，治以补肾健脾、活血通络。

处方：枸杞15g，楮实子15g，墨旱莲30g，茯苓15g，山楂15g，怀牛膝15g，花蕊石15g，莪术15g，地龙15g，桑叶15g，菊花15g，黄芩15g，茺蔚子15g。

20剂，每日1剂。

二诊（2010 - 07 - 27）：服药后双眼视物变清晰，左眼视物扭曲变形已不明显，咳白色泡沫痰，纳眠可，大便干结，舌淡紫苔白厚，脉弦。右眼视力0.8，左眼视力0.7，左眼黄斑区渗出已不明显，水肿消失，其余检查同前。诊断同初诊，辨

证仍为脾肾两虚、脉络瘀滞，治以补肾健脾、活血化瘀。此诊咳白色泡沫痰为痰湿较甚之征，故此诊前方去黄芩、菊花、莪术、墨旱莲，加薏苡仁、泽泻、冬瓜仁、莱菔子、桑白皮，加强健脾除痰湿利水之力。

处方：枸杞15g，楮实子15g，茯苓15g，山楂15g，怀牛膝15g，花蕊石15g，地龙15g，桑叶15g，茺蔚子15g，薏苡仁20g，泽泻15g，冬瓜仁20g，莱菔子15g，桑白皮15g。

15剂，1.5日1剂。

三诊（2010－08－10）：双眼视物进一步变清晰，左眼视物扭曲变形消失，咳痰明显减少，纳眠可，大便稍干，舌淡紫苔白，脉弦。右眼视力1.0，左眼视力0.8，左眼黄斑区渗出、水肿消失，其余检查同前。诊断、辨证、治法同前。继用前方10剂巩固疗效。

**按**：患者初诊时见双眼视物模糊，左眼视物扭曲变形，黄斑区渗出、轻水肿，舌质暗苔薄，脉弦。四诊合参，辨证为脾肾两虚、脉络瘀滞。患者年老，脾肾两虚，目失濡养，神光衰微而视物日渐模糊（且从局部病位看，视衣之黄斑属肾与脾），故初诊予以枸杞、楮实子、墨旱莲补肾明目；茯苓、山楂健脾消食，利水渗湿；其黄斑水肿渗出为有痰瘀之征，故以怀牛膝、花蕊石、莪术、山楂、地龙活血化瘀通络，地龙还可利尿以消水肿。桑叶、菊花、黄芩、茺蔚子清热凉肝明目。初诊取得良效，说明辨治准确。二诊咳白色泡沫痰为痰湿较甚之征，故前方去黄芩、菊花、莪术、墨旱莲，加薏苡仁、泽泻、冬瓜仁、莱菔子、桑白皮，加强健脾除痰湿，利水之力。本案基本病机特点是"本虚标实，虚实夹杂"，以脉络瘀滞为标，以脾肾两虚为本，因此在辨证中要始终把握"虚"和"瘀"的关系，治疗上根据病证演变，调整"扶正"和"祛瘀"之轻重，标本兼治，以提高疗效。

## 案3：视瞻昏渺（年龄相关性黄斑变性）肝肾阴虚、虚火上炎案

赵某，男，62 岁，成都患者。

初诊（2010 - 05 - 15）：患者于半年前出现左眼视物模糊，在省人民医院诊断为左眼年龄相关性黄斑变性，为求进一步诊治遂来我院就诊。就诊时症见：左眼视物模糊，纳眠可，二便常，舌红紫苔黄白，脉弦数。发现糖尿病 3 年，用药控制。眼科检查：右眼视力 1.0，左眼视力 0.05，左眼黄斑区片状出血。OCT 示左眼黄斑出血，CNV（脉络膜下新生血管形成）。诊断为中医：左眼视瞻昏渺（西医：左眼湿性年龄相关性黄斑变性），四诊合参，辨证为肝肾阴虚、虚火上炎，治以滋补肝肾、凉血止血。

处方：枸杞 20g，山茱萸 15g，女贞子 15g，墨旱莲 30g，桑白皮 15g，地骨皮 15g，生地 15g，丹皮 15g，生蒲黄 15g，茜草 15g，地龙 15g，白茅根 20g，葛根 20g，泽泻 15g。

7 剂，每日 1 剂。

其他治疗：最细三七粉口服，1 次 1g，每日 3 次。

二诊（2010 - 05 - 22）：服药后无不适，视力增加，舌红紫苔黄白，脉弦数。右眼视力 1.0，左眼视力 0.3，左眼黄斑区片状出血已吸收，光反射消失。诊断同初诊，取得良效，说明辨治准确，故二诊守法守方。

处方：枸杞 20g，山茱萸 15g，女贞子 15g，墨旱莲 30g，桑白皮 15g，地骨皮 15g，生地 15g，丹皮 15g，生蒲黄 15g，茜草 15g，地龙 15g，白茅根 20g，葛根 20g，泽泻 15g。

7 剂，每日 1 剂。

其他治疗：同前。

**按**：本案患者症见左眼视物模糊，黄斑区片状出血，舌质红紫，苔黄白。辨证为肝肾阴虚，虚火上炎。肝肾阴虚，虚火上扰于目，血不循经，溢于络外而致黄斑视衣出血，出血遮挡神光发越，故视物模糊。然离经之血为瘀血，加之眼内出血，

血无出道，易于成瘀，故应止血活血，治以滋补肝肾、凉血止血化瘀。方中枸杞、山茱萸、女贞子、墨旱莲滋补肝肾，桑白皮、地骨皮、生地、丹皮清热凉血，生蒲黄、茜草、白茅根、墨旱莲、三七粉凉血止血化瘀而不留瘀，葛根升清，使药力上达目窍，地龙、泽泻利水消肿。初诊取得良效，说明辨治准确，故二诊守法守方。本案基本病机特点是以肝肾阴虚为本，以虚火迫血妄行、血不循经、溢于脉外而出血为标，治疗时宜标本同治，止不留瘀。

**案 4：视瞻昏渺（右眼年龄相关性黄斑变性）肝肾阴虚、虚火灼络案**

张某，男，46 岁，职员，洪雅患者。

初诊（2010－06－18）：右眼视物变小，视力缓降 1 年，曾在外院 OCT 诊断为 AMD（右眼年龄相关性黄斑变性），眼底血管荧光造影（FFA）：右眼黄斑区有大范围病变，包括上、下血管弓有遮蔽荧光和荧光素渗漏，中心为强荧光。左眼黄斑颞侧有一小透见荧光，右眼 CNV（脉络膜下新生血管）。就诊时症见：右眼视物变小，手心发热，饮食睡眠尚可，二便常，舌红苔薄白，脉弦数。眼科检查：右眼视力 0.12，左眼视力 $0.8^{+2}$，诊断为中医：右眼视瞻昏渺（西医：右眼湿性年龄相关性黄斑变性），辨证为虚火灼络，治以凉血止血。

处方：桑白皮 15g，黄芩 15g，茯苓 15g，泽泻 15g，丹皮 15g，茺蔚子 15g，地骨皮 20g，地龙 15g，墨旱莲 30g，生蒲黄 15g（包煎），生三七粉 3g（冲服），丝瓜络 15g，车前子 15g，葛根 20g。

7 剂，1 日剂。

二诊（2010－06－26）：右眼视力提高，眼前黑影变淡，但仍视物变形，大便干结，小便正常，手心发热，痔疮便血，舌及口周长疱疹，咽痛，舌红苔白，脉弦数。右眼视力 $0.15^-$，左眼视力 $1.0^{-2}$，其余检查同前。诊断、辨证、治法同前。前方去车前子、生三七粉，加白薇 15g、黄连 6g 滋阴清热，地榆 15g 凉血止血，决明子 20g 清热明目、润肠通便。

处方：桑白皮 15g，黄芩 15g，茯苓 15g，泽泻 15g，丹皮 15g，茺蔚子 15g，地骨皮 20g，地龙 15g，墨旱莲 30g，生蒲黄 15g（包煎），丝瓜络 15g，葛根 20g，白薇 15g，黄连 6g，地榆 15g，决明子 20g。

7 剂，每日 1 剂。

三诊（2010 - 07 - 02）：右眼视力提高，眼前黑影变淡，但仍视物变形，大便干结，小便正常，手心发热，痔疮便血，舌及口周长疱疹，咽痛，舌红苔白，脉弦数。右眼视力 0.2，左眼视力 1.0，其余检查同前。诊断、治法、辨证同前。

继用前方 7 剂，每日 1 剂。

四诊（2010 - 07 - 10）：右眼前黑影变淡，视力有所提高，痔疮出血明显减少，手心发热，纳眠可，咽部隐痛，舌质暗红，苔薄黄，脉数。右眼视力 0.2$^{+2}$，左眼视力 1.0，其余检查同前。诊断、治法、辨证同前。前方去茺蔚子，加槐花 20g 增强凉血止血之功，桔梗 10g 利咽。

处方：桑白皮 15g，黄芩 15g，茯苓 15g，泽泻 15g，丹皮 15g，地骨皮 20g，地龙 15g，墨旱莲 30g，生蒲黄 15g（包煎），丝瓜络 15g，葛根 20g，白薇 15g，黄连 6g，地榆 15g，决明子 20g，槐花 20g，桔梗 10g。

7 剂，每日 1 剂。

五诊（2010 - 07 - 17）：痔疮出血已不明显，双手掌发红，发热，舌质红苔白腻，脉弦。双眼视力同前，右眼黄斑出血变淡。辨证为虚火灼络、夹有湿热，治以滋阴清热除湿、凉血止血。本诊患者痔疮出血减少，双手掌发红，发热。此为肝肾阴虚、虚火内生之征，故本方以地骨皮、花粉、白薇、墨旱莲、葛根以滋阴以除内热。泽泻、茯苓以清热利水。丹皮、茜草、槐花、地榆、生蒲黄凉血止血活血。另外，葛根还可升清，载药上行目窍。决明子清热明目，黄连、黄芩、黄柏清热除湿。

处方：黄芩 15g，黄连 6g，黄柏 15g，白薇 15g，地骨皮 20g，丹皮 15g，花粉 15g，决明子 25g，泽泻 15g，茯苓 15g，槐花 20g，地榆 15g，墨旱莲 30g，生蒲黄 15g（包煎），茜草 15g，葛根 20g。

7 剂，每日 1 剂。

六诊（2010 - 08 - 28）：视力提高，纳眠可，二便调，舌尖红，苔黄白，脉略数。右眼视力 0.3，左眼视力 $1.0^{+2}$，右眼黄斑出血吸收，渗出明显减少。辨证为肝肾阴虚夹湿热，治以滋阴清热除湿、凉血止血、补益肝肾。本方在前方基础上去黄柏、丹皮、花粉、槐花、地榆、茜草、葛根，加枸杞、楮实子、桑椹以增强补益肝肾之功。加三七粉化瘀止血。

处方：黄芩 15g，黄连 6g，白薇 15g，地骨皮 20g，决明子 25g，泽泻 15g，茯苓 15g，墨旱莲 30g，生蒲黄 15g（包煎），枸杞 25g，楮实子 15g，桑椹 15g。

14 剂，每日 1 剂。

其他治疗：最细三七粉 1g 冲服，每日 3 次。

七诊（2010 - 09 - 15）：视力进一步提高，纳眠可，二便调，舌尖红，苔黄白，脉略数。右眼视力 0.5，左眼视力 $1.0^{+2}$，右眼黄斑出血及渗出消失。

继用上方 7 剂巩固疗效。

**按**：患者初诊时饮食睡眠尚可，二便常，手心发热，舌红苔薄白，脉数弦，此为肝肾阴虚之征。肝肾阴虚，目失濡养，神光衰微而视物日渐模糊，阴虚内热，故见手心发热，脉弦数，舌红，苔薄白，均为肝肾阴虚、虚火内生之征。但出血初期，首以凉血止血为要。方中桑白皮、黄芩、丹皮、地骨皮、墨旱莲、生蒲黄、生三七粉清热凉血止血。芜蔚子凉肝明目。地龙、丝瓜络通络利水，茯苓、泽泻、车前子利水渗湿以消黄斑渗出。葛根升清，载药上达目窍。第一、二、三次复诊均在初诊基础上随证加减。第四次复诊为阴虚湿热，故治以滋阴清

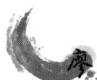

热除湿、凉血止血。六诊视力提高，眼底黄斑出血基本吸收，渗出明显减少，且全身无特殊不适，此为邪去过半之征，故在五诊基础上去黄柏、丹皮、花粉、槐花、地榆、茜草、葛根，加枸杞、楮实子、桑椹以增强补益肝肾之功。加三七粉化瘀止血。本案在治疗中要注意出血初期，首以凉血止血为要，出血基本吸收后可增强补益肝肾力量。

### 案5：视瞻昏渺（年龄相关性黄斑性）肝脾两虚、虚火伤络案

王某，男，74岁，医生，成都患者。

初诊（2009-08-20）：左眼视力下降，眼前黑影遮挡1周。高血压病史数年。就诊时症见：左眼视物模糊，食可，眠差，便常，舌红苔黄，脉细。眼科检查：右眼视力1.0，左眼视力0.05，双眼晶体皮质密度增加，左眼黄斑区大片黄白色渗出，颞侧片状出血。眼底血管荧光造影示：左眼黄斑区早期可见荧光渗漏，后期增强扩大，其颞侧可见出血遮蔽荧光，结果：左眼年龄相关性黄斑变性（湿性），左眼脉络膜新生血管。诊断为中医：左眼视瞻昏渺〔西医：左眼年龄相关性黄斑性（湿性）〕，辨证为肝脾两虚、虚火伤络，治疗首以凉血止血化瘀为主。

处方：菊花10g（后下），桑白皮15g，黄芩15g，生地15g，生蒲黄15g（包煎），茜草15g，槐花20g，花蕊石15g，生三七粉3g（冲），白术15g，山楂15g，首乌藤30g。

7剂，每日1剂。

二诊（2009-08-29）：自觉眼前黑影变浅，眠差食少，便常，舌质暗红苔黄白，脉细略弦。右眼视力1.0，左眼视力0.1，左眼黄斑渗出、出血变小变淡。诊断、治法、辨证同前。去槐花、墨旱莲、桑白皮、茺蔚子，换白术为茯苓，加丹皮、赤芍、合欢皮。

处方：菊花10g（后下），黄芩15g，生地15g，丹皮15g，

生蒲黄 15g（包煎），茜草 15g，墨旱莲 20g，花蕊石 15g，生三七粉 3g（冲），赤芍 15g，山楂 20g，茯苓 15g，首乌藤 30g，合欢皮 20g。

5 剂，每日 1 剂。

三诊（2009 - 09 - 10）：左眼前黑影进一步变淡，视力提高，舌质红苔黄白，脉弦滑。右眼视力 1.2，左眼视力 0.2，左眼黄斑出血吸收，遗留陈旧性斑痕。现患者出血吸收，遗留黄斑陈旧色素斑，病至后期，病机转归为脾肾两虚、血瘀痰凝，治以滋肾益脾、化瘀消滞。

处方：菊花 15g（后下），生蒲黄 15g（包煎），茜草 15g，桑白皮 15g，墨旱莲 20g，生三七粉 4g（冲），山楂 20g，首乌藤 30g，茯苓 15g，丹皮 15g，赤芍 15g，白蔹 15g，泽泻 15g，楮实子 15g，枸杞 15g。

10 剂，每日 1 剂。

**按**：本案四诊合参，辨为肝脾两虚、虚火伤络证，病位在瞳神，病性本虚标实，治当补益肝脾，出血期凉血止血，出血静止后则应活血化瘀、软坚散结。初诊时为出血期，方中生蒲黄、茜草、槐花、生三七粉、花蕊石凉血止血化瘀，菊花、桑白皮、黄芩、生地、茺蔚子清热凉血，白术脾利水渗湿扶正固本，山楂运脾消滞、活血化瘀，首乌藤安神助眠。二诊时患者眼底黄斑区出血变淡，辨证仍为肝脾两虚，虚火伤络，仍为以凉血止血为主，然出血已经减少、静止，故此诊去槐花、墨旱莲、桑白皮、茺蔚子以减凉血止血力量，加丹皮、赤芍增强活血化瘀力量，以期出血更快吸收，另因食少眠差，故换白术为茯苓，增合欢皮以健脾安神。三诊出血吸收，遗留黄斑陈旧色素斑，病至后期，病机转归为脾肾两虚，血瘀痰凝，治以滋肾益脾，化瘀消滞，方中楮实子、枸杞、墨旱莲、山楂、茯苓、泽泻滋肾健脾，白蔹消肿散结，菊花、桑白皮、生蒲黄、茜草、三七粉、丹皮、赤芍清热凉血、化瘀消滞，首乌藤安神助眠。本案在治疗中要注意病性本虚标实，治当补益肝脾，出血

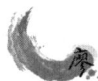

期凉血止血，出血静止后则应活血化瘀、软坚散结等。

**案6：视瞻昏渺（左眼年龄相关性黄斑出血）湿热内蕴案**

朱某，女，60岁，退休，成都患者。

初诊（2008 - 07 - 11）：左眼前点状黑影 1⁺ 月。2002年双眼先后行白内障手术。就诊时症见：左眼前点状黑影，口鼻易生疮，偶有失眠，口干，口臭，泛酸，小便黄，舌红苔黄白，脉细略弦。眼科检查：右眼视力1.0（-3.00D），左眼视力0.1（-3.50D），左眼黄斑区灰白色素病灶，少许片状出血。诊断为中医：左眼视瞻昏渺（西医：左眼湿性年龄相关性黄斑变性），辨证为湿热内蕴，治以清热除湿、凉血止血化瘀。

处方：菊花15g（后下），黄连3g，黄芩15g，生石膏20g（先煎），知母15g，藿香15g，白豆蔻15g，车前草20g，丹参20g，茺蔚子15g，墨旱莲30g，首乌藤30g，昆布15g。

4剂，1.5日1剂。

二诊（2008 - 07 - 18）：左眼前黑影明显变淡，诸症已不明显，舌质红苔黄白，脉弦细。右眼视力1.0（-3.00），左眼视力0.2（-3.50），左眼底黄斑区灰白色素病灶，出血已经吸收。诊断同前，辨证为湿热内蕴、痰瘀互结，治以清热除湿、凉血止血、化瘀散结。初诊取得良效，说明辨治准确，应守法守方。

处方：黄连3g。知母15g，石斛15g，佩兰15g，藿香15g，金银花15g（后下），菊花15g（后下），茺蔚子15g，丹参20g，墨旱莲30g，白茅根30g，瓦楞子15g，鸡内金15g，首乌藤30g，合欢皮20g。

4剂，1.5日1剂。

三诊（2008 - 07 - 25）：左眼前黑影消失，全身无特殊不适，舌质红苔黄白，脉弦细。右眼视力1.0（-3.00D），左眼视力0.4（-3.50D），左眼底黄斑区灰白色素病灶。

继用上方 5 剂巩固疗效。

**按**：患者就诊时见左眼前点状黑影，口鼻易生疮，偶有失眠，口干，口臭，泛酸，小便黄，舌红苔黄白，脉细略弦。四诊合参，当属湿热内蕴。湿热上犯，热灼目络，血不循经，溢于脉外，故见视衣出血，出血遮挡神光发越，故眼前黑影。湿热内蕴，清气不升，浊气不降，故口干口臭、泛酸，湿热扰心，心神不安而失眠，湿热下注则小便黄，湿热蕴于肌肤则生疮，舌红苔黄白脉弦亦为湿热之征。治以清热除湿、凉血止血化瘀。方中黄连、黄芩、生石膏、知母、藿香、白豆蔻、车前草清热除湿，菊花、茺蔚子凉肝明目，墨旱莲、丹参凉血止血化瘀，昆布消痰软坚散结以消色素病灶，首乌藤安神助眠。初诊取得良效，说明辨治准确，应守法守方。二诊患者黄斑出血吸收，遗留色素瘢痕，故宜一方面清热除湿、凉血止血化瘀的同时，加强化瘀散结力量，以使瘢痕缩小。

**案 7：视瞻昏渺（年龄相关性黄斑变性）肝脾湿热、湿滞血瘀案**

吴某，男，44 岁，香港患者。

初诊（2010 - 10 - 04）：左眼视力下降，视物变形 1 年余。1 年前无明显诱因出现视力下降，视物变形，曾于某西医院诊断为干性年龄相关性黄斑变性，黄斑水肿，3 月前复查水肿已消，但仍可见陈旧病变。患者平素胆固醇高，就诊时症见：左眼视物模糊、变形，眠差，食可，便常，口干苦，耳鸣，易怒，舌红略带瘀点、苔白、脉弦。眼科检查：右眼视力 1.5，左眼视力 $0.7^{+3}$，左眼黄斑区陈旧病灶，诊断为中医：左眼视瞻昏渺（西医：左眼干性年龄相关性黄斑变性），证属肝脾湿热、湿滞血瘀，治以清热祛湿、化瘀消滞兼补脾益肾。

处方：黄芩 15g，黄柏 15g，苍术 15g，茯苓 15g，车前子 15g，丹皮 15g，赤芍 15g，莪术 15g，楮实子 15g，地龙 15g，墨旱莲 30g，合欢皮 30g，首乌藤 30g，生龙骨 25g（先煎），生牡蛎25g（先煎）。

每周5剂。

二诊（2010 - 10 - 11）：左眼视力改善，眠稍差，仍口苦、耳鸣、口臭，夜尿1 - 2次，舌脉同前。右眼视力1.5，左眼视力1.0$^{+4}$，仍辨证为肝脾湿热、湿滞血瘀，治以清热祛湿、化瘀消滞兼补脾益肾。上方去黄柏、苍术、车前子，加龙胆草12g，佩兰15g，藿香15g增强清热除湿、芳香化浊力量。

处方：黄芩15g，茯苓15g，丹皮15g，赤芍15g，莪术15g，楮实子15g，地龙15g，墨旱莲30g，合欢皮30g，首乌藤30g，生龙骨25g（先煎），生牡蛎25g（先煎），龙胆草12g，佩兰15g，藿香15g。

每周5剂。

三诊（2010 - 10 - 25）：左眼视力好转，全身诸症有所改善，耳鸣消失，舌脉同前。右眼视力1.5，左眼视力1.0$^{+4}$，仍辨证为肝脾湿热、湿滞血瘀，治以清热祛湿、化瘀消滞兼补脾益肾。方中黄芩、龙胆草、苍术、佩兰清热祛湿。丹皮、茺蔚子清热凉血化瘀。莪术、地龙活血通络。茯神、合欢皮、首乌藤安神助眠。山药补脾益肾，枸杞、菟丝子、墨旱莲滋补肝肾以扶正。

处方：黄芩15g，龙胆草10g，苍术15g，佩兰15g，山药20g，丹皮15g，茯神15g，枸杞15g，菟丝子15g，茺蔚子15g，莪术15g，地龙15g，墨旱莲30g，合欢皮20g，首乌藤30g。

每周5剂。

四诊（2010 - 11 - 16）：视力恢复，诸症基本消失，舌脉同前。右眼视力1.5，左眼视力1.2，仍辨证为肝脾湿热、湿滞血瘀，治以清热祛湿、化瘀消滞兼补脾益肾。上方去苍术、佩兰、山药，加泽泻15g，白术15g，煅牡蛎25g（先煎）利水渗湿、软坚散结。

处方：黄芩15g，龙胆草10g，丹皮15g，茯神15g，枸杞

15g，菟丝子 15g，茺蔚子 15g，莪术 15g，地龙 15g，墨旱莲 30g，合欢皮 20g，首乌藤 30g，泽泻 15g，白术 15g，煅牡蛎 25g（先煎）。

每周 5 剂。

**按：**本案初诊时症见视物模糊，眠差，胆固醇高，口干苦，耳鸣，易怒，舌红略带瘀点、苔白、脉弦。此为肝脾湿热、湿滞血瘀之证，治以清热祛湿、化瘀消滞，本病病本为虚，黄斑视衣属脾肾，故兼补益脾肾以扶正固本。方中黄芩清热化湿；黄柏清热燥湿；苍术燥湿健脾、祛风湿；车前子清肝明目、清肺化痰；枸杞子补益肝肾、养血明目；楮实子补肾益阴，《本草汇言》言其"健脾养肾，补虚劳，明目"；菟丝子养肝明目，补肾益精；丹参活血祛瘀，又可使菟丝子、枸杞子、楮实子三药补而不滞；葛根升发清阳，引药上达清窍；墨旱莲滋补肝肾、凉血止血；合欢皮、首乌藤两药合用，可安神解郁、活血通络；丹皮、赤芍两药合用，有清热凉血、散瘀活血之效；而龙骨和牡蛎相配，两者有较强的平肝潜阳的作用；地龙活血通络；路路通祛风活络、利水通经；莪术行气破血；生三七粉活血化瘀；茯苓益肾明目。诸药共用清热祛湿、化瘀消滞。二、三、四、五诊宗清热祛湿、化瘀消滞法斟酌加减。本案既清热祛湿、化瘀消滞以攻邪，又补脾益肾以扶正，体现了廖老攻邪不伤正，时时顾护正气的学术思想。

# 视瞻有色（中心性浆液性脉络膜视网膜病变）

## 一、辨治经验

本病以眼外端好而视物蒙昧不清，中心有灰暗或棕褐色阴影遮挡，或视物变形、变小等为发病特征，眼底可见黄斑部视网膜水肿呈圆形反光轮，中心凹光反射消失，黄白色点状渗出。故名视瞻有色。本病名见于《证治准绳·七窍门》，该书指出此症"非若萤星云雾二证之细点长条也，乃目凡视物有大片，甚则通行，当因其色而别其证以治之。若见青、绿、蓝、碧之色，乃肝肾不足之病，由阴虚血少，精液衰耗，胆汁不足，气弱而散……若见黄赤者，乃火土络有伤也……"本病类似于现代医学之中心性浆液性脉络膜视网膜病变。综合历代所述，认为本病病机多为：饮食不节，或思虑过甚，内伤于脾，脾不健运，水湿上泛；或湿聚成痰，郁遏化热，上扰清窍；肝肾两亏，精血不足，目失所养。

本病以黄斑水肿渗出为主要表现，廖老综合历代文献及现代眼科临床实践，认为视衣属肾，而黄斑视衣居中属土，与脾密切相关，故脾失健运，水湿上泛是其主要病机（如案1），然水湿既是病理产物，又可成为第二病因，既能郁而化热而成湿热之证，又可积聚而阻碍气血运行，产生瘀血，故在利水渗湿的同时，兼以活血化瘀（如案2、3）；另外，视衣（视网膜）属肝肾，祛邪不忘扶正，故兼以补益肝肾（如案1-3）。

## 二、病案举例

### 案1：视瞻有色（中心性浆液性脉络膜视网膜病变）水湿上泛案

俞某，男，49岁，香港患者。

初诊（2008-07-05）：1周前无明显诱因出现右眼视物模糊，即到当地医院就诊，行眼底彩照以及眼底血管荧光造影示右眼黄斑区水肿渗漏，诊断为"中心性浆液性脉络膜视网膜病变"，今日特来求诊。就诊时症见：右眼视物模糊、视力下降，眼前黑影遮挡，食眠可，近日较劳累，二便常，舌淡红苔白，脉略数。眼科检查：右眼视力0.8，左眼视力1.2，右眼眼底可见黄斑区盘状水肿，黄白色渗出，其余无异常。诊断为中医：右眼视瞻有色（西医：右眼中心性浆液性脉络膜视网膜病变）。此为水湿上泛所致，法当利水渗湿、凉血活血、补肾明目，方拟四苓散加减治之。

处方：茯苓 15g，白术 15g，猪苓 15g，泽泻 15g，山楂 15g，生地 15g，丹皮 15g，赤芍 15g，地龙 15g，白及 15g，生三七粉 5g（冲服），黄芩 15g，菊花 15g（后下），枸杞 15g，楮实子 20g。

4 剂，每日 1 剂。

二诊（2008 − 07 − 08）：诸症同前，药后无不适，舌尖红苔白，脉略数。右眼视力 0.8，左眼视力 1.2，其余眼部检查同初诊。辨证治法同初诊。前方去丹皮、地龙、白及，加泽兰 15g、丹参 20g 增强利水和凉血活血之力，墨旱莲 30g 滋补肝肾以固本。

处方：茯苓 15g，白术 15g，猪苓 15g，泽泻 15g，山楂 15g，生地 15g，赤芍 15g，生三七粉 5g（冲服），黄芩 15g，菊花（后下）15g，枸杞 15g，楮实子 20g，泽兰 15g，丹参 20g，墨旱莲 30g。

4 剂，每日 1 剂。

三诊（2008 − 07 − 12）：视物较前清晰，眼前黑影消失，药后小便增多，余无不适，舌尖红苔白，脉略数。右眼视力 $1.2^{-1}$，左眼视力 1.2，右眼黄斑水肿明显减轻。辨证治法同前，继用前方 5 剂后，黄斑水肿消失而愈。

处方：茯苓 15g，白术 15g，猪苓 15g，泽泻 15g，山楂 15g，生地 15g，赤芍 15g，生三七粉 5g（冲服），黄芩 15g，菊花 15g（后下），枸杞 15g，楮实子 20g，泽兰 15g，丹参 20g，墨旱莲 30g。

4 剂，每日 1 剂。

**按：**患者中年男性，以外眼无异常，唯视物昏蒙不清，中心有暗影遮挡为发病特征，当属中医学的"视瞻有色"范畴。患者劳累之后，"劳则耗气"，脾胃运化无力，水湿不化，上泛于目，积于视衣，神光发越受阻而视物模糊。水湿郁而化热，而见脉略数。故辨证为水湿上泛，病位在视衣，病性属实。水湿上泛是本病发生的主要病机之一，病性属实，法当予以四苓散加减（茯苓、白术、猪苓、泽泻、山楂）利水渗湿为主，然水湿既是病理产物，又可成为第二病因，既能郁而化热，又可积聚而阻碍气血运行而产生瘀血，故本案在利水渗湿的同时，予以生地、丹皮、赤芍、地龙、白及、生三七、黄芩、菊花清热凉血活血；另外，视衣（视网膜）属肝肾，祛邪不忘扶正，故兼以枸杞、楮实子补益肝肾以明目。二诊时诸症同前，药后无不适，舌尖红苔白，脉略数。辨证仍为水湿上泛，治以利水渗湿、凉血活血、补肾明目，前方去丹皮、地龙、白及。加泽兰、丹参增强利水和凉血活血之力，墨旱莲滋补肝肾以固本。三诊时视物较前清晰，药后小便增多，余无不适，舌尖红苔白，脉略数。辨证同前，继用前方5剂后复诊眼前黑影及黄斑水肿消失而痊愈。本案重点在于既要抓住水湿上泛是本病发生的主要病机，又要了解其作为第二病因而产生的病理变化，知常达变，方能取得佳效。

### 案2：视瞻有色（中心性浆液性脉络膜视网膜病变）湿热内蕴案

李某，男，69岁，成都患者。

初诊（2010-07-11）：患者2月前无明显诱因出现右眼视物颜色变暗、变小，曾到华西医院就诊，诊断为"右眼中心性浆液性脉络膜视网膜病变"，给予药物治疗（具体用药不详），为求进一步诊治，前来我院。就诊时症见：右眼视物变暗、变小，食眠可，二便调，舌质红苔薄白，脉弦。平素偏嗜肥甘、嗜烟。眼科检查：右眼视力0.8，左眼视力1.5，右眼黄斑盘状水肿，中心凹光反射消失，左眼无异常。华西OCT（光学相干断层扫描）示：右眼黄斑区神经上皮浆液性脱离。诊断为中医：右眼视瞻有色（西医：右眼中心性浆液性脉络膜视网膜病变），四诊合参，辨证为湿热内蕴。治以清热利湿、通络明目。方中桑白皮、黄芩、茯苓、泽泻、炒栀子、佩兰、猪苓、车前子、白茅根、葛根、生地清热利湿，丹参、地龙、葛根通络明目，甘草调和诸药。

处方：桑白皮 15g，黄芩 15g，茯苓 15g，泽泻 15g，炒栀子 15g，佩兰 15g，猪苓 15g，车前子 15g，白茅根 30g，丹参 20g，地龙 15g，葛根 20g，生地 15g，甘草 5g。

10 剂，2 日 1 剂。

二诊（2010 - 08 - 05）：视物变暗、变小明显减轻，晨起口干苦消失，不易入睡，舌质红苔薄黄，脉弦。双眼视力 1.2，黄斑水肿已不明显。初诊取得良效，说明辨治准确有效，故二诊守法守方，因口干苦消失，湿热之势减轻，故改佩兰为泽兰，减轻除湿之力，增强活血作用。

处方：桑白皮 15g，黄芩 15g，茯苓 15g，泽泻 15g，炒栀子 15g，佩兰 15g，猪苓 15g，车前子 15g，白茅根 30g，丹参 20g，地龙 15g，葛根 20g，生地 15g，甘草 5g。

5 剂，1.5 日 1 剂。

**按**：本患者为中年男性，平素偏嗜肥甘、嗜烟，日久湿热内生，泛于视衣，故黄斑水肿致神光发越障碍而视物变暗、变小。本案湿热内蕴为其主要病机，故以清热利湿为主。然湿热作为病理产物，又可成为第二病因阻滞气血运行，故佐以通络明目。初诊取得良效，说明辨治准确有效，故二诊守法守方。

**案 3：视瞻有色（左眼中心性浆液性脉络膜视网膜病变）湿热内蕴案**

张某，男，34 岁，职员，成都患者。

初诊（2009 - 04 - 15）：左眼视物模糊半年。半年前左眼无明显诱因视物不清，曾在四川省人民医院做眼底血管荧光造影诊断为："左眼中心性浆液性脉络膜视网膜病变。"就诊时症见：左眼视物模糊，纳可，偶有失眠，大便难解，不干结，溲黄，偶有口苦臭，舌黯苔黄腻，脉沉弦。眼科检查：右眼视力 1.5，左眼视力 0.4，左眼黄斑区中心凹光反射消失，针尖样渗出，无明显水肿。诊断为中医：左眼视瞻有色（西医：

左眼中心性浆液性脉络膜视网膜病变），辨证为湿热内蕴，治以清热除湿、安神助眠。

处方：黄芩 20g，黄柏 15g，苍术 15g，佩兰 15g，茵陈 20g，白豆蔻 15g，丹参 30g，郁金 15g，莱菔子 15g，山楂 20g，槟榔片 15g，白茅根 30g，合欢皮 20g，首乌藤 30g。

7 剂，每日 1 剂。

二诊（2009 - 04 - 22）：大便较前稍有改善，舌质暗苔黄腻，脉沉弦。眼部检查同前。诊断、辨证、治法同前。在前方基础上加厚朴 15g、改黄柏为 20g 以加强行气，清热除湿之功。

处方：黄芩 20g，黄柏 20g，苍术 15g，佩兰 15g，茵陈 20g，白豆蔻 15g，丹参 30g，郁金 15g，莱菔子 15g，山楂 20g，槟榔片 15g，白茅根 30g，合欢皮 20g，首乌藤 30g，厚朴 15g。

7 剂，每日 1 剂。

三诊（2009 - 04 - 29）：左眼外眦部发痒 3 天，纳眠可，大便基本正常，口干，舌暗苔黄腻，脉沉弦。视力同前，眼部检查同前。仍辨证为湿热内蕴。仍治以清热除湿为主，然湿热壅滞致气滞血瘀，故宜消瘀导滞，另外，视衣属肝肾，故宜补益肝肾以扶正。

处方：黄芩 15g，黄柏 20g，苍术 15g，佩兰 15g，天花粉 15g，薏苡仁 30g，莱菔子 15g，槟榔片 15g，枳壳 10g，茺蔚子 15g，郁金 15g，丹参 30g，白茅根 30g，首乌藤 30g，楮实子 20g，枸杞 15g。

5 剂，每日 1 剂。

四诊（2009 - 05 - 06）：口干稍改善，其余同前，舌黯苔黄腻，脉沉弦。右眼视力 1.5，左眼视力 0.8，黄斑区针尖样渗出减少。诊断、辨证、治法同前。口干稍改善。故前方去天花粉、郁金、茺蔚子，加全瓜蒌 20g、莪术 15g、决明子 15g 以消瘀散结明目。

处方：黄芩 15g，黄柏 20g，苍术 15g，佩兰 15g，薏苡仁 30g，莱菔子 15g，槟榔片 15g，枳壳 10g，丹参 30g，白茅根

30g，首乌藤 30g，楮实子 20g，枸杞 15g，全瓜蒌 20g，莪术 15g，决明子 15g。

5 剂，每日 1 剂。

五诊（2009 – 05 – 20）：左眼视力明显提高，舌质红苔白，脉沉弦。右眼视力 1.5，左眼视力 0.8，左眼黄斑区渗出已不明显。诊断辨证同前，治以清热除湿、散结消瘀、健脾补肾明目。患者湿热之邪已去过半，故减清热除湿力量，同时散结消瘀、补肾明目。方中黄芩、炒栀子、天花粉、决明子以清热，山楂、薏苡仁、槟榔片健脾消食导滞，女贞子、枸杞、茺蔚子补肾明目，丹参、莪术、昆布以散结消瘀，首乌藤、生牡蛎以安神助眠。

处方：黄芩 15g，炒栀子 15g，决明子 20g，天花粉 15g，山楂 15g，薏苡仁 30g，槟榔片 15g，女贞子 15g，枸杞 20g，茺蔚子 15g，丹参 30g，莪术 15g，昆布 20g，首乌藤 30g，生牡蛎 30g（先煎）。

7 剂，每日 1 剂。

**按**：患者为中年男性，眼痒，溲黄，偶有口苦臭，舌黯苔黄腻，脉沉弦。四诊合参辨证为"湿热内蕴"，湿热内生，浊气上犯、泛于视衣，故黄斑水肿致神光发越障碍而视物模糊。湿热上犯故眼痒，溲黄，偶有口苦臭。舌黯苔黄腻，脉沉弦均为湿热内蕴之象。本病病位在视衣，病性属实，治以清热除湿为主，然湿热壅滞致气滞血瘀，故宜消瘀导滞，另外，视衣属肝肾，故宜补益肝肾以扶正。

# 络损暴盲（视网膜静脉阻塞）

## 一、辨治经验

络损暴盲是指因眼底脉络受损出血致视力突然下降的眼病。该病以"暴盲"为名载于《证治准绳·杂病·七窍门》。

可单眼或双眼发病，类似于西医学之视网膜中央或分支静脉阻塞、视网膜血管炎等因血管壁渗漏或破损引起如视网膜出血、玻璃体积血等而视力骤降的眼病。本病由多种原因致眼底脉道瘀阻、损伤而血溢脉外所致，结合临床归纳病因为：情志内伤，肝气郁结，肝失条达，气滞血郁，血行不畅，瘀滞脉内，瘀久则脉络破损而出血，血溢络外，蒙蔽神光；肝肾阴亏，水不涵木，肝阳上亢，气血上逆，血不循经而外溢；过食肥甘厚味，痰湿内生，痰凝气滞，血脉瘀阻出血；劳瞻竭视，阴血暗耗，心血不足，无以化气则脾气虚弱，血失统摄，血溢脉外。分型论治如下：气滞血瘀者，治宜理气解郁、化瘀止血，可予血府逐瘀汤加减；阴虚阳亢者，治宜滋阴潜阳，可予天麻钩藤饮加减；痰瘀互结者，治宜清热除湿，化瘀通络，可予桃红四物汤合温胆汤加减；心脾两虚者，治宜养心健脾，益气止血，可予归脾汤加减。另外，廖老认为，根据其出血的程期不同，治法有别，出血期（出血1周到10天）治宜止血为主；出血静止期（出血停止2周到3周，无新鲜出血）治宜化瘀止血；瘀血期（出血停止3周到1月，无新鲜出血），治宜化瘀散结。不过，在临床上这三期很难用时间截然划分，三者之间常常相互移行渐变，且与病种、自身体质密切相关。如糖尿病患者患"络损暴盲"，其眼底出血很多时候都是新旧杂存，同一眼底，不同时期的病灶同时存在，且其血管本身结构及性状异常，通透性大，具有反复出血的特点，治疗时在各个阶段均应注意活血适度而不要太过，时时留意有无新鲜出血，一旦化瘀、破血药物应用太过，即可能再次出血。

## 二、病案举例

**案1：络损暴盲（视网膜分支静脉阻塞）气滞血瘀、郁而化热案**

邹某，女，52岁，四川简阳患者。

初诊（2010－09－05）：1⁺月前患者无明显诱因出现左眼

视力下降，眼前黑影飘移，于简阳医院诊断为"视网膜静脉阻塞"，服用卡巴克络、维生素 $K_4$、维生素 C、曲克芦丁、复方血栓通胶囊，症状加重，8 月 20 日简阳人民医院眼底血管荧光造影：左眼静脉稍迂曲扩张，上半侧及颞下方可见散在小片遮蔽荧光，晚期可见静脉管壁高荧光，视盘偏鼻侧呈高荧光，并可见血管壁周围弱荧光渗漏，结果示：左眼视网膜静脉阻塞。为求进一步诊治，今日来我院。就诊时症见：左眼视物模糊，眼前黑影飘移，食可，眠差，大小便正常，舌红苔薄略黄，脉弦滑。平素情志抑郁。眼科检查：右眼视力 1.2，左眼视力 $0.8^{+1}$，左眼底视盘鼻侧出血，静脉迂曲扩张，动脉/静脉 =1：2，视网膜上方及颞下方散在点片状出血，黄斑区光反射未见。右眼未见明显异常。诊断为中医：左眼络损暴盲（西医：左眼视网膜分支静脉阻塞），四诊合参，辨证为气滞血瘀、郁而化热。治以清热凉血、活血通络。方中桑白皮、地骨皮、黄芩、生地、墨旱莲、生蒲黄、生三七粉清热凉血止血，赤芍、川芎、丹参、地龙活血通络，首乌藤安神助眠，葛根轻清，载药上行于头目，山药、白术健脾，一防气郁伤肝后肝木克土，二防清热之品损伤脾胃功能。

处方：桑白皮 15g，地骨皮 15g，黄芩 15g，生地 10g，墨旱莲 20g，生蒲黄 15g（包煎），生三七粉 4g（冲服），赤芍 15g，川芎 12g，丹参 20g，地龙 15g，首乌藤 30g，葛根 30g，山药 20g，白术 15g。

7 剂，每日 1 剂。

二诊（2010 - 09 - 12）：服药后左眼视力提高，眼前黑影明显减少，偶便溏，舌红苔薄略黄，脉弦滑。双眼视力 1.2，网膜出血明显减少，其余眼部检查同前。诊断、辨证、治法同初诊。此诊患者热势已减，故去地骨皮，而瘀滞之症仍在，故加花蕊石以加强活血化瘀力量。

处方：桑白皮 15g，黄芩 15g，生地 10g，墨旱莲 20g，生蒲黄 15g（包煎），生三七粉 4g（冲服），赤芍 15g，川芎 12g，丹参 20g，地龙 15g，首乌藤 30g，葛根 30g，山药 20g，白术 15g，花蕊石 15g。

10 剂，每日 1 剂。

三诊（2010 - 09 - 25）：双眼视力提高，左眼前黑影基本消失，全身无特殊不适，舌红苔薄略黄，脉弦滑。双眼视力 1.2，网膜出血已不明显。继用前方 5 剂巩固疗效。

**按**：视网膜分支静脉阻塞属于中医的"络损暴盲"或"视瞻昏渺"范畴，以视力下降，眼底脉络受损出血为主要发病特征。中医学认为本病是多种原因导致眼底脉道瘀阻、损伤而血溢脉外。患者平素情志抑郁，肝失调达，气逆血壅，气血滞塞而瘀阻目中脉络，致目中脉络闭阻，血不循经，溢于脉外则见视衣出血，出血遮挡神光发越，故视物模糊、眼前黑影。气郁日久生热，热扰心神则眠差。舌红苔薄略黄，脉弦滑为气血瘀阻的表现。治以清热凉血、活血通络。本案气滞血瘀为基本病机，治以活血化瘀为主，然气郁生热，故应清热凉血、活血通络同治，方能取得良效。

### 案 2：络损暴盲（视网膜分支静脉阻塞）肝风夹痰、瘀阻眼络案

李某，男，53 岁，香港患者。

初诊（2010 - 09 - 28）：2008 年 5 月 5 日患右眼底视网膜分支静脉阻塞，眼底出血量大致玻璃体积血，至 6 月 12 日行镭射手术（封闭新生血管），8 月 13 日眼底再次出血至今。高血压经药物控制血压正常。现右眼视物模糊，眠稍差，食可，便溏，口干，舌尖红苔白，脉弦缓。眼科检查：右眼视力 0.4$^{+1}$（-7.00D），左眼视力 1.0（-6.00D），右眼底网膜下方放射状、火焰状出血，诊断为中医：右眼络损暴盲（西医：右眼视网膜分支静脉阻塞），证属肝风夹痰、瘀阻眼络，治以养肝息风、祛痰除湿、化瘀通络。

处方：菊花 15g（后下），黄芩 15g，桑枝 15g，茯苓 20g，

陈皮 10g，僵蚕 15g，浙贝母 15g（碎），生蒲黄 15g（包煎），生三七 5g（碎），丹参 20g，怀牛膝 15g，墨旱莲 20g，生牡蛎 25g（先煎），山楂 15g，夜交藤 30g。

每周 5 剂，1.5 日 1 剂。

二诊（2010 - 10 - 05）：眼症稳定，全身无不适，舌尖红苔白，脉弦缓。右眼视力 0.4（-7.00D），左眼视力 1.2（-6.00D），右眼底网膜下方放射状、火焰状出血明显减少、变薄，此诊患者肝风之势已减，而以肝肾不足、痰瘀阻络为主，治以补益肝肾、祛痰除湿、化瘀通络。方中枸杞、楮实子、怀牛膝、墨旱莲滋养肝肾。菊花、黄芩清热明目。茯苓、陈皮、莱菔子、生蒲黄、生三七、川芎、山楂、生牡蛎、昆布健脾除湿祛痰、化瘀通络。

处方：菊花 15g（后下），黄芩 15g，枸杞 15g，楮实子 15g，茯苓 15g，陈皮 5g，莱菔子 12g，生蒲黄 15g（包煎），生三七 5g（碎），川芎 10g，怀牛膝 15g，墨旱莲 20g，生牡蛎 25g（先煎），山楂 15g，昆布 15g。

每周 5 剂，1.5 日 1 剂。可多服。

三诊（2010 - 10 - 19）：右眼视物较前清晰，全身无不适，舌尖红苔白，脉细。右眼视力 0.6$^{+4}$（-7.00D），左眼视力 1.5（-6.00D），右眼底网膜下方仅见少许片状出血，辨证仍属肝肾不足、痰瘀阻络，治以补益肝肾、祛痰除湿、化瘀通络。此诊痰瘀之势进一步衰减，应增强补益肝肾、扶助正气之力，故改枸杞为 20g、墨旱莲 30g。

处方：菊花 15g（后下），黄芩 15g，枸杞 20g，楮实子 15g，茯苓 15g，陈皮 5g，莱菔子 12g，生蒲黄 15g（包煎），生三七 5g（碎），川芎 10g，怀牛膝 15g，墨旱莲 30g，生牡蛎 25g（先煎），山楂 15g，昆布 15g。

每周 5 剂，1.5 日 1 剂。可多服。

四诊（2010 - 10 - 30）：右眼视物明显清晰，全身无不适，舌尖红苔白，脉细。右眼视力 0.8$^{+4}$（-7.00D），左眼视

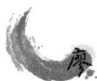

力 1.5 (-6.00D)，右眼底网膜下方仅见少许点状出血。继用前方 10 剂巩固疗效。

**按：** 廖老认为患者素有眩晕（高血压）病史，多肝胆不舒，肝风夹痰上扰，风痰阻络，血不循经，溢于脉外而出血。辨证为肝风夹痰、瘀阻眼络，治以养肝息风、祛痰除湿、化瘀通络。方中菊花益肝补阴，黄芩清热化湿。桑枝祛风通络。茯苓健脾渗湿，使湿无所聚，痰无所生。陈皮理气健脾、燥湿化痰。僵蚕、浙贝母清热化痰、开郁散结，僵蚕还能祛风通络。生蒲黄乃化瘀止血良药。怀牛膝活血通经，补益肝肾。丹参活血祛瘀。葛根升发清阳，引药上达清窍。生牡蛎重镇安神、平肝潜阳。墨旱莲滋补肝肾、凉血止血的效果。生三七粉活血化瘀。山楂散瘀活血。夜交藤安神助眠。诸药共用养肝息风、祛痰除湿、化瘀通络作用。二、三诊宗养肝息风、祛痰除湿、化瘀通络法，并根据肝肾不足之本及痰瘀互结之标轻重不同而斟酌加减。本案基本病机特点是"本虚标实，虚实夹杂"，以风、痰、瘀为标，肝肾不足为本，因此在辨证中要始终把握"虚"和"瘀"的关系，治疗上根据病证演变，调整"扶正"和"祛瘀"之轻重，标本兼治，以提高疗效。

**案 3：络损暴盲（左眼视网膜分支静脉阻塞）肝肾阴虚、虚火上炎案**

李某，男，82 岁，双流患者。

初诊（2008 - 07 - 18）：左眼视力下降 2 月。2 月前无明显诱因出现左眼视力下降，曾到当地医院诊治，具体诊断用药不详，效果不明显，为求进一步诊治，今来我院门诊。就诊时症见：左眼视物模糊，夜尿多，大便干，口干，唇紫暗，舌红少苔有津液，脉弦缓。高血压病史 4 年。眼科检查：右眼视力0.3（矫正 0.4），左眼视力 0.06（矫正 0.1），双眼晶体皮质楔状混浊，后囊混浊，玻璃体液化点状混浊，左眼底见视盘色淡红，边界清，C/D = 0.4，颞上分支静脉区域片状出血，黄斑区未窥清。诊断为中医：左眼络损暴盲（西医：左眼视网膜分支静脉阻塞），辨证为肝肾阴虚、虚火上炎，治以凉血止血化瘀兼补益肝肾。

处方：菊花15g（后下），黄芩15g，决明子15g，生蒲黄15g（包煎），墨旱莲30g，生三七粉4g（冲服），地龙15g，桃仁15g，莪术15g，山楂20g，枸杞20g，菟丝子15g，益智仁15g。

5剂，每日1剂。

二诊（2008-07-25）：左眼视物模糊明显减轻，夜尿减少，大便正常，口已不干，唇紫暗，舌红少苔，脉弦。右眼视力0.3（矫正0.4），左眼视力0.1（矫正0.3），颞上分支静脉区域片状出血基本吸收，其余检查同前。诊断、辨证、治法同前。继用前方。

处方：菊花15g（后下），黄芩15g，决明子15g，生蒲黄15g（包煎），墨旱莲30g，生三七粉4g（冲服），地龙15g，桃仁15g，莪术15g，山楂20g，枸杞20g，菟丝子15g，益智仁15g，覆盆子15g。

5剂，每日1剂。可多服。

**按**：患者为老年男性，病久肝肾阴亏，虚火上炎，灼伤目络，致血不循经而外溢，故见眼底呈片状出血，病性虚实夹杂，辨证属肝肾阴虚、虚火上炎。本案肝肾阴虚为其本，离经之血为其标，根据"急则治其标"的原则，首以止血为要，然"离经之血，虽清血鲜血，亦为瘀血"，且眼内出血，血无出道，治宜凉血止血化瘀，兼补益肝肾。本案在治疗中要注意肝肾阴虚为其本，离经之血为其标，根据"急则治其标"的原则，首以止血为要，且应注意止血不留瘀。

**案4：络损暴盲（视网膜分支静脉阻塞）脾气虚弱、血失统摄案**

马某，女，38岁，达州患者。

初诊（2008-05-13）：患者10天前无明显诱因左眼视力

突然下降，未予诊治，今日来我院，察其左眼视物模糊，食可，欲睡，畏冷，便常，舌淡紫苔白，脉细缓。眼科检查：右眼视力1.0（-2.00D），左眼视力0.2（-2.00D），左眼底下方网膜火焰状、放射状出血，波及黄斑区，光反射消失。诊断为中医：左眼络损暴盲（西医：左眼视网膜颞下支静脉阻塞），眼底血光荧光造影结果示：左眼视网膜颞下支静脉阻塞。此为脾气虚弱、血失统摄所致，法当益气健脾止血。四君子汤加减治之。

处方：黄芪20g，党参15g，茯苓15g，白术15g，枸杞15g，菟丝子15g，当归10g，生三七粉4g（冲服），生蒲黄15g（包煎），白及15g，墨旱莲20g，山楂15g，陈皮5g。

7剂，每日1剂。

二诊（2008-05-20）：服药后，左眼视物较前清晰，食可，欲睡，畏寒，便常，舌淡紫苔白，脉细缓。右眼视力1.0（-2.00D），左眼视力0.12（-2.00D），左眼底下方网膜火焰状、放射状出血明显减少。辨证治法同初诊。前方去白及、加川芎10g、生地12g、白芍15g。

处方：黄芪20g，党参15g，茯苓15g，白术15g，枸杞15g，菟丝子15g，当归10g，生三七粉（冲服）4g，生蒲黄（包煎）15g，墨旱莲20g，山楂15g，陈皮5g，川芎10g，生地12g，白芍15g。

7剂，每日1剂。可重复。

三诊（2008-06-19）：左眼视力较前进一步改善，全身症减，近日用眼稍多，疲倦，舌淡紫苔白，脉细缓。右眼视力1.0（-2.00D），左眼视力0.4（-2.00D），左眼底下方网膜火焰状、放射状出血进一步减少变薄。辨证治法同二诊。前方去生蒲黄、白芍，加昆布，增墨旱莲为30g。

处方：黄芪20g，党参15g，茯苓15g，白术15g，枸杞15g，菟丝子15g，当归10g，生三七粉4g（冲服），墨旱莲30g，山楂15g，陈皮5g，川芎10g，生地12g，昆布15g。

10 剂，每日 1 剂。

四诊（2008 - 06 - 24）：视力明显好转，但视物仍变形，眠差、便常，舌质淡紫，苔薄黄。右眼视力 1.0（-2.00D），左眼视力 0.6（-2.00D），左眼底下方网膜火焰状、放射状出血减少变薄为散在小片状，黄斑区出血吸收，水肿不明显。病至恢复期，当扶正固本，予以八珍汤加减。

处方：太子参30g，茯苓15g，白术15g，当归10g，生地12g，川芎10g，白芍20g，枸杞15g，菟丝子15g，茺蔚子15g，墨旱莲30g，首乌藤30g，山楂15g，陈皮5g。

7 剂，每日 1 剂。

五诊（2008 - 06 - 24）：视力进一步好转，视物变形已不明显，全身无特殊不适，舌质淡红，苔薄黄。右眼视力 1.0（-2.00D），左眼视力 0.8（-2.00D），左眼下方网膜仅余少许点状出血，黄斑区光反射消失，继用上方 7 剂巩固疗效。

**按：**廖老认为患者近觇多年，初诊见视力骤降，神疲思睡，畏冷，舌质淡紫，苔白，脉细缓。辨证为脾气虚弱、血失统摄。脾气虚弱，无力统摄血液，血不循经，溢于脉外，泛于视衣，遮挡神光发越，故视力骤降而发为暴盲；脾虚水液不运，聚为痰湿，泛于视衣则视衣（视网膜）水肿明显；脾主四肢，脾虚则清阳不能实四肢、达清窍，故肢体畏冷，神疲欲睡；舌淡紫苔白，脉细缓，脉证相合。故辨证为脾气虚弱、血失统摄。病位在视衣，病性虚实夹杂。治以四君子汤为主（黄芪、党参、茯苓、白术、山楂、陈皮）健脾益气以治其本，当归、生三七粉、生蒲黄、白及、墨旱莲止血而不留瘀以治其标。而患者素有近觇，故加枸杞、菟丝子补肾明目。二诊时左眼视物较前清晰，食可、欲睡，畏寒，便常，舌淡紫苔白，脉细缓。辨证仍为脾气虚弱，血失统摄。但离经之血为瘀血，故在前方基础上去白及之收敛止血，加川芎、生地、白芍以养血活血，使瘀血去、新血生，目得所养、神光发越而视力恢复。三诊时左眼视力较前进一步改善，全身症减，近日用眼稍多，感疲倦，舌脉同前。因病已月余，离经之血已成瘀血，为防变为死血而难消，故前方去生蒲黄、白芍，加昆布软坚散结，增墨旱莲为30g—补肝肾之阴，二防活血太过而致新鲜出血。四诊时视力明显好转，但视物仍有变形，眠差，便常，舌质淡紫，苔薄黄。病至恢复期，当扶正固本，予以八珍汤加减益气养血（太子参、茯苓、白术、当归、生地、川芎、白芍、山楂、陈皮），补益肝肾（枸杞、菟丝子、茺蔚子、墨旱莲、首乌藤），目得所养而神光渐强，视力上升服药7剂后，视力进一步上升为0.8，视物变形消失。本案在辨证中要把握本病的基本病机特点是"本虚标实，虚实夹杂"，以脾气虚弱为本，以瘀为标。本病出血产生的根本原因在于虚，"离经之血，虽清血鲜血，亦为瘀血"（《血证论》），而瘀血既为病理产物，又可作为害目的第二病因，形成本虚标实，虚实夹杂之证。因此在辨证中要始终把握"虚"和"瘀"的关系，治疗上根据病证演变，调整"扶正"和"祛瘀"之轻重，标本兼治。

# 目系病变（视神经病变）

## 一、辨治经验

目系，又名眼系、目本。《灵枢·大惑论》指出："裹撷筋骨血气之精，而与脉并为系，上属于脑，后出于项中。"又如《证治准绳·杂病·七窍门》中说："目珠者，连目本，目本又名目系，属足厥阴之经也。"目系连目珠，通于脑，所见之物归于脑。可见眼珠——目系——脑是产生视觉功能的重要组织。《医林改错·脑髓说》中就明确记载了有关内容，即书中说"两目系于线，长于脑，所见之物归于脑"，对于产生视觉功能的神经活动称为神光，这一功能的发挥又与脏腑功能息息相关。如《审视瑶函·目为至宝论》中说："神光者，谓目中自然能视之精华也。"《审视瑶函·内外障二论》曰："在五脏之中，惟肾水神光，深居瞳神之中，最灵最贵，辨析万物，明察秋毫。"中医之"目系"大致相当于视神经，在五轮学说中，目系病归属水轮，为肾所主。廖老综合后世医家及现代中医眼科实践证实后认为，目系与全身脏腑气血均有密切关系，气、血、精、津等均上濡目窍，滋养目系。目系病变可因外邪侵袭、情志病变、气郁血瘀、痰饮积聚、正气亏损、外伤等多种因素导致。根据病变程度的轻重不同分别归属于"暴盲"（类似于西医急性视神经炎、急性球后视神经炎、缺血性视神经病变）、"视瞻昏渺"（类似于西医慢性球后视神经炎、缺血性视神经病变）、"青盲"（类似于西医视神经萎缩）的范畴，在病机上与肝脾肾三脏关系更为密切，实者多系肝胆火旺、气滞血郁或湿瘀阻络（如案1），虚者常为肝肾不足、脾肾两虚（如案2-4），故临诊时应以全身辨证与局部辨证、辨病相结合。然目系病变，不论虚实，瘀阻窍道为其主要病机，最终均致目窍萎闭，神光遂没而成青盲，故活血通窍贯穿始终。

## 二、病案举例

**案1：目系暴盲（急性球后视神经炎）肝胆火旺、湿瘀阻络案**

秦某，男，54岁，门诊病人。

初诊（2008-04-30）：半月前双眼视力突降，视物模糊，到省人民医院就诊，诊断为"急性球后视神经炎"，在省人民医院神经内科住院治疗，经静滴"甲基泼尼松龙"4天、地塞米松5天，口服泼尼松、营养神经等药物好转。为求进一步治疗，今日来我院。就诊时症见：双眼视物模糊，眠差，纳食可，二便常，舌质紫暗苔白腻，脉数。眼科检查：右眼视力0.15（矫无助），左眼视力0.25（矫无助），双眼底网膜豹纹状改变，视盘颞侧弧形萎缩斑，黄斑结构不清。诊断为中医："双眼目系暴盲"（急性球后视神经炎），此为肝胆火旺、湿瘀阻络所致，法

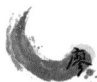

当清肝明目、活血利水通络，兼补益肝肾。

处方：桑白皮15g，黄芩15g，夏枯草20g，茯苓15g，泽泻15g，泽兰15g，丹参30g，葛根30g，地龙15g，枸杞15g，楮实子15g，菟丝子15g，合欢皮20g，夜交藤30g。

14剂，1.5日1剂。

二诊（2008-05-20）：左眼视力有所提高，睡眠好转，右眼发胀，余症及舌脉同初诊。右眼视力0.15（-1.00D），左眼视力0.3$^{-1}$（-1.00D），眼部检查同初诊。诊断、辨证、治法同初诊。上方去桑白皮、夏枯草、枸杞、菟丝子、楮实子、葛根、合欢皮、夜交藤，加黄柏15g、苍术15g、佩兰15g、藿香15g、薏苡仁20g、车前子15g、当归10g、川芎15g增强活血利水通络力量。

处方：黄芩15g，茯苓15g，泽泻15g，泽兰15g，丹参30g，葛根30g，地龙15g，黄柏15g，苍术15g，佩兰15g，藿香15g，薏苡仁20g，车前子15g，当归10g，川芎15g。

7剂，2日1剂。

三诊（2008-06-05）：双眼视力好转，眼胀减轻，右眼视物变小，口干苦，夜间尤甚，余症同二诊。右眼视力0.15（-2.00D→0.5），左眼0.3$^{+1}$（-2.00D→0.5），眼部检查同二诊。诊断、辨证、治法同二诊。因其口干苦，夜间尤甚，故上方去泽泻、当归、车前子，加炒栀子12g、黄连3g、芦根20g增强清热生津力量。

处方：黄芩15g，茯苓15g，泽兰15g，丹参30g，葛根30g，地龙15g，黄柏15g，苍术15g，佩兰15g，藿香15g，薏苡仁20g，川芎15g，炒栀子12g，黄连3g，芦根20g。

7剂，每日1剂。

四诊（2008-06-12）：诉右眼视物稍小，口干苦稍减轻，眠差。舌质暗红苔黄腻，脉滑数。右眼视力0.25（-2.00D→0.5），左眼视力0.3$^{+2}$（-2.00D→0.5），其余眼部检查同三诊。诊断、辨证、治法同三诊。前方加生牡蛎30g以增安神助眠

194

作用。

处方：黄芩 15g，茯苓 15g，泽兰 15g，丹参 30g，葛根 30g，地龙 15g，黄柏 15g，苍术 15g，佩兰 15g，藿香 15g，薏苡仁 20g，川芎 15g，炒栀子 12g，黄连 3g，芦根 20g，生牡蛎 30g（布包先煎）。

10 剂，2 日 1 剂。

五诊（2008－07－02）：眼症稳定，口干口苦好转，入眠可，早醒，二便正常，舌红苔白稍腻，脉数。双眼视力 0.5（－2.00D→0.8），其余眼部检查同四诊。诊断、辨证、治法同四诊。上方去泽兰、地龙，加葛根 30g，枸杞 15g，楮实子 15g 以补肝肾活血，柴胡 15g 引药入经，苔黄腻改善为苔白稍腻，故去炒栀子、藿香、黄连、茯苓，改薏苡仁为 30g，睡眠改善，故去生牡蛎。

处方：黄芩 15g，丹参 30g，葛根 30g，黄柏 15g，苍术 15g，佩兰 15g，薏苡仁 30g，川芎 15g，芦根 20g，葛根 30g，枸杞 15g，楮实子 15g，柴胡 15g。

7 剂，每日 1 剂。

**按**：本病属中医学的"目系暴盲"范畴，《审视瑶函》在论述暴盲时说："谓自平素别无他症，外不伤于轮廓，内不损乎瞳神，惚然盲而不见也……病于阳伤者，缘恣怒暴悖，恣酒嗜辛，好燥腻，及久患热病痰火人得之，则烦躁秘渴；病于阴伤者，多色欲悲伤，恩竭哭泣太频之故；伤于神者，因思虑太过，用心罔极，忧伤至甚。元虚水少之人，眩晕发而盲瞽不见。能保养者，治之自愈，病后不能养者，成痼疾。"究其病因一般可归纳为：情志郁结，肝失条达，气郁络阻；急性热病，耗损真阴，灼烁津液；肝胆火旺，上扰清窍；肝肾阴虚，虚火上炎；产后哺乳，气血虚衰等五方面。四诊合参，廖品正名老中医认为该患者辨证属肝胆火旺、湿瘀阻络，病位在目系。肝胆火旺，循经上扰，灼伤目系故视力突降、视物模糊，热扰心神故眠差，舌质紫暗苔白腻，脉数为湿瘀阻络、肝胆火旺之征。故治疗当以清肝明目、活血利水通络。方中夏枯草清肝泻火，养肝明目。桑白皮清肝泻火，利水消肿。黄芩清热燥湿泻火。茯苓、泽泻利水渗湿。泽兰活血祛瘀，行水消肿。丹参活血祛瘀。地龙通经活络兼以清热利水，合欢皮安神解郁，夜交藤养心安神，葛根疏散风热，升发清阳，引药上达清窍。然目系与肝肾关系至为密切，故方中以菟丝子、楮实子，枸杞补肾益精，养肝明目，体现了廖老攻邪不伤正气，处处不忘固本的学术思想。二至五诊遵法斟酌加减。

### 案2：视瞻昏渺案（缺血性视神经病变）肝肾两亏、气虚血瘀

侯某，女，52岁，成都患者。

初诊（2010-07-25）：患者于2<sup>+</sup>月前无明显诱因出现右眼前闪光，视物模糊，到华西医院就诊，查视野和P-VEP右眼均异常，诊断为"右眼缺血性视神经病变"，为求进一步诊治今来我院就诊。就诊时症见：右眼前闪光，视物模糊，月经紊乱，常延后，量少，大便4-5日一行，舌淡苔薄白，脉弦细。眼科检查：右眼视力0.6（-2.00D），左眼视力1.0（-2.00D），双眼底网膜呈豹纹状改变，右眼视盘近筛板处小片状出血，视盘下方弧形斑，黄斑中心凹光反射消失，左眼底未见异常。诊断为中医：右眼视瞻昏渺（西医：右眼缺血性视神经病变），辨证为肝肾两亏、气虚血瘀。治以补益肝肾、益气养血、活血通络。方中女贞子、墨旱莲、枸杞、怀牛膝补益肝肾，菌灵芝、当归益气养血，川芎、地龙、葛根活血通络，车前子、菊花、黄芩、决明子清热明目，使补而不滞。

处方：女贞子15g，墨旱莲30g，枸杞20g，怀牛膝15g，菌灵芝15g，当归10g，川芎10g，地龙15g，葛根30g，车前子15g，菊花15g，黄芩15g，决明子15g。

7剂，每日1剂。

二诊（2010 - 08 - 01）：双眼视力提高，时有眼胀，右眼前闪光减轻，大便干结好转，1～2日1次，舌淡苔薄白，脉弦细。双眼视力1.2（-2.00D），右眼视盘近筛板处小片状出血变小，其余检查同前。诊断、辨证同初诊，因诸症减轻，说明辨治准确，故守法守方，初诊方去车前子，女贞子、决明子增为20g加强补肾明目力量，加莱菔子15g以行气除胀。

处方：女贞子20g，墨旱莲30g，枸杞20g，怀牛膝15g，菌灵芝15g，当归10g，川芎10g，地龙15g，葛根30g，菊花15g，黄芩15g，决明子20g，莱菔子15g。

15剂，2日1剂。

三诊（2010 - 09 - 1）：双眼视力正常，右眼前闪光基本消失，眼胀症状已不明显，胃部不适，纳食睡眠欠佳，大便偏稀，一日一行，小便正常，舌淡苔薄白，脉细。双眼视力1.5（-2.00D），右眼视盘近筛板处小片状出血消失，其余检查同前。右眼视野和PVEP（视觉诱发电位）恢复正常。诊断同二诊。患者眼症消失，眼底出血吸收，说明辨治显效，本诊仍治以补益肝肾、益气养血、活血通络，方中枸杞、菟丝子补益肝肾，黄芪、大枣、菌灵芝益气养血，葛根、丹参、路路通活血通络，生牡蛎重镇安神助眠，菊花益阴明目，甘草调和诸药。

处方：枸杞15g，菟丝子15g，黄芪20g，大枣10g，菌灵芝15g，葛根20g，丹参30g，路路通15g，陈皮15g，白豆蔻10g，生麦芽20g，生牡蛎25g，菊花15g，甘草5g。

5剂，2日1剂。

按：患者中老年女性，肝肾亏虚、气血不足，视衣失养则视物有闪光感，视物模糊，"女子七七，天癸竭，地道不通"，故月经紊乱，常延后，量少。气不摄血，血不循经，溢于脉外，故见视衣出血。气虚无力推动，故大便2～3日一行。舌淡苔薄白，脉弦细均为气血亏虚之症。本病病位在视衣，病性属虚实夹杂。治以补益肝肾、益气养血、活血通络而奏效。二三诊随症加减。本病病位在视衣，病性属虚实夹杂。以瘀为标，以肝肾不足、气虚为本，以瘀为标，因此在辨证中要始终把握"虚"和"瘀"的关系，治疗上根据病证演变，调整"补虚"和"祛瘀"之轻重，标本兼治，以提高疗效。

### 案3：青盲（视神经萎缩）脾肾两虚案

何某，男，32岁，门诊病人。

初诊（2009-07-30）：患者近2个月右眼视力下降，于川大华西医院诊断为"双眼视神经萎缩"，经治疗效果不佳，为求进一步诊治，近日来我院。就诊时症见：右眼视力下降，睡眠稍差，汗多，纳食差，便干，舌红苔白，脉弦滑。眼科检查：右眼视力0.01（-3.00D），左眼视力0.5（-3.00D），右眼视盘苍白，左眼视盘偏淡，其余未见异常。华西PVEP（图形视觉诱发电位）示：右眼PVEP无波，左眼异常PVEP，视野右眼鼻侧，左眼鼻上缺损。此为脾肾两虚所致，法当健脾补肾、活血通络。

处方：薏苡仁20g，茯苓15g，山楂15g，莱菔子15g，陈皮5g，女贞子15g，枸杞15g，楮实子15g，菟丝子15g，地龙15g，丹参30g，葛根30g，浮小麦30g，菊花15g（后下），板蓝根20g。

7剂，每日1剂。

二诊（2009-08-06）自觉右后头颈痛，食眠可，余无不适，舌红苔少，脉弦。右眼视力0.02（-3.00D），左眼视力0.6（-3.00D），其余同初诊。诊断、辨证、治法同初诊。因汗多消失，故去浮小麦，纳食已基本正常，故改薏苡仁、茯苓、山楂为山药，舌红苔少，故加丹皮、墨旱莲，改菊花为千里光增强清热养阴凉血力量。

处方：山药20g，莱菔子15g，陈皮5g，女贞子15g，墨旱莲30g，枸杞15g，楮实子15g，菟丝子15g，地龙15g，丹参30g，葛根30g，丹皮15g，千里光20g，板蓝根30g。

7剂，每日1剂。

三诊（2009 - 08 - 13）：自觉睡眠较好，后头颈部痛减轻，腰部轻度不适，舌红苔少，脉弦。右眼视力 0.04（ - 3.00D），左眼视力 0.8（ - 3.00D），其余同二诊。诊断、辨证、治法同二诊。上方去女贞子、丹皮、菊花，加怀牛膝、黄芩。

处方：山药 20g，陈皮 5g，莱菔子 15g，墨旱莲 30g，枸杞 20g，楮实子 15g，菟丝子 15g，地龙 15g，丹参 30g，葛根 30g，怀牛膝 15g，板蓝根 30g，黄芩 15g。

7 剂，2 日 1 剂。

四诊（2009 - 08 - 27）：自觉时感眼痒，小便较多，后颈部疼痛时发，舌红苔少，脉弦。右眼视力 0.3（ - 3.00D），左眼视力 0.9（ - 3.00D），余同三诊。诊断、辨证、治法同三诊。因久病入络，正气受伤，故于前方去墨旱莲、地龙、板蓝根，加菌灵芝补益正气，川芎、路路通行气活血通络。

处方：山药 20g，陈皮 5g，莱菔子 15g，枸杞 20g，楮实子 15g，菟丝子 15g，丹参 30g，葛根 30g，怀牛膝 15g，黄芩 15g，菌灵芝 15g，川芎 15g，路路通 15g。

7 剂，2 日 1 剂。

**按**：视神经萎缩，属于中医"青盲"范畴。指因病变累及目系，而引起的患眼外观如常，视力渐降，终至失明之症。治疗困难，属眼科疑难病之一。《诸病源候论·目病诸候》载曰："青盲者，谓眼本无异，瞳子黑白分明，直不见物耳。"廖老根据四诊合参，认为本病属脾肾两虚证。脾肾两虚，精亏血少，不得荣目，目窍萎闭，郁遏不畅，神光渐微，以致目视不明而成青盲，眼底则见视神经萎缩之病变。精亏血少，心神失养则眠差，肠失濡养则便干，时值处暑，暑热蒸迫，故汗多。综上所述，证属脾肾两虚，然本病"玄府幽邃之源郁遏，不得发此灵明耳"（《证治准绳·杂病·七窍门》），多虚实夹杂，故除健脾补肾外，还宜活血通络。方中薏苡仁、茯苓、山楂、莱菔子、陈皮健脾行气通便；枸杞、菟丝子、女贞子滋补肝肾；葛根、丹参、地龙活血养血通络；菊花、板蓝根、浮小麦清热敛汗；全方共奏健脾补肾，活血通络之功。其余各诊均在此基础上随症加减。本案证属虚实夹杂，在治疗过程中要掌握脾肾两虚为本，脉络瘀阻，目窍萎闭为其标，故除健脾补肾外，还宜活血通络，标本兼治。

**案 4：青盲（视神经萎缩）肝肾不足、气虚血瘀案**

徐某，女，66 岁，香港患者。

初诊（2010 - 10 - 13）：双眼先天性视神经萎缩，双眼低眼压性青光眼（术后 3 年），早产儿，双眼白内障（术后 1 年余），曾患心房病变。就诊时症见：双眼视物模糊，眠差多梦，食可，便干，舌淡紫苔白，脉细涩。眼科检查：右眼视力 0.2，左眼视力数指/10cm，右眼压 6mmHg，左眼压 15mmHg。诊断为中医：1. 双眼青盲，2. 双眼圆翳内障术后（西医：1. 双眼视神经萎缩，2. 双眼白内障术后），证属肝肾不足、气虚血瘀，治以补益肝肾、益气活血。

处方：知母 15g，黄柏 12g，炒栀子 12g，茯神 15g，生牡蛎 25g（先煎），生龙骨 25g（先煎），菌灵芝 15g，女贞子 15g，墨旱莲 20g，制首乌 20g，生地 12g，丹皮 12g，丹参 20g，山楂 15g，丝瓜络 15g，葛根 20g。

5 剂，每日 1 剂。

二诊（2010 - 10 - 18）：视界增，诸症减，舌淡紫苔白，脉细涩。右眼视力 0.3，左眼视力数指/25cm，其余检查同前。辨证仍属肝肾不足、气虚血瘀，治以补益肝肾、益气活血。上方去黄柏、生龙骨，加怀牛膝 15g、枸杞 15g 加强补益肝肾之力。

处方：知母 15g，炒栀子 12g，茯神 15g，生牡蛎 25g（先煎），菌灵芝 15g，女贞子 15g，墨旱莲 20g，制首乌 20g，生地 12g，丹皮 12g，丹参 20g，山楂 15g，丝瓜络 15g，葛根 20g，怀牛膝 15g，枸杞 15g。

7 剂，每日 1 剂。

三诊（2010 - 10 - 25）：视力有改善，全身无不适，舌淡紫苔白，脉细涩。右眼视力 0.4，左眼视力数指/40cm，其余检查同前。辨证仍属肝肾不足、气虚血瘀，治以补益肝肾、益气活血。方中石斛、生地、女贞子、墨旱莲、枸杞、制首乌滋养肝肾。知母、炒栀子清热除烦以助眠。茯神、菌灵芝、合欢皮、生牡蛎补虚安神助眠。太子参、山楂、丹参益气活血。葛根升发清阳，引药上达清窍。

处方：知母 15g，炒栀子 12g，石斛 15g，生地 12g，葛根 20g，女贞子 15g，墨旱莲 20g，枸杞 15g，制首乌 20g，茯神 15g，合欢皮 20g，生牡蛎 25g（先煎），菌灵芝 15g，山楂 15g，丹参 20g，太子参 20g。

5 剂，1.5 日 1 剂。

四诊（2010 - 11 - 02）：视力明显提高，睡眠改善，口干不显，大便已不干，阵热上冲，舌红略紫苔黄，脉细。右眼视力 0.4$^{-1}$，左眼视力 0.1，其余眼部检查同前。辨证仍属肝肾不足、气虚血瘀，治以补益肝肾、益气活血。因睡眠改善，口干不显，故上方去炒栀子、合欢皮，枸杞增为 20g，葛根增为 30g，增强补益肝肾力量。生牡蛎增为 30g，一则安神助眠，二则平肝潜阳以治阵热上冲。加白薇 15g 清热利尿，引热下行以治阵热上冲。

处方：知母 15g，石斛 15g，生地 12g，葛根 30g，女贞子 15g，墨旱莲 20g，枸杞 20g，制首乌 20g，茯神 15g，生牡蛎 30g（先煎），菌灵芝 15g，山楂 15g，丹参 20g，太子参 20g，白薇 15g。

5 剂，1.5 日 1 剂。

**按**：患者系早产儿，先天禀赋不足，肝肾两亏，精、气、血不足，目络失于濡养，无以充盈，则逐渐变细而致血行滞涩，目窍郁闭，神光不得发越故双眼视物模糊；肝肾阴虚，虚火扰心故眠差多梦；阴虚水不行舟故便干；舌淡紫苔白，脉细涩为肝肾不足、气虚血瘀之征。证属"本虚标实"，法当"标本兼治",治宜"滋养肝肾、益气治其本,通络活血化瘀治其标"。方中知母、黄柏、炒栀子均可清虚热、降肾火而安神助眠;龙骨、牡蛎平肝潜阳而安神助眠;茯神益肾明目、安神助眠;菌灵芝益气养血,补虚安神;生地、丹皮、丹参、墨旱莲凉血活血、化瘀通络,且墨旱莲滋补肝肾;山楂散瘀活血;丝瓜络通络活血;女贞子、制首乌补益精血、固肾乌发明目;葛根升发清阳,引药上达清窍;诸药共用补益肝肾、益气活血。二、三诊宗补益肝肾、益气活血法,斟酌加减。本案基本病机特点是"本虚标实,虚实夹杂",以瘀为标,以肝肾不足、气虚为本,因此在辨证中要始终把握"虚"和"瘀"的关系,治疗上根据病证演变,调整"扶正"和"祛瘀"之轻重,标本兼治,以提高疗效。

# 视衣脱离(视网膜脱离)术后

## 一、辨治经验

视网膜脱离,属于中医"视衣脱离暴盲"范畴。指因病变累及视衣,而引起视衣脱离、视物不清变形之症。

廖老认为,视衣脱离与先天不足、后天失养关系密切。肾为先天之本,先天不足,则肝肾两虚,视衣禀赋不足而脆弱;脾为后天之本,脾虚则气血生化乏源,视衣失养失固。故脾肾两虚,视衣脆弱,失养失固是视衣脱离的主要病机,然脾虚不运、肾虚不化,均易生湿,另外,视衣脱离者,多采用手术使视衣复位,术后中药调理而取得良效,而手术属外伤,外伤引动肝热,因伤络破血出或脉络瘀滞,故术后多夹肝热血瘀之症。根据以上特点,廖老临证时,多从补肾健脾、运湿化瘀、清肝活血入手取效。

## 二、病案举例

陈某，男，37岁，职员，成都患者。

初诊（2008 - 09 - 10）：左眼网脱术后3周。患者3周前在华西医院做"左眼巩膜外垫压 + 玻切 + 光凝 + 硅油填充术"，术后视力改善，但视物仍变形。为求进一步治疗，故于今日来我院就诊。就诊时症见：左眼视物变形，模糊，食眠可，大便秘，小便可，舌质淡红，苔白，脉细。眼科检查：右眼视力1.0（-5.00D），左眼视力0.2（-5.00D），左眼睑球结膜充血，角膜透明，左眼底高度近视性改变，垫压脊明显，网膜复位，右眼正常。诊断为中医：左眼视衣脱离术后（西医：左眼视网膜脱离术后），辨证为脾肾两虚，治以健脾补肾、活血利水、清肝明目。

处方：茯苓15g，泽泻15g，薏苡仁20g，莱菔子15g，山楂15g，茺蔚子15g，楮实子15g，墨旱莲30g，桃仁15g，泽兰12g，赤芍12g，桑白皮15g，菊花15g（后下），黄芩12g。

7剂，每日1剂。

医嘱：禁止剧烈活动，注意用眼卫生。

二诊（2008 - 09 - 17）：患者视物模糊变形基本消失，食眠可，二便常，舌质淡红，苔白，脉细。眼部检查：右眼视力1.0（-5.00D），左眼视力0.4（-5.00D）。左眼睑球结膜充血，左眼底网膜豹纹状改变，垫压脊明显，网膜复位，右眼正常。诊断、治法、辨证同前。改茯苓为车前子增强利水力量。

处方：车前子15g，泽泻15g，薏苡仁20g，莱菔子15g，山楂15g，茺蔚子15g，楮实子15g，墨旱莲30g，桃仁15g，泽兰12g，赤芍12g，桑白皮15g，菊花15g（后下），黄芩12g。

7剂，每日1剂，可多服。

医嘱：同前。

三诊：（2008 - 09 - 27）：患者视物模糊变形消失，视力明显提高，食眠可，二便常，舌质淡红，苔白，脉细。右眼视力1.2（－5.00D），左眼视力0.7（－5.00D），左眼睑球结膜充血消失，其余检查同前。

**按**：患者高度近视数年，脾肾两虚。脾肾两虚，视衣脆弱，失养失固而脱离，加之水湿不化，上泛而溢于视衣，致视衣高起，故视物变形，视物模糊；脾肾两虚，推动乏力，故大便秘结。本案脾肾两虚为本，以健脾补肾、利水渗湿治其本。然结合患者特殊情况——"网膜脱离术后，手术属外伤，因伤留瘀，引动肝热"，故兼以活血清肝明目之品治其标，标本兼治而奏效。

# 消渴目病（糖尿病视网膜病变）

## 一、辨治经验

糖尿病视网膜病变是糖尿病早期微血管并发症之一，是当今主要的致盲眼病。糖尿病，中医称消渴，糖尿病视网膜病变属中医消渴目病。虽然古代医家对本病没有具体记述，但认识到消渴最终可致盲，如《三消论》指出"夫消渴者，多变聋盲"；《秘传证治要诀》更进一步指出："三消久之，神血既亏，或目无所见，或手足偏废。"根据其不同临床表现，糖尿病视网膜病变分属于中医眼科"视瞻昏渺"、"云雾移睛"、"暴盲"及"血灌瞳神"（《证治准绳》）等内障眼病，现代中医眼科统将其称为"消渴目病"。

廖老在治疗"消渴目病"（糖尿病视网膜病变）方面经验尤其丰富，她认为，糖尿病视网膜病变是糖尿病的眼部并发症，相对而言，糖尿病为本，糖尿病视网膜病变为标，故其病因病机离不开阴虚燥热－气阴两虚－阴损及阳－阴阳两虚这个糖尿病发展演变的病机基础。但在此基础上，也有糖尿病视网膜病变自身的专科特点，由于目为肝之窍，瞳神水轮属肾，故当糖尿病日久，累及肝肾时，多并发眼部病变，特别是视网膜病变，症见眼底发生微血管瘤、渗出、水肿、出血，血灌瞳神，甚则视网膜玻璃体增殖性病变，终至失明。而糖尿病视网膜病变以眼络瘀阻为基本病机，其机理如下：消渴日久，肝肾阴亏，目失濡养，加之阴虚内热，气阴耗伤，气虚帅血乏力，阴虚血行滞涩，均可导致眼络瘀阻。瘀血阻络，可引起眼底发生微血管瘤、渗出、水肿、出血等；若血瘀络外，则可溢入神膏，渗灌瞳神；若眼内瘀滞日久不消，瘀郁生热或消渴燥热，炼液成痰，抑或脾肾阳虚，痰浊内生，致痰瘀互结，则可形成视网膜玻璃体增殖性病变，终至失明。

以廖品正、段俊国教授为首的攻关小组，在国家"九五"、"十五"科技攻关项目研究中，通过临床试验多中心收集603例糖尿病及糖尿病视网膜病变患者病证信息，运用临床流行病学、生物统计学、计算机信息学等多学科的研究手段，开展了大样本、多中心、前瞻性中医证候特征及其规律的探索性临床研究。发现：（1）虚实夹杂、本虚标实是糖尿病视网膜病变基本证候特点；（2）气阴两虚始终贯穿于病变发展的全过程，是糖尿病视网膜病变的基本病机，为致病之本；（3）气阴两虚，阴虚渐重，燥热亢盛，气虚愈甚，阳气渐衰，阴损及阳，阴阳两虚是糖尿病视网膜病变的主要证候演变规律；（4）阳虚是影响糖尿病视网膜病变病情进展的关键证候因素；（5）因虚致瘀、因虚致郁，血瘀肝郁是糖尿病视网膜病变重要兼证；（6）糖尿病视网膜病变为多因素致病，阳虚证与糖尿病病程、糖尿病控制、高血压、尿蛋白排泄率、生存质量是微血管病变的重要风险因子；（7）中医症状与糖尿病视网膜病变生存质量明显相关，中医症状越重，生存质量越差。

廖老将糖尿病视网膜病变的治疗分为一般治疗原则、眼局部主要病变证治、辨证分型论治三个步骤：（1）一般治疗原则：糖尿病视网膜病变是糖尿病引起的眼部并发症，故治疗糖尿病，控制血糖，改善患者的全身病情是重要的基础治疗；眼局部的病变既与全身病情密切相关，又具有自己的特点，本虚标实，虚实夹杂是糖尿病视网膜病变的证候特点，应局部结合整体，权衡标本缓急，如眼底病变轻缓（多属轻、中度非增殖期）时，宜以全身病情为主，结合眼局部病变论治，眼底病变急重（多属重度非增殖期糖尿病视网膜病变或增殖期糖尿病视网膜病变）时，宜以眼局部病变为主，结合全身病情论治；在糖尿病视网膜病变的重度非增殖期和增殖期，单用中药治疗，对改善症状，虽有某些效果，但不够理想，现代西医对糖尿病视网膜病变常用的激光光凝、玻璃体切割术等眼局部治疗手段，尽管有一定的局限性和副作用，但在控制眼底病变恶化方面也有明显疗效，所以，必要时宜中西医结合治疗，以挽救视力。（2）眼局部主要病变证治原则：糖尿病视网膜病变眼局部病变多种多样，其主要病变为视网膜微循环障碍、微血管瘤、出血、水肿、渗出、新生血管和机化物等，从中医的病理来看，概属"瘀血"和"痰湿"的范畴，故治法不离活血化瘀、祛痰除湿，痰瘀互结者，更当兼用软坚散结，不过，眼证系糖尿病中、晚期，气阴两虚，肝肾亏损，甚或阴阳两虚，目失濡养，因虚而致之"血瘀"和"痰湿"所引起，其证标实而本虚，因而论治时，祛病攻邪当时时注意顾护正气，扶正祛邪，方不致于使眼症出现大的反复；在糖尿病视网膜病变的多种病变中，当视网膜及玻璃体出血量大或急重时，能迅速导致视力的严重障碍，中医本着"急则治标"的原则，此时宜以眼内出血为主论治，根据出血病程各阶段特点，大体可分为出血期、出血静止期、瘀血滞积期。首先，当明确出血各期的治疗原则，如出血期治疗当以止血为主，酌情加用化瘀止血药物，取其止血而不留瘀，有利于视力恢复；出血静止期，瘀血尚未吸收时，治疗渐转向活血化瘀，消散离经瘀血，促进视力恢复；瘀血滞积期，瘀血紫暗浓厚，日久不消，渐至瘀痰互结，产生白色机化物等，治疗当予活血逐瘀，软坚散结，以免进一步引起视网膜脱离等失明恶果，同时适当结合全身病情，标本兼顾，辨证处方。（3）辨证分型论治：糖尿病视网膜病变为糖尿病的并发症，根据临床实践的经验，当以眼局部病变与全身病情相结合辨证分型论治。此处全身病辨证分型主要参照1991年中国中医药学会糖尿病学会所制定的糖尿病辨证分型标准。由于糖尿病视网膜病变主要发生在糖尿病的中、晚期，因而此处分型未涉及糖尿病早期阴虚燥热的证型。①气阴两虚、脉络不利：症见全身多饮、多尿、多食症状不典型，口咽干燥、神疲乏力、少气懒言、眠少汗多、大便干结，或头晕耳鸣，或肢体麻木，舌淡红苔薄白或舌红少苔、中有裂纹，脉细或细而无力，眼症见视力减退，视网膜病变多为轻、中度非增殖期（如见或多或少的视网膜微血管瘤，并有小点片状出血或黄白色硬性渗出），此型由于糖尿病日久累及肝肾，引起视网膜病变，而视网膜属肾，故本型之阴虚应侧重于肾阴虚，阴虚血行滞涩，气虚血行无力，因而，治当益气生津、滋阴补肾为主，兼以活血通络，服用芪明颗粒（黄芪、葛根、生地、枸杞子、决明子、茺蔚子、生蒲黄、水蛭），或予生脉散合杞菊地黄丸方加减，酌情选加知母、天花粉、墨旱莲清热养阴，生津润燥；茺蔚子、丹参、牛膝、生蒲黄、地龙活血通络。②气阴两虚、脉络瘀阻：症见全身多饮、多尿、多食症状不明显，口干乏力、心悸气短、头晕耳鸣、腰膝酸软、肢体麻木，或双下肢微肿、大便干燥与稀溏交替出现，舌体胖嫩、舌色紫暗或有瘀斑，脉细乏力或弦细，眼症见视物模糊，或视物变形，或自觉眼前黑花飘移，甚至视力严重障碍，视网膜病变多为非增殖期或由非增殖期向增殖期发展（如见或多或少的视网膜微血管瘤，新旧杂陈的点片状和火焰状出血，黄白色的硬性渗出及白色的棉絮状斑，或黄斑水肿渗出，视网膜新生血管等，眼底出血多时可融合成片，或积聚于视网膜前，或形成玻璃体积血），此型由于眼底病变加重，急则治标，应以针对眼局部病变为主，结合全身病情予以治疗，眼底病变属糖尿病视网膜病变非增殖期时，宜予益气滋肾、化瘀通络或化瘀止血，服芪明颗粒合血塞通胶囊，或予生脉散合六味地黄丸方加减，酌情选加地龙、茺蔚子、丹参、生蒲黄、三七、墨旱莲等，眼底病变属糖尿病视网膜病变增殖期时，眼底出血量多，甚至玻璃体出血，出血期常予滋阴凉血，化瘀止血，可用生蒲黄汤（《眼科六经法要》方：生蒲黄、墨旱莲、荆芥炭、生地、丹皮、郁金、丹参、川芎）加减，可去郁金、丹参、川芎，选加玄参、地骨皮、三七、茜草、花蕊石等，可增加凉血止血之功，选加黄芪、太子参、三七，则可增加益气止血之效，出血静止期治宜活血化瘀为主，常用桃红四物汤加减，可酌加黄芪、太子参、枸杞、墨旱莲，益气滋肾；若选加茯苓、白术、猪苓、泽泻，则可增加实脾利水消肿的功效。③阴损及阳、血瘀痰凝：全身症见神疲乏力，心慌气短，腰膝酸软，头晕目眩，记忆力减退或痰多，畏寒肢冷，下肢浮肿，大便溏泄与便秘交替出现，唇舌紫暗，脉沉细，眼症见视力模糊或严重障碍，视网膜病变多为增殖期，除具气阴两虚、脉络瘀阻型眼底表现外，可见视网膜玻璃体纤维增生，甚至纤维膜或条带收缩牵引视网膜脱离，此型眼底渗出物或机化组织属中医之痰浊。新痰常由脾肾阳虚、水湿痰浊上流于目，或眼底血络瘀阻，水液外渗，凝聚成痰，痰浊日久不化，阻塞气机，常与瘀血互结，使眼底病变进一步恶化，治当化瘀散结、补肾益脾，标本兼治。常用补阳还五汤合肾气丸方加减。酌情选加瓦楞子、浙贝母、海藻、昆布等化痰散结；选加三七、生蒲黄、血余炭等化瘀止血，以减少眼底反复出血；选加枸杞、淫羊藿、白术、薏苡仁等增强补肾益脾之效。④阴阳两虚、痰瘀互结：全身症见面色苍黄晦暗，气短乏力，腰膝酸软，畏寒肢冷，颜面或下肢浮肿，食欲减退，大便溏泄或溏泄与便秘交替，夜尿频数，浑浊如膏，舌淡苔白，脉沉细无力，眼症见视力严重障碍，甚至盲无所见。视网膜病变多为增殖期，眼底所见同前（阴损及阳、血瘀痰凝型），本型眼与全身病情俱重，治宜阴阳双补为主，兼以逐瘀化痰、软坚散结，常用方以右归饮方为基础，选加太子参、茯苓、菟丝子、淫羊藿、三七、生蒲黄、当归、益母草、瓦楞子、海藻、昆布等。但临床上单一病机为患较为少见，常常杂和致病，不拘泥于以上三种证型，廖老论治病案举例中如气阴两虚、肝肾不足、目络瘀滞杂和致病者，见案1－3；气虚肾亏，阴损阳衰，血瘀痰凝杂和为患者，见案14；脾肾两虚、目络瘀滞为主者，见案4－5；肝肾阴虚、目络瘀滞者，见案6－11；肝肾阴虚、虚火灼络者，见案12－13。总之，气阴两虚、肝肾亏损、目失滋养，是糖尿病视网膜病变发生的基本病因，血瘀痰凝、目络阻滞，是糖尿病视网膜病变形成的重要病机，本虚标实、虚实夹杂是糖尿病视网膜病变的证候特点，中医应局部结合整体，权衡标本缓急，辨证论治。

以廖品正、段俊国教授为首的攻关小组，在国家"九五"、"十五"科技攻关项目研究中，以严格按统一标准纳入非增殖型糖尿病视网膜病变病例529例，以芪明颗粒为试验药，采用2∶1随机、平行、导升明对照、多中心临床研究方法。结果发现：补虚化瘀、标本兼治是对非增殖型糖尿病视网膜病变的有效治法，中药复方芪明颗粒能改善患者的眼底病变，明显提高视力和明显改善患者的中医证候，疗效优于导升明，体现了中医药多靶点治疗的优势。

## 二、病案举例

### 案1：消渴目病（糖尿病视网膜病变）气阴两虚、肝肾不足、目络瘀滞案

徐某，女，61岁，住院病人。

初诊（2008－04－30）：糖尿病15年，近3年来视力逐渐下降，视物模糊，在外院诊断为"糖尿病视网膜病变（非增殖期）"，治疗后效果不明显。就诊时症见：双眼前多个小黑影，视物模糊、变形明显，目睛干涩较甚，精神不振，轻度口

渴，微汗，大便硬结难解，3 日以上一次，偶有腰膝酸软，耳鸣，舌红少津有瘀点，脉细无力。眼科检查：双眼视力 0.3，双眼底微血管瘤较少、易数，硬性渗出较多、不易数，眼底出血量多，多个片状出血斑融合。诊断为中医：消渴目病（西医：糖尿病视网膜病变），此为气阴两虚、肝肾不足、目络瘀滞所致，法当益气养阴、补益肝肾、通络明目。方拟优糖明Ⅰ号方（廖老经验方）治之。

处方：黄芪 16g，葛根 16g，地黄 15g，枸杞子 15g，决明子 10g，茺蔚子 10g，蒲黄 10g，水蛭 2g。

上方制为无糖颗粒剂，每次 1 包（4.5g/包），每日 3 次。监控血糖。

二诊（2008 - 05 - 14）：大便硬结较前减轻，两日一次，余症同前，双眼视力 0.4，其余检查同初诊，继用优糖明Ⅰ号方，服法同初诊。监控血糖。

三诊（2008 - 06 - 15）：双眼视物模糊、变形进一步好转，目睛干涩减轻，仅偶见，其余同二诊。双眼视力 0.5，眼底出血较前减轻为点状、较多不易数或呈片状。其余检查同二诊，继用优糖明Ⅰ号方，服法同二诊。

四诊（2008 - 07 - 29）：双眼视物如常，目睛干涩消失，全身无特殊不适，舌红少津，瘀点明显减少，苔薄白，脉细。双眼视力 1.0，双眼压 15mmHg，双眼底微血管瘤数稳定，硬性渗出明显减少为较少、易数，眼底出血量明显减轻为点状、较少易数。其余检查同三诊，继用优糖明Ⅰ号方，服法同三诊。

**按：**糖尿病视网膜病变是糖尿病早期微血管并发症之一，在欧美是主要的致盲眼病。我国糖尿病发病近年来逐渐增高，糖尿病视网膜病变致盲者也呈上升趋势。本病发病与性别无关，多双眼发病，以视力下降，眼底出现糖尿病视网膜病变的特征性改变如微血管瘤，硬性、软性渗出，眼底出血和静脉扩张为主要表现，后期可因出现新生血管及增殖性病变而并发新生血管性青光眼、视网膜脱离等而失明。由于本病的病理机制复杂，目前仍未完全清楚，在其发生发展的不同阶段，早期西医常认为饮食和药物控制血糖为主，尚无特殊专科专药，后期以眼底激光治疗或玻璃体切割手术为主，缺乏专病"既病防变"（早期干预、早期治疗）而防止后期致盲的观念。现有的激光光凝和手术治疗，只能暂时保存部分视功能及降低中度或重度视力丧失的危险性，故及早的治疗能控制病情，预防糖尿病性盲目的发生。廖品正名老中医认为既患"消渴目病"，即要"上工治未病"，在其早期（糖尿病视网膜病变Ⅰ－Ⅲ期）进行治疗，防微杜渐，以免目盲。廖老认为"消渴目病"的基本病机是"气阴两虚、肝肾不足、阴阳两虚而致脉络瘀阻、痰浊凝滞"，气阴两虚、肝肾不足，目失所养，故视物模糊而视力下降；气虚帅血乏力，阴虚血行滞涩，目中瘀血阻络故见眼底微血管瘤，血不循经，溢于络外，故见眼底出血，"离经之血，虽清血鲜血，亦为瘀血"（《血证论》），故眼底出血亦为瘀滞之征；气不摄津，水液外渗，故见渗出，水湿积聚，久而成痰，渗出则聚而成团。本证为"本虚标实"，应"标本兼治"，治以"益气养阴、滋养肝肾、阴阳双补治其本，通络明目、活血化瘀、化痰散结治其标"。方用优糖明Ⅰ号方。方中以黄芪、葛根为君。黄芪补中益气，葛根清热生津、除烦止渴，主治烦热消渴等症，还可升举阳气，推动津液上达眼目，黄芪、葛根相伍，益气生津养阴，紧扣糖尿病气阴两虚的病机，故用以为君；以枸杞子、地黄为臣，枸杞子滋阴补血、养肝明目，主治肝肾阴亏，目昏多泪，消渴等症，用之辅助葛根养阴生津，并增滋养肝肾之功，地黄滋阴养血，枸杞子、地黄与黄芪、葛根配伍，可显著增强其益气养阴之功，故用以为臣；决明子、茺蔚子、生蒲黄、水蛭为佐，决明子清肝明目，茺蔚子活血通络、凉肝明目，蒲黄凉血止血、活血化瘀，因其具有活血止血的双方向调节作用，故临床广泛用于各种瘀血和出血之症，水蛭活血化瘀，故选用蒲黄、水蛭佐君药活血止血、疏通眼络、去瘀生新、增视明目。综上所述，本方主治气阴两虚、肝肾不足、血行瘀滞的消渴目病，切合病机，药证合拍，故疗效甚佳。本案在辨证中要把握基本病机特点是"本虚标实，虚实夹杂"，以瘀为标，以气阴两虚、肝肾不足为本。在辨证中要始终把握"虚"和"瘀"的关系，标本兼治，以提高疗效。

**案2：消渴目病（双眼糖尿病视网膜病变）气阴两虚、肝肾不足、目络瘀滞案**

关某，女，51岁，家庭妇女，成都患者。

初诊（2008-07-17）：糖尿病史6年，右眼失明5年，左眼视力下降2年。就诊时症见：右眼失明，左眼视物模糊，眠差，四肢轻度麻木，双腿侧筋抽痛，便秘，2～3日一行，舌淡，苔白脉细。糖化血红蛋白5.8，肾功能稍差，有蛋白尿。眼科检查：右眼视力无光感，左眼视力0.8，右眼角膜混浊，前房浅，虹膜纹理模糊，环状后粘连，瞳孔膜闭，晶体全混，眼底窥不进，左眼晶体轻度混浊，玻璃体混浊（+），眼底视盘界清，色泽可，网膜散在激光光凝斑，少许微血管瘤及点状出血。诊断为中医：双眼消渴目病（西医：双眼糖尿病视网膜病变），辨证为：气阴两虚、肝肾不足、目络瘀滞，治法：益气养阴、补益肝肾、通络明目。

处方：菊花15g（后下），桑叶20g，地龙15g，女贞子15g，墨旱莲30g，枸杞20g，决明子20g，生地15g，山药20g，黄芪20g，合欢皮20g，首乌藤30g，茺蔚子15g，生蒲黄15g（包煎），丝瓜络15g。

5剂，1.5日1剂。

二诊（2008-07-24）：左眼视力稳定，眠差、四肢麻木、双腿侧筋抽痛好转，大便由2～3日一行变为每日一行，舌质淡苔白，脉细。视力及眼部检查同前。空腹及餐后血糖控制尚可。诊断、辨证、治法同前。初诊取得效果，本诊辨治同前，在前方基础上去山药、合欢皮，加昆布 15g、花粉 20g、葛根 30g、桑枝 30g 加强软坚散结、滋阴通络之功。

处方：菊花 15g（后下），枸杞 20g，女贞子 20g，墨旱莲 30g，决明子 25g，生地 20g，黄芪 20g，地龙 15g，茺蔚子 15g，生蒲黄 15g（包煎），丝瓜络 15g，制首乌 30g，昆布 15g，花粉 20g，葛根 30g，桑枝 30g。

5 剂，1.5 日 1 剂。

三诊（2008 - 08 - 07）：左眼视力有所提高，右眼迎风流泪，服药过程中乳房稍有疼痛，便溏，舌质淡苔白，脉细。左眼视力 1.5，其余眼部检查同前。诊断、辨证、治法同前。因右眼迎风流泪，服药过程中乳房稍有疼痛，便溏，故前方去花粉、茺蔚子，减决明子为 15g，加郁金 15g、柴胡 15g 疏肝解郁。

处方：菊花 15g（后下），枸杞 20g，女贞子 20g，墨旱莲 30g，决明子 15g，生地 20g，黄芪 20g，地龙 15g，生蒲黄 15g（包煎），丝瓜络 15g，制首乌 30g，昆布 15g，葛根 30g，桑枝 30g，郁金 15g，柴胡 15g。

10 剂，1.5 日 1 剂。

**按：** 该患者为老年女性，患消渴多年，日久气阴两虚、肝肾不足，目失所养，故视物模糊而视力下降；气虚帅血乏力，阴虚血行滞涩，目中瘀血阻络故见眼底微血管瘤，血不循经，溢于络外，故见眼底出血，"离经之血，虽清血鲜血，亦为瘀血"（《血证论》），故眼底出血亦为瘀滞之征；气不摄津，水液外渗，故见渗出，水湿积聚，久而成痰，渗出则聚而成团；脾气虚弱，推动无力故大便秘结。脾主四肢，肝在体合筋，肝脾两虚则四肢轻度麻木，双腿侧筋抽痛。四诊合参，本病可辨为气阴两虚、肝肾不足、目络瘀滞，病位在瞳神，病性虚实夹杂，治疗当益气养阴、补益肝肾、通络明目。方中黄芪、山药、生地益气养阴，女贞子、墨旱莲、枸杞补益肝肾，生蒲黄、地龙、丝瓜络活血通络，菊花、桑叶、决明子、茺蔚子清热凉肝明目，合欢皮、首乌藤安神助眠，决明子还能润肠通便。初诊取得效果，说明辨治准确，故第一、二次复诊随证加减。本案基本病机特点是"本虚标实，虚实夹杂"，以瘀为标，以气阴两虚、肝肾不足为本，因此在辨证中要始终把握"虚"和"瘀"的关系，治疗上根据病证演变，调整"扶正"和"祛瘀"之轻重，标本兼治，以提高疗效。

### 案3：消渴目病（双眼糖尿病视网膜病变）气阴两虚、肝肾不足、目络瘀滞案

李某，女，69岁，成都患者。

初诊（2008-07-25）：糖尿病12年，右眼视物不见4月。近4月来右眼视力逐渐下降，视物不见，在外院诊断为"糖尿病视网膜病变"，治疗后效果不明显。为求进一步治疗，于今日来我院。就诊时症见：右眼视物不见，左眼视物模糊，眠可，便常，夜尿3次/夜，手足针刺感，舌暗红，苔白，脉弦。眼科检查：右眼视力光感，左眼视力0.5，右眼下方角膜新生血管长入，前房浅，眼底无红光反射，左眼前房浅，眼底可见少许黄白色渗出和小出血点。空腹血糖：5.8mmol/L。眼底血管荧光造影：双眼糖尿病视网膜病变（5级）。诊断为中医：双眼消渴目病［西医：双眼糖尿病视网膜病变（5级）］，辨证为：气阴两虚、肝肾不足、目络瘀滞，治以益气养阴、补益肝肾、通络明目。

处方：菊花15g（后下），枸杞15g，山茱萸15g，地骨皮15g，墨旱莲30g，生蒲黄15g（包煎），茜草15g，生三七粉4g（冲服），丝瓜络15g，地龙15g，花蕊石15g，生地10g，山药15g，昆布10g。

7剂，每日1剂。

二诊（2008-07-30）：手足针刺感减轻，诸症同前，舌质暗红苔白，脉弦细。右眼视力光感，左眼视力0.6，其余眼部检查同前。诊断、辨证、治法同前。

处方：菊花 15g（后下），枸杞 15g，山茱萸 15g，黄芩 15g，墨旱莲 30g，生蒲黄 15g（包煎），茜草 15g，生三七粉 4g（冲服），地龙 15g，花蕊石 15g，菟丝子 15g，山药 20g，桑白皮 15g，瓦楞子 15g。

7 剂，每日 1 剂。

三诊（2008 - 08 - 08）：双眼视力稳定，头昏，其余诸症同前，舌质暗红苔白，脉弦细。右眼视力光感，左眼视力 0.7，眼部检查同前。空腹血糖：6.9mmol/L。诊断、辨证、治法同前。

处方：菊花 15g（后下），天麻 15g（先煎），黄芩 15g，枸杞 20g，山茱萸 15g，墨旱莲 30g，生蒲黄 15g（包煎），生三七粉 4g（冲服），花蕊石 15g，地龙 15g，地骨皮 15g，荔枝核 15g，泽泻 15g，炒枣仁 20g。

7 剂，每日 1 剂。

四诊（2008 - 09 - 03）：手足针刺感、头昏明显减轻，纳眠可，二便常，舌质暗红苔白，脉弦细。右眼视力光感，左眼视力 0.8，左眼底黄白色渗出和小出血点减少。空腹血糖：6.8mmol/L，餐后血糖：10.9mmol/L，诊断、辨证、治法同前。

处方：菊花 15g（后下），天麻 15g（先煎），黄芩 15g，枸杞 20g，山茱萸 15g，墨旱莲 30g，生蒲黄 15g（包煎），生三七粉 4g（冲服），花蕊石 15g，地龙 15g，地骨皮 15g，荔枝核 20g，泽泻 15g，炒枣仁 20g，生地 15g。

7 剂，每日 1 剂。

**按**：该患者为老年女性，患消渴多年，日久气阴两虚、肝肾不足、目失所养，故视物模糊而视力下降，肾虚则夜尿频，瘀血阻络、肌肤失养则手足针刺感，血不循经、溢于络外，故见眼底出血，气不摄津、水液外渗，故见渗出。因此本病可辨为气阴两虚、肝肾不足、目络瘀滞，病位在瞳神，病性虚实夹杂，治疗当益气养阴、补益肝肾、通络明目。综上所述，气阴两虚、肝肾不足、目络瘀滞是糖尿病视网膜病变发生的主要病机，本虚标实、虚实夹杂是其证候特点。益气养阴、补益肝肾为治本之法，治疗之要务，通络明目、疏理气血治其标。

### 案4：消渴目病（糖尿病视网膜病变）脾肾两虚、目络瘀滞案

刘某，男，67岁，成都患者。

初诊（2008-07-09）：糖尿病10年，伴双眼视物模糊1年。近1年来双眼视力逐渐下降，视物模糊，在外院诊断为"糖尿病视网膜病变"，治疗后效果不明显。为求进一步治疗，于今日来我院。就诊时症见：双眼视物模糊，手软乏力并有针刺感，双下肢浮肿，纳眠可，小便多，大便常，舌尖红苔黄白，脉弦。眼科检查：双眼视力0.4，双眼底散在点状出血和黄白色渗出。空腹血糖：6.7mmol/L，餐后血糖：8.7mmol/L。诊断为中医：消渴目病（西医：糖尿病视网膜病变），辨证为脾肾两虚、目络瘀滞，治以补益脾肾、通络明目。

处方：菊花15g（后下），黄芩15g，枸杞20g，山茱萸15g，黄芪20g，茯苓15g，泽泻15g，地龙15g，丝瓜络15g，益母草20g，生蒲黄15g（包煎），墨旱莲30g，山药20g，鸡内金15g。

7剂，1.5日1剂。

二诊（2008-07-18）：下肢浮肿减轻，其余诸症同前，舌尖红苔黄白，脉弦。右眼视力0.4，左眼视力0.5，双眼小瞳下眼底散在点状出血和黄白色渗出稍有减少。空腹血糖：6.76mmol/L，甘油三酯：2.13mmol/L，尿糖：1+，尿蛋白：4g/L。诊断同前，辨证为脾肾两虚、气阴不足、目络瘀滞，治以补益脾肾、益气养阴、通络明目。

处方：菊花15g（后下），黄芩15g，枸杞20g，山茱萸15g，黄芪20g，茯苓20g，地龙15g，丝瓜络15g，益母草25g，生蒲黄15g（包煎），墨旱莲30g，山药30g，鸡内金

15g，白术 15g。

7 剂，每日 1 剂。

三诊（2008 - 08 - 08）：诸症减轻，舌质红，苔黄白，脉弦。右眼视力 0.5，左眼视力 0.6，眼部检查同前。诊断、辨证、治法同前。

处方：菊花 15g（后下），黄芩 15g，枸杞 20g，山茱萸 15g，黄芪 20g，茯苓 20g，益母草 25g，生蒲黄 15g（包煎），墨旱莲 30g，山药 30g，鸡内金 15g，白术 15g，太子参 15g，泽泻 15g。

7 剂，每日 1 剂。

四诊（2008 - 08 - 26）：视力提高，诸症进一步减轻，舌尖红，苔黄腻，脉弦。右眼视力 0.6，左眼视力 0.7，双眼小瞳下眼底散在点状出血和黄白色渗出减少。空腹血糖：6.26mmol/L，甘油三酯：3.22mmol/L，总胆固醇：7.41mmol/L，尿蛋白：4 +，红细胞 4 ~ 5 个/HP，白细胞 0 ~ 2 个/HP。诊断、辨证、治法同前。

处方：桑白皮 15g，黄芩 15g，枸杞 20g，山茱萸 15g，黄芪 40g，太子参 30g，茯苓 20g，白术 15g，山药 30g，鸡内金 15g，金樱子 15g，生蒲黄 15g（包煎），益母草 20g，墨旱莲 30g。

7 剂，每日 1 剂。

**按**：该患者为老年男性，患消渴多年，脾肾两虚、气阴不足、目失所养，故视物模糊而视力下降，肾虚膀胱气化功能失职则小便多，肾虚水液运化不畅则下肢水肿，网膜见渗出，气虚不摄、血不循经、溢于络外，故见眼底出血，离经之血为瘀血。因此本病可辨为脾肾两虚、气阴不足、目络瘀滞，病位在瞳神，病性虚实夹杂，治疗当益气养阴、补益脾肾、通络明目。脾肾两虚、气阴不足、目络瘀滞是本病发生的主要病机，本虚标实、虚实夹杂是其证候特点。补益脾肾、益气养阴为治本之法，治疗之要务，通络明目、疏理气血治其标。

案5：消渴目病（双眼糖尿病视网膜病变）脾肾两虚、目络瘀滞案

张某，女，62岁，退休，都江堰患者。

初诊（2009－07－09）：糖尿病15年，糖尿病肾病12年，双眼视力下降5年。近5年来视力逐渐下降，视物模糊，在外院诊断为"糖尿病视网膜病变"，曾在华西行"双眼全视网膜光凝术"，治疗后效果不明显，为求进一步治疗，于今日来我院。曾有浅表性胃炎、贫血、胆囊炎及高血压病史。就诊时症见：双眼视物模糊，纳眠差，腰痛，双下肢浮肿，二便常，舌质暗淡苔白，脉细数。眼科检查：右眼视力0.15，左眼视力0.08，双眼晶体周边楔状混浊，右眼玻璃体液化混浊，眼底模糊不清，左眼底散在激光光凝斑、出血点和黄白色硬性渗出。诊断为中医：双眼消渴目病（西医：双眼增殖性糖尿病视网膜病变），辨证为脾肾两虚、目络瘀滞，治以补益脾肾、通络明目。

处方：菊花15g（后下），枸杞15g，山茱萸15g，黄芪30g，茯苓20g，泽泻15g，墨旱莲30g，茺蔚子15g，生蒲黄15g（包煎），鸡内金15g，生三七粉3g（冲服），山药20g，杜仲20g，续断20g，首乌藤30g。

7剂，每日1剂。

二诊（2008－07－16）：视力稳定，双下肢水肿消失，胃脘隐痛，腰痛减轻，舌质暗淡，苔白腻，脉弦细。右眼视力0.25，左眼视力0.08，眼部检查同前。餐后血糖：10.16mmol/L。诊断、辨证、治法同前。

处方：菊花15g（后下），枸杞15g，山茱萸15g，黄芪30g，茯苓20g，墨旱莲30g，生蒲黄15g（包煎），鸡内金15g，生三七粉3g（冲服），杜仲20g，续断20g，首乌藤30g，大腹皮15g，怀牛膝15g。

7剂，每日1剂。

医嘱：同前。

三诊（2008 - 07 - 23）：眼症稳定，胃脘仍隐痛，饭后干呕，腰痛减轻，舌质暗淡，苔白腻，脉弦细。右眼视力 0.3，左眼视力 0.1，眼部检查同前。空腹血糖：5.9mmol/L，餐后血糖：10.0mmol/L，尿蛋白：+ + + +。诊断、辨证、治法同前。

处方：菊花 15g（后下），枸杞 15g，山茱萸 15g，黄芪 20g，茯苓 20g，法半夏 12g，益母草 20g，墨旱莲 30g，生蒲黄 15g（包煎），鸡内金 15g，生三七粉 3g（冲服），杜仲 20g，续断 20g，山药 30g，首乌藤 30g，生麦芽 20g。

7 剂，每日 1 剂。

四诊（2008 - 07 - 30）：眼症稳定，胃脘隐痛、干呕消失，纳眠可，二便常，舌质暗淡，苔白腻，脉弦细。右眼视力 0.6，左眼视力 0.4，眼底出血点和黄白色硬性渗出有所减少，其余检查同前。空腹血糖：5.12mmol/L，肌酐 139.8μmol/L，甘油三酯：2.56mmol/L，尿蛋白（+），诊断、辨证、治法同前。

处方：菊花 15g（后下），枸杞 15g，山茱萸 15g，黄芪 20g，茯苓 20g，益母草 20g，墨旱莲 30g，生蒲黄 15g（包煎），鸡内金 15g，生三七粉 3g（冲服），杜仲 20g，续断 20g，山药 30g，首乌藤 30g，生麦芽 20g，泽泻 15g，陈皮 5g。

7 剂，每日 1 剂。可多服。

**按**：该患者为老年女性，患消渴多年，脾肾两虚，目失所养，故视物模糊而视力下降；脾肾两虚，帅血乏力，血不循经，溢于络外，故见眼底出血；血行滞涩，目中瘀血阻络故见眼底微血管瘤，气不摄津，水液外渗，故见渗出。脾气虚弱则精神不振；肾虚不能濡养腰膝骨骼，故腰痛；脾肾两虚，水液失于运化、温化则双下肢水肿；心肾不交则眠差；舌暗淡，脉弦为脾肾两虚、目络瘀阻的表现。因此本病可辨为脾肾两虚、目络瘀滞，病位在瞳神，病性虚实夹杂，治疗当补益脾肾、通络明目。脾肾两虚、目络瘀滞是本病的主要病机，本虚标实、虚实夹杂是其证候特点。补益脾肾为治本之法，治疗之要务，通络明目、疏理气血治其标。

### 案6：消渴目病（双眼糖尿病视网膜病变）肝肾阴虚、目络瘀滞案

刘某，女，58岁，成都患者。

初诊（2009 - 02 - 20）：右眼视物模糊1年，左眼发红微痛1天，今来我院就诊。糖尿病史12$^+$年；2002年左眼网脱，2003年失明；2008年5月因右糖尿病视网膜病变于我院住院治疗。就诊时症见：左眼视物模糊，发红微痛1天，食可，眠差，大便较干燥，小便夜间频数，皮肤偶有发痒，四肢发麻，下肢水肿，舌暗红苔黄白，脉细数。眼科检查：右眼视力0.12，左眼视力无光感，右眼晶体混浊，眼底隐约可见网膜散在点片状出血、渗出，大片萎缩病灶，血管不清，黄斑区结构不清，光反射未见，左眼结膜下出血（＋＋＋），瞳孔膜闭，眼球萎缩。诊断为中医：双眼消渴目病（西医：双眼糖尿病视网膜病变），辨证为肝肾阴虚、目络瘀滞，治以滋养肝肾、凉血止血、化瘀通络。

处方：天麻15g（先煎），杜仲20g，枸杞20g，女贞子20g，墨旱莲30g，黄芩15g，菊花15g（后下），地骨皮20g，决明子20g，生蒲黄15g（包煎），茜草15g，泽泻15g，地龙15g，莱菔子15g，生牡蛎25g。

5剂，1.5日1剂。

二诊（2009 - 06 - 26）：右眼视物模糊明显减轻，睡眠、大便已经基本正常，四肢发麻、皮肤发痒、下肢水肿较前均减轻，夜尿1~2次/夜，血糖饮食控制尚可，舌质暗，苔白腻，脉弦数。右眼视力0.3，左眼视力无光感，右眼网膜点片状出血、渗出明显减少，左眼结膜下出血消失，其余检查同前。诊断、辨证、治法同前。因患者睡眠、大便已经基本正常，四肢发麻、皮肤发痒、下肢水肿较前均减轻，夜尿1~2次/夜。故

前方去泽泻、莱菔子，加昆布15g、夏枯草15g软坚散结，丝瓜络15g活血通络。

处方：菊花15g（后下），黄芩15g，天麻15g（先煎），杜仲20g，地骨皮20g，决明子25g，女贞子20g，墨旱莲30g，枸杞20g，地龙15g，丝瓜络15g，茜草15g，生蒲黄15g（包煎），生牡蛎25g（先煎），昆布15g，夏枯草15g。

5剂，1.5日1剂。

三诊（2009－07－05）：右眼视物模糊进一步减轻，四肢发麻、皮肤发痒、下肢水肿已不明显，夜尿1次/夜，血糖饮食控制尚可，舌质暗苔白腻，脉弦数。右眼视力0.5，左眼视力无光感，右眼网膜点片状出血、渗出进一步减少，其余检查同前。继用前方10剂巩固疗效。

**按**：该患者为老年女性，患消渴多年，日久肝肾阴虚，目失所养，故视物模糊而视力下降；阴虚乏津水不行舟，故见大便较干燥；心肾不交故眠差；阴虚血行滞涩，目中瘀血阻络故见眼底微血管瘤；虚火上炎，故眼发红微痛；虚火灼络，血不循经，溢于络外，故见眼底出血；离经之血为瘀血，血瘀化水，故见渗出；四肢发麻、皮肤偶有发痒、下肢水肿均为瘀血阻络、肌腠失养之征；舌暗，苔黄白，脉细数为肝肾阴虚、目络瘀阻的表现。因此本病可辨为肝肾阴虚、目络瘀滞，病位在瞳神，病性虚实夹杂，治当滋养肝肾、凉血止血化瘀。方中天麻、杜仲、枸杞、女贞子、墨旱莲滋养肝肾，黄芩、菊花、决明子凉肝明目，生蒲黄、茜草、地骨皮凉血止血化瘀，泽泻利水渗湿消肿，地龙通络利水，莱菔子行气导滞以通大便，生牡蛎安神助眠。初诊取得效果，故二诊辨治不变，因患者睡眠、大便已经基本正常，四肢发麻、皮肤发痒、下肢水肿较前均减轻，夜尿1~2次/夜。故前方去泽泻、莱菔子，加昆布15g、夏枯草15g软坚散结，丝瓜络15g活血通络。本案基本病机特点是"本虚标实，虚实夹杂"，以瘀为标，以肝肾阴虚为本，因此在辨证中要始终把握"虚"和"瘀"的关系，治疗上根据病证演变，调整"扶正"和"祛瘀"之轻重，标本兼治，以提高疗效。

### 案7：消渴目病（糖尿病视网膜病变）肝肾阴虚、目络瘀滞案

赵某，男，69岁，成都患者。

初诊（2010 - 07 - 18）：双眼人工晶体术后，右眼9天，左眼16天，发现有糖尿病7个月。现用胰岛素控制血糖基本正常。就诊时症见：双眼视物模糊，眠可，纳食控制，四肢端麻木和针刺感，便干，3~4日一行，舌淡红，苔黄白腻，脉弦细。空腹血糖8.7mmol/L。眼科检查：右眼视力0.5，左眼视力0.25，双眼人工晶体位正常，双眼底弥漫性点片状出血及渗出，A变细，A/V = 1/2。诊断为中医：1. 双眼消渴目病，2. 双眼圆翳内障术后（西医：1. 双眼糖尿病视网膜病变，2. 双眼白内障术后），四诊合参，辨证为肝肾阴虚、目络瘀滞。治以滋补肝肾、凉血止血化瘀。方中女贞子、墨旱莲、枸杞滋补肝肾，菊花、黄芩、决明子、茺蔚子凉肝明目，桑白皮、丹皮、地骨皮清热凉血，生蒲黄、赤芍止血化瘀，地龙通络利尿、泽泻利水渗湿以除痰湿。

处方：女贞子15g，墨旱莲30g，枸杞20g，菊花15g（后下），黄芩15g，决明子20g，茺蔚子15g，桑白皮15g，丹皮15g，地骨皮20g，生蒲黄15g（包煎），赤芍15g，地龙15g，泽泻15g。

5剂，1.5日1剂。

二诊（2010 - 07 - 25）：双眼视力有所提高，服药后无不适，四肢麻木，针刺感有减轻，视力状况同前，现仍大便干结，小便可，纳可，眠差，舌淡红苔黄白腻，脉弦细。右眼视力0.6，左眼视力0.3，眼部检查同前。初诊见效，本诊守法守方，前方去丹皮、赤芍，加花蕊石、桃仁、花粉增强化瘀止血、清热生津力量。

处方：女贞子15g，墨旱莲30g，枸杞20g，菊花15g（后下），黄芩15g，决明子20g，茺蔚子15g，桑白皮15g，地骨皮20g，生蒲黄15g（包煎），地龙15g，泽泻15g，花蕊石15g，桃仁15g，花粉15g。

5剂，1.5日1剂。

三诊（2010-08-01）：双眼视力进一步提高，肢端麻木、针刺感及便干明显减轻，舌暗红苔白，脉弦细。右眼视力0.7，左眼视力0.6，双眼底点片状出血及渗出减少。仍辨证为肝肾阴虚、血行瘀滞，但出血已静止，此时应着重化瘀，治以滋补肝肾、化瘀通络。方中女贞子、枸杞、墨旱莲滋补肝肾，菊花、黄芩、决明子清肝明目，生蒲黄、丹参、桃仁、生三七粉、丝瓜络、地龙化瘀通络。花粉清热生津，《本草纲目》谓其为"治消渴良药"，能"生津止渴"，佩兰化湿醒脾，两者共用生津增液以行舟，以期改善便干症状。

处方：女贞子15g，枸杞20g，墨旱莲30g，菊花15g（后下），黄芩15g，决明子20g，生蒲黄15g（包煎），丹参20g，桃仁15g，生三七粉4g，丝瓜络15g，地龙15g，花粉20g，佩兰10g。

5剂，1.5日1剂。

**按：**本患者就诊时见：双眼视物模糊，眠可，纳食控制，四肢端麻木和针刺感，便干，3~4日一行，舌淡红，苔黄白腻，脉弦细。四诊合参，辨证为肝肾阴虚、目络瘀滞。肝肾阴虚，虚火灼络，血不循经，溢于脉外，故视衣出血；然离经之血为瘀血，出血遮挡神光发越，故视物模糊；阴虚血行瘀滞，肢端失养故有麻木针刺感；阴虚水不行舟则便干；苔黄白腻为夹痰湿之征。治以滋补肝肾、凉血止血化瘀。初诊初见效果，二诊守法守方，三诊仍辨证为肝肾阴虚、血行瘀滞，但出血已静止，此时应加强化瘀力量，治以滋补肝肾、化瘀通络。本案在辨证中要把握本病病性属虚实夹杂，以虚为本，实为标，应标本同治，方能取得佳效。

案8：消渴目病（双眼糖尿病视网膜病变）肝肾不足、目络瘀滞案

陈某，女，59岁，成都患者。

初诊（2008 – 07 – 16）：发现糖尿病5年，双眼前黑影飞舞4年，右眼视力下降1年半。患者4年前双眼前逐渐出现黑影飞舞，右眼视力逐渐下降，在外院诊断为"双眼糖尿病视网膜病变"，治疗后效果不明显，为求进一步治疗，今日来我院，查餐后血糖14mmol/L。就诊时症见：双眼前黑影飞舞，右眼视物模糊，饮食可，眠差，小便可，大便干，3日1次，舌红苔黄，脉弦细。眼科检查：右眼视力0.05～0.15，左眼视力0.8，右眼晶体混浊（＋＋＋），双眼玻璃体液化混浊，右眼为甚，右眼底窥不进，左眼底静脉迂曲，散在微血管瘤，黄斑区光反射消失。餐后血糖：14mmol/L。眼底血管荧光造影示：左眼微血管瘤及少许出血，糖尿病视网膜病变（2 – 3级）。诊断为中医：双眼消渴目病（西医：双眼糖尿病视网膜病变）。辨证为肝肾不足、目络瘀滞，治以补益肝肾、养阴安神、通络明目。

处方：菊花15g（后下），决明子20g，女贞子15g，墨旱莲30g，枸杞15g，地骨皮15g，生地15g，山茱萸15g，首乌藤30g，丹参30g，茺蔚子15g，地龙15g，合欢皮20g，花粉15g。

7剂，每日1剂。

二诊（2008 – 07 – 30）：双眼前黑影飘动，右眼视物模糊，纳眠可，小便可，大便较前改善，舌红苔黄，脉弦细。眼部检查：右眼视力0.05～0.15，左眼视力1.0，眼部检查同前。诊断、辨证、治法同前。

处方：菊花15g，决明子20g，女贞子15g，墨旱莲30g，枸杞15g，生地15g，泽泻15，山茱萸15g，首乌藤30g，丹参30g，茺蔚子15g，地龙15g，花粉15g，生蒲黄15g（布包煎）。

7剂，每日1剂。

三诊（2008－08－07）：双眼前黑影飘动明显减少，右眼视物明显变清晰，纳眠二便正常。舌红苔黄，脉弦细。右眼视力0.3，左眼视力1.2，眼部检查同前，诊断、辨证、治法同前。

处方：菊花15g，决明子20g，女贞子15g，墨旱莲30g，枸杞15g，生地15g，泽泻15，山茱萸15g，首乌藤30g，丹参30g，茺蔚子15g，地龙15g，花粉15g，生蒲黄15g（布包煎）。

7剂，每日1剂。

**按**：该患者为老年女性，患消渴多年，日久肝肾阴虚，目失所养，故视物模糊而视力下降。阴虚血行滞涩，目中瘀血阻络故见眼底微血管瘤。阴虚火炎，虚火灼络，血不循经，溢于络外，灌入神膏，遮挡神光发越，则眼前黑影飘动视物模糊。阴津亏损，水不行舟故大便硬结。虚火扰心则眠差。舌红苔黄，脉弦细为阴津亏损、目络瘀滞的表现。因此本病可辨为肝肾阴虚、目络瘀滞，病位在瞳神，病性虚实夹杂，治疗当补益肝肾、养阴安神、通络明目。本案病机特点为虚实夹杂，本虚标实，以肝肾阴虚为本，瘀滞为标，治疗时应根据标本虚实的轻重缓急而调整用药。


### 案9：消渴目病（糖尿病视网膜病变）肝肾阴虚、目络瘀滞案

马某，男，69岁，成都患者。

初诊（2008－06－04）：糖尿病10年，右眼视物模糊3年。近3年来视力逐渐下降，视物模糊，在外院诊断为"糖尿病视网膜病变"，治疗后效果不明显。为求进一步治疗，于今日来我院。就诊时症见：右眼视物模糊，足冷，舌紫暗有瘀斑，苔白腻，脉弦。眼科检查：右眼视力0.2，左眼视力1.0，双眼晶体混浊，右眼底黄斑区及后极部见微血管瘤、出血点和

少许渗出，中心凹光反射未见，左眼未见异常。空腹血糖：9.5mmol/L，餐后血糖：12mmol/L，诊断为中医：消渴目病（西医：糖尿病视网膜病变），辨证为肝肾阴虚、目络瘀滞。治以补益肝肾、通络明目。

处方：菊花15g（后下），黄芩15g，枸杞20g，山茱萸15g，肉苁蓉20g，葛根30g，怀牛膝15g，茯苓15g，决明子15g，生蒲黄15g（包煎），墨旱莲30g，桃仁15g，莪术15g，地龙15g。

7剂，每日1剂。

其他治疗：胰岛素控制血糖。

二诊（2008-07-11）：全身诸症有所减轻，舌质紫暗有瘀斑，苔白腻，脉弦。右眼视力0.2，左眼视力1.0，眼部检查同前。空腹血糖：7.8mmol/L，餐后血糖：10.6mmol/L。诊断、辨证、治法同前。前方加黄连3g，昆布15g。

处方：菊花15g（后下），枸杞20g，山茱萸15g，肉苁蓉20g，葛根30g，怀牛膝15g，茯苓15g，决明子15g，生蒲黄15g（包煎），墨旱莲30g，桃仁15g，莪术15g，地龙15g，黄连3g，昆布15g。

7剂，每日1剂。

三诊（2008-07-30）：右眼视力改善，全身诸症改善，舌质暗红有瘀斑，苔白腻，脉弦。右眼视力0.3，左眼视力1.0，眼底出血及渗出减少。空腹血糖：5.7mmol/L。诊断、辨证、治法同前。

处方：菊花15g（后下），黄芩15g，枸杞20g，山茱萸15g，肉苁蓉20g，葛根30g，怀牛膝15g，决明子15g，生蒲黄15g（包煎），墨旱莲30g，桃仁15g，莪术15g，地龙15g，金钱草30g。

7剂，每日1剂。

四诊（2008-08-15）：眼症稳定，足冷消失，大拇指麻木，舌质紫暗有瘀斑，苔白腻，脉弦。视力：右眼0.3，左眼

1.0，右眼底黄斑区及后极部见微血管瘤、出血点和少许渗出进一步减少。空腹血糖：6.0mmol/L。诊断、辨证、治法同前。上方去肉苁蓉，加地骨皮15g，生三七粉4g（冲服），莱菔子15g。

处方：菊花15g（后下），黄芩15g，枸杞20g，山茱萸15g，葛根30g，怀牛膝15g，决明子15g，生蒲黄15g（包煎），墨旱莲30g，桃仁15g，莪术15g，地龙15g，金钱草30g，地骨皮15g，生三七粉4g（冲服），莱菔子15g。

7剂，每日1剂。

五诊（2008－09－05）：诸症均有所减轻。舌质紫暗有瘀斑，苔白腻，脉弦。右眼视力0.6，左眼视力1.0，右眼底黄斑区及后极部见微血管瘤、出血点和渗出减少。空腹血糖：7.8mmol/L。诊断、辨证、治法同前。

处方：黄芩15g，枸杞20g，山茱萸15g，葛根30g，决明子15g，生蒲黄15g（包煎），墨旱莲30g，桃仁15g，莪术15g，地龙15g，金钱草30g，地骨皮15g，生三七粉4g（冲服），桑白皮15g，花粉15g。

7剂，每日1剂。

**按**：该患者为老年男性，患消渴多年，日久肝肾阴虚，目失所养，故视物模糊而视力下降。瘀血阻络，血行不畅，手足失所养则足冷、指麻。目中瘀血阻络故见眼底微血管瘤。血不循经，溢于络外，故见眼底出血。离经之血为瘀血，瘀血化水故见渗出。舌紫暗有瘀斑，脉弦为目络瘀阻的表现。因此本病辨证为肝肾阴虚、目络瘀滞，病位在瞳神，病性虚实夹杂，治疗当补益肝肾、通络明目。

### 案10：消渴目病（双眼糖尿病视网膜病变）肝肾阴虚、瘀血停滞案

苟某，女，60岁，成都患者。

初诊（2008－08－27）：糖尿病13年，双眼视力下降半

年。近半年来视力逐渐下降，视物模糊，在外院诊断为"糖尿病视网膜病变"，治疗后效果不明显。为求进一步治疗，于今日来我院。就诊时症见：右眼视物不见，左眼视物模糊，眠可，头掣痛，头皮麻，二便常，舌淡红苔白，脉细。眼科检查：右眼视力光感，左眼视力0.3，右眼玻璃体积血，眼底窥不清，左眼后极部网膜点状出血，散在微血管瘤。空腹血糖：12mmol/L，诊断为中医：1. 双眼消渴目病，2. 右眼血灌瞳神（西医：1. 双眼糖尿病视网膜病变，2. 右眼玻璃体积血）。辨证为肝肾阴虚、瘀血停滞。治以当补益肝肾、活血化瘀。

处方：菊花15g（后下），天麻20g（先煎），黄芩15g，地骨皮20g，枸杞20g，山茱萸15g，丹皮15g，生地15g，地龙15g，荔枝核20g，生蒲黄15g（包煎），花蕊石15g，墨旱莲30g，茜草15g，生三七粉4g（冲服）。

7剂，每日1剂。

其他治疗：服用格列齐特和二甲双胍片控制血糖。

二诊（2008-09-03）：头部疼痛减轻，舌质淡红，苔白脉细。空腹血糖：10.4mmol/L。右眼视力光感，左眼视力0.4，眼部检查同前。诊断同前，辨证为肝肾阴虚、瘀血停滞。治以补益肝肾、凉血活血、化瘀通络。

处方：左归丸加减。

菊花15g（后下），天麻20g（先煎），黄芩15g，地骨皮20g，枸杞20g，山茱萸15g，生地15g，地龙15g，荔枝核20g，生蒲黄15g（包煎），花蕊石15g，墨旱莲30g，茜草15g，生三七粉4g（冲服），丝瓜络15g，桑枝20g。

7剂，每日1剂。

其他治疗：同前。

三诊（2008-09-12）：双眼视力有所改善，右眼内眦部发痒，头痛减轻，眠差，舌质淡红，苔白，脉细。右眼视力数指/50cm，左眼视力0.4，右眼玻璃体积血有所减轻，眼底可见红光反射，左眼后极部网膜点状出血及微血管瘤有所减少。

空腹血糖：8.1mmol/L，诊断、辨证、治法同前，前方荔枝核改为地龙，丝瓜络改为郁金。

处方：菊花 15g（后下），天麻 20g（先煎），黄芩 15g，地骨皮 20g，枸杞 20g，山茱萸 15g，生地 15g，地龙 15g，生蒲黄 15g（包煎），花蕊石 15g，墨旱莲 30g，茜草 15g，生三七粉（冲服）4g，郁金 15g，桑枝 20g。

14 剂，每日 1 剂。

四诊（2008－09－26）：双眼视力有所提高，睡眠较前好转，二便常，舌质淡红苔黄，脉细。右眼视力 0.05，左眼视力 0.6，右眼红光反射进一步增强，隐约可见网膜血管，左眼后极部网膜点状出血和微血管瘤进一步减少。空腹血糖：7.5mmol/L，餐后血糖：10.1mmol/L，诊断、辨证、治法同前。药味有异而已。前方黄芩改为知母，改郁金为丝瓜络，去桑枝，加茺蔚子。

处方：菊花 15g（后下），天麻 20g（先煎），知母 15g，地骨皮 20g，枸杞 20g，山茱萸 15g，生地 15g，地龙 15g，生蒲黄 15g（包煎），花蕊石 15g，墨旱莲 30g，茜草 15g，生三七粉（冲服）4g，丝瓜络 15g，茺蔚子 15g。

15 剂，每日 1 剂。

**按**：该患者为老年女性，患消渴多年，日久肝肾不足，目失所养，故视物模糊而视力下降。阴虚血行滞涩，目中瘀血阻络故见眼底微血管瘤。阴虚火旺，虚火灼络，血不循经，溢于络外，故见眼底出血。血灌瞳神，遮挡神光发越则视物不见。瘀血阻络，头皮失养则头皮发麻。因此本病可辨为肝肾阴虚、瘀血停滞，病位在瞳神，病性虚实夹杂，治疗当补益肝肾、活血化瘀。肝肾阴虚、目络瘀滞是糖尿病视网膜病发生的主要病机，本虚标实、虚实夹杂是其证候特点。补益肝肾为治本之法，治疗之要务，通络明目、疏理气血治其标。

案 11：消渴目病（糖尿病视网膜病变）肝肾不足、目络瘀滞，兼夹湿热案

李某，男，63 岁，成都患者。

初诊（2010－06－11）：糖尿病 15 年，近 3 年来视力逐渐下降，视物模糊，在外院诊断为"糖尿病视网膜病变"，治疗后效果不明显。为求进一步治疗，于今日来我院。就诊时症见：双眼视物模糊，目睛干涩，大便硬结，舌暗红苔黄白，脉数。眼科检查：右眼视力 0.2，左眼视力 0.1，双眼底可见散在微血管瘤、点片状出血、黄白色硬性渗出、棉绒斑和激光斑。眼底血管荧光造影示：双眼糖尿病视网膜病变 4 级。空腹血糖：8.6mmol/L，餐后血糖：5.5mmol/L。诊断为中医：双眼消渴目病（西医：双眼糖尿病视网膜病变），四诊合参，辨证为肝肾阴虚、目络瘀滞、兼夹湿热。治以补益肝肾、通络明目、兼清热除湿。

处方：楮实子 20g，枸杞 15g，山茱萸 15g，女贞子 15g，生蒲黄 15g（包煎），生三七粉 4g（冲服），墨旱莲 30g，桃仁 15g，昆布 20g，决明子 20g，黄连 3g，苍术 15g，佩兰 15g，泽泻 15g。

7 剂，每日 1 剂。

二诊（2010－07－11）：双眼视力改善，目睛仍干涩，余症减轻，舌暗红苔黄白，脉数。右眼视力 0.4，左眼视力 0.1，眼部检查同前。空腹血糖：6.4mmol/L，餐后血糖：9.8mmol/L。初诊取得良效，说明辨治准确有效，前方去桃仁改为丹参 20g，加桑白皮 15g，地骨皮 15g，菊花 15 增强清热明目。

处方：楮实子 20g，枸杞 15g，山茱萸 15g，女贞子 15g，生蒲黄 15g（包煎），生三七粉 4g（冲服），墨旱莲 30g，丹参 20g，昆布 20g，决明子 20g，黄连 3g，苍术 15g，佩兰 15g，泽泻 15g，桑白皮 15g，地骨皮 15g，菊花 15g。

7 剂，每日 1 剂。

三诊（2010－07－25）：双眼视力改善，目睛干涩好转，

大便仍干，1～2 日 1 次，舌暗红苔黄白腻，脉弦细。右眼视力 0.4，左眼视力 0.2，双眼底微血管瘤、点片状出血、黄白色硬性渗出、棉绒斑有所减少。辨证仍属肝肾阴虚、目络瘀滞，兼夹湿热，但此次重点先祛邪，治以清热除湿、通络明目为主。

处方：鱼腥草 20g，黄连 5g，苍术 15g，佩兰 15g，生蒲黄 15g（包煎），生三七粉 4g（冲服），墨旱莲 30g，泽泻 15g，决明子 20g，地龙 15g，薏苡仁 15g，天花粉 20g，莱菔子 15g，丹参 25g。

7 剂，每日 1 剂。

四诊（2010－08－01）：视力稳定，其余症状同前，舌暗红苔黄白，脉弦细。右眼视力 0.4，左眼视力 0.3，眼部检查同前。空腹血糖 10.4mmol/L，餐后血糖 9.6mmol/L。辨证仍属肝肾阴虚、目络瘀滞，兼夹湿热，但此次重点先祛邪，治以通络明目、清热除湿为主，治法同前，唯药味不同。

处方：鱼腥草 20g，黄芩 15g，苍术 15g，佩兰 15g，生三七粉 4g（冲服），墨旱莲 30g，决明子 20g，地龙 15g，薏苡仁 30g，花粉 20g，桃仁 15g，丹参 25g，莪术 15g，昆布 15g。

7 剂，每日 1 剂。

五诊（2010－09－12）：视力进一步提高，大便干燥改善，余症同前，舌红苔黄白，脉弦数。右眼视力 0.5，左眼视力 0.4，双眼底微血管瘤、点片状出血、黄白色硬性渗出、棉绒斑明显减少。理化检查：空腹血糖 7.8mmol/L，餐后血糖 9.8mmol/L。辨证治法同四诊，但药味不同。

处方：桑白皮 15g，黄芩 15g，苍术 15g，佩兰 15g，生三七粉 4g（冲服），墨旱莲 30g，决明子 20g，薏苡仁 30g，花粉 20g，桃仁 15g，丹参 25g，莪术 15g，昆布 15g，瓦楞子 15g。

14 剂，每日 1 剂。

**按：**本患者为老年男性，患消渴多年，日久肝肾不足，目失所养，故视物模糊而视力下降、目睛干涩。久病目中瘀血阻络故见眼底微血管瘤。血不循经，溢于络外，故见眼底出血。瘀血化水，故见渗出。时值处暑，湿热熏蒸，故苔黄白厚腻，舌红少津有瘀点为目络瘀滞之征。因此本病可辨为肝肾阴虚、目络瘀滞、兼夹湿热，病位在瞳神，病性虚实夹杂，治疗当补益肝肾、通络明目、清热除湿。肝肾不足、目络瘀滞，兼夹湿热是本病发生的主要病机，本虚标实、虚实夹杂是其证候特点。补益肝肾为治本之法，治疗之要务，通络明目、疏理气血，兼清热除湿治其标。但在诊疗过程中，何时祛邪为主，何时扶正为主，何时祛邪扶正同时并进，须细细斟酌。

**案12：消渴目病（双眼糖尿病视网膜病）肝肾阴虚、虚火灼络案**

吴某，女，71岁，退休，成都患者。

初诊（2008-09-21）：20天前患者无明显诱因自觉右眼前有黑色网状物遮挡，未做处理。近段时间血糖偏高，血压药物控制不稳定。糖尿病16年，2003年左眼白内障摘除+人工晶体植入术，后继发青光眼，现药物控制。就诊时症见：右眼前黑色网状物遮挡，眠可，大便秘结，皮肤痒，舌尖红，苔白，脉弦细。眼科检查：右眼视力0.15，左眼视力无光感。右眼晶状体核及后囊混浊，玻璃体团块状浑浊，眼底模糊可见片状出血，左眼结膜充血，角膜尚透明，虹膜新生血管较多，人工晶体在位，眼底视盘苍白，网膜片状出血及渗出。诊断为中医：双眼消渴目病（西医：双眼糖尿病视网膜病变），辨证为肝肾阴虚、虚火灼络，治以凉血止血活血、滋养肝肾。

处方：桑白皮20g，地骨皮20g，女贞子15g，墨旱莲30g，生蒲黄15g，槐花15g，生三七粉4g，枸杞20g，山茱萸15g，葛根20g，车前子15g，合欢皮20g，地龙15g。

5剂，1.5日1剂。

其他治疗：继用降眼压眼液噻吗洛尔，每日2次。

二诊（2008-09-26）：自诉视物较前清晰，大便干，神倦，足软、肿，舌质淡红苔白，脉弦。右眼视力 0.25，左眼视力无光感，其余检查同前。诊断同前，辨证为气阴两虚、肝肾不足、目络瘀滞，治以益气养阴、补益肝肾、凉血止血活血。辨证分析同前。因患者神倦，大便干、足软，此为气阴两虚，虚热之证。故在前方去车前子，加太子参 20g、天花粉 15g 以益气清热生津。

处方：桑白皮 20g，地骨皮 20g，女贞子 15g，墨旱莲 30g，生蒲黄 15g，槐花 15g，生三七粉 4g，枸杞 20g，山茱萸 15g，葛根 20g，合欢皮 20g，地龙 15g，太子参 20g，天花粉 15g。

10 剂，1.5 日 1 剂。

三诊（2008 - 10 - 17）：右眼视物较前清晰，大便正常，神倦足软减轻，仍足肿，舌质淡红苔白，脉弦。右眼视力 0.5，左眼无光感，右眼玻璃体团块状混浊减轻，眼底陈旧性出血及渗出，左眼部检查同前。诊断、辨证、治法同二诊。患者诸症好转，前方加车前子 15g 利水消足肿。

处方：桑白皮 20g，地骨皮 20g，女贞子 15g，墨旱莲 30g，生蒲黄 15g，槐花 15g，生三七粉 4g，枸杞 20g，山茱萸 15g，葛根 20g，合欢皮 20g，地龙 15g，太子参 20g，天花粉 15g，车前子 15g。

10 剂，1.5 日 1 剂。

四诊（2008 - 10 - 30）：右眼视物较前清晰，大便正常，神倦足软基本消失，足肿减轻，舌质淡红苔白，脉弦。右眼视力 0.6，左眼无光感，右眼玻璃体团块状混浊进一步减轻，双眼底出血及渗出减少。继用前方 10 剂巩固疗效。

**按：** 该患者为老年女性，患消渴多年，日久肝肾阴虚，目失所养，故视物模糊而视力下降。阴虚乏津，水不行舟故大便硬结。肾阴亏虚、虚热内生则目赤。虚热迫血旺行，血不循经，溢于络外，故见眼底出血。阴虚生风故见皮肤痒。阴虚血行滞涩，目中瘀血阻络故见眼底微血管瘤。脉弦细为肝肾阴

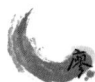

虚、目络瘀阻的表现。因此本病可辨为肝肾阴虚、虚火灼络，病位在瞳神，病性虚实夹杂，治以凉血止血活血、滋养肝肾。二诊因患者神倦，大便干、足软，此为气阴两虚，虚热之证。故在前方去车前子，加太子参20g、天花粉15g以益气清热生津。三诊患者诸症好转，二诊方复加车前子15g利水消足肿。

**案13：消渴目病（糖尿病视网膜病变）肝肾阴虚、虚火灼络案**

唐某，女，53岁，成都患者。

初诊（2010-05-25）：20天前患者右眼无明显诱因突然视物不见，曾在我院门诊诊治，诊断为"双眼糖尿病视网膜病变"，给予止血口服液和中药治疗。既往糖尿病8年，左眼2005年做白内障手术，术后行激光治疗3次。就诊时症见：右眼视物不见，纳眠可，大便干燥，隔日1次，有时1周1次，舌红少苔，脉细微数。眼科检查：右眼视力手动/眼前，左眼视力0.8，双眼晶状体轻度混浊，右眼玻璃体积血（+++），眼底窥不清，左眼人工晶体眼，玻璃体轻度混浊，网膜散在激光光凝斑，可见两个小出血点。空腹血糖：5.7mmol/L，餐后血糖：8.8mmol/L。诊断为中医：双眼消渴目病［西医：双眼糖尿病视网膜病变（增殖型）］，辨证为肝肾阴虚、虚火灼络。治当养阴清热、凉血止血。方中枸杞、山茱萸、墨旱莲滋养肝肾之阴，菊花益阴明目，黄芩、生地、地骨皮清热凉血，生蒲黄、茜草、花蕊石、葛根、生三七粉凉血止血活血，昆布软坚散结，决明子清热明目、润肠通便。

处方：枸杞15g，山茱萸15g，墨旱莲30g，菊花15g，黄芩15g，生地15g，地骨皮15g，生蒲黄15g，茜草15g，花蕊石15g，葛根20g，生三七粉4g，昆布15g，决明子20g。

5剂，2日1剂。

二诊（2010-06-08）：服药后无不适，大便仍干燥，隔日1次，舌红少苔，脉弦细。眼视力手动/眼前，左眼视力

1.0，其余眼部检查同初诊。昨日空腹血糖 6.7mmol/L，餐后 8.9mmol/L。诊断、辨证、治法同初诊，患者大便仍干燥，故用黄芩、知母、生石膏、花粉、决明子以清热生津通便。枸杞、女贞子、墨旱莲滋养肝肾之阴。生蒲黄、茜草止血。花蕊石、莪术、昆布软坚散结而不留瘀。葛根轻清，载药上行于头目。

处方：黄芩 15g，知母 15g，生石膏 20g，花粉 15g，决明子 20g，枸杞 15g，女贞子 15g，墨旱莲 30g，生蒲黄 15g，茜草 15g，花蕊石 15g，莪术 15g，昆布 15g，葛根 30g。

5 剂，1.5 日 1 剂。

三诊（2010 - 06 - 15）：服药后症状好转，右眼视力有所提高，大便 1 日 1 行，稍干，口淡无味，纳食睡眠正常，夜尿较多，夜起 4 次，舌红苔薄黄少津，脉弦细。双眼视力有所提高，右眼数指/10cm，左眼 1.5，右眼玻璃体积血减轻为（++~+++），其余眼部检查同二诊，今日空腹血糖 7.3mmol/L（加餐后）。诊断、辨证、治法同二诊。患者大便好转，1 日 1 行，稍干。故前方去生石膏，加石斛 20g，生地 15g 以养阴清热生津。

处方：黄芩 15g，知母 15g，花粉 15g，决明子 20g，枸杞 15g，女贞子 15g，墨旱莲 30g，生蒲黄 15g，茜草 15g，花蕊石 15g，莪术 15g，昆布 15g，葛根 30g，石斛 20g，生地 15g。

15 剂，1.5 日 1 剂。

四诊（2010 - 07 - 13）：大便干燥好转，睡眠改善，夜尿次数减少为每晚 2 次，舌红苔薄白，脉弦细。右眼视力 0.3，左眼视力 1.2，右眼玻璃体积血明显减轻为（+），其余眼部检查同三诊。昨日测空腹血糖：6.9mmol/L。诊断、辨证、治法同三诊。然本诊虚热之势大减，宜转为补肝肾、养气阴为主。方中知母、黄芩、花粉、葛根滋阴清热。枸杞、女贞子、墨旱莲、山茱萸、首乌藤、生地补益肝肾、滋阴明目。太子参补益气阴。生蒲黄、茜草、花蕊石以止血活血。

处方：知母 15g，黄芩 15g，花粉 20g，葛根 30g，枸杞 20g，女贞子 15g，墨旱莲 30g，山茱萸 15g，首乌藤 30g，生地 15g，太子参 30g，生蒲黄 15g，茜草 15g，花蕊石 15g。

7 剂，1.5 日 1 剂。

五诊（2010 - 07 - 27）：服药后视力明显改善，大小便正常，睡眠改善，舌红苔薄白，脉弦细。右眼视力 0.8，左眼视力 1.5，右眼玻璃体混浊减轻为（＋），眼底可见，网膜散在片状出血，左眼底出血变少变薄。血糖基本正常。诊断、辨证治法同四诊。前方加昆布 15g 以软坚散结。

处方：知母 15g，黄芩 15g，花粉 20g，葛根 30g，枸杞 20g，女贞子 15g，墨旱莲 30g，山茱萸 15g，首乌藤 30g，生地 15g，太子参 30g，生蒲黄 15g，茜草 15g，花蕊石 15g，昆布 15g。

7 剂，1.5 日 1 剂。

医嘱：作双眼底血管荧光造影后，行眼底激光。

**按：**廖老认为患者为老年女性，患消渴多年，肝肾阴虚，虚火灼络，血不循经，溢于脉外，故见眼底出血。灌于神膏则神膏混浊。遮挡神光发越，故视物不见。阴虚乏津，水不行舟故大便硬结。本病病位在瞳神，病性虚实夹杂，治疗当益气养阴、滋养肝肾、清热凉血止血。然眼内出血，血无出道，易于留瘀，故宜止血活血而不留瘀。本病应根据病证演变，调整"补虚"和"去实"之轻重，虚实同顾。

## 案 14：消渴目病（糖尿病视网膜病变）气虚肾亏、阴损阳衰、血瘀痰凝案

谭某，男，48 岁，研究员，成都患者。

初诊（2010 - 01 - 29）：发现糖尿病 3 年多，胰岛素控制，最近一次空腹 8.0mmol/L。双眼视物模糊 6 月，左眼视力剧降 1 月。血糖波动大，伤口难愈合，1 月 4 日华西医院眼底血管荧光造影示：双眼糖尿病视网膜病变。就诊时症见：双眼视物

模糊，肢体麻木，偶有针刺感，畏寒，大便溏秘交替，口干不明显，夜间盗汗，眠差易惊醒，小便淋漓，舌质暗红苔黄腻，脉弦细数。眼科检查：右眼视力 0.04，左眼视力光感，双眼结膜轻充血，晶体核及皮质混浊（＋），右眼玻璃体丝状混浊，视盘上方及鼻侧大量陈旧激光光凝斑，黄斑区星芒状渗出，下方片状出血，左眼玻璃体积血，仅能窥及红光反射。诊断为中医：双眼消渴目病［西医：双眼糖尿病视网膜病变（4级）］，辨证为气虚肾亏、阴损阳衰、血瘀痰凝，治以益气补肾、化瘀通络、消痰散结。

处方：黄芪 20g，枸杞 20g，山茱萸 15g，淫羊藿 15g，墨旱莲 30g，地龙 15g，茜草 15g，生蒲黄 15g（包煎），瓦楞子 15g，血余炭 15g，山药 30g，龙骨 25g（先包煎），煅牡蛎 25g（先包煎），首乌藤 30g。

5 剂，每日 1 剂。

其他治疗：最细三七粉 1g 口服，每日 3 次。

二诊（2010－02－12）：右眼视物模糊改善，左眼光亮度增加，诸症减轻，舌质暗红苔黄腻，脉细数。眼部检查同前，诊断、辨证、治法同前。初诊取得良效，说明辨治准确，仍证属气虚肾亏、阴损阳衰、血瘀痰凝。治以益气补肾、化瘀通络、消痰散结。此诊守法守方，药味不同而已。方中菟丝子、枸杞、山茱萸、墨旱莲、山药益气补肾之阴阳，菊花平肝明目，使补而不燥。血余炭、茜草、生蒲黄、煅龙骨、煅牡蛎化瘀止血通络，消痰散结。苍术燥湿健脾以配补肾之品治疗小便淋漓之证。首乌藤安神助眠。

处方：菟丝子 15g，枸杞 20g，山茱萸 15g，墨旱莲 30g，山药 20g，血余炭 15g，茜草 15g，生蒲黄 20g（包煎），煅龙骨 25g（先包煎），煅牡蛎 25g（先包煎），天麻 15g（先煎），菊花 15g（后下），苍术 15g，首乌藤 30g。

5 剂，每日 1 剂。

其他治疗：最细三七粉 1g 口服，每日 3 次。

三诊（2010－02－26）：双眼视物模糊进一步减轻，舌质暗红苔黄腻，脉弦细数。右眼视力0.3，左眼视力0.1，双眼结膜充血已不明显，右眼黄斑区星芒状渗出及下方片状出血减少，左眼玻璃体积血减轻，红光反射增强，眼底隐约可见网膜血管。诊断、辨证、治法同前。服药后效佳，说明辨治准确精当，继续守方守法治疗。

处方：菟丝子15g，枸杞20g，山茱萸15g，墨旱莲30g，山药20g，血余炭15g，茜草15g，生蒲黄20g（包煎），煅龙骨25g（先包煎），煅牡蛎25g（先包煎），天麻15g（先煎），菊花15g（后下），苍术15g，首乌藤30g。

15剂，每日1剂。

其他治疗：最细三七粉1g口服，每日3次。

**按**：患者初诊时见双眼视物模糊，肢体麻木，偶有针刺感，畏寒，大便溏秘交替，口干不明显，夜间盗汗，眠差易惊醒，小便淋漓，舌质暗红苔黄腻，脉弦细数。四诊合参，证属气虚肾亏、阴损阳衰、血瘀痰凝。气虚肾亏，阴损阳衰，目失所养则双眼视物模糊。机体失养则肢体麻木，偶有针刺感，畏寒。阴虚则便秘，阳虚则便溏，阴损阳衰故大便溏秘交替。星芒状渗出及玻璃体大量出血为痰瘀互结之征。治以益气补肾、化瘀通络、消痰散结。方中黄芪、山药、枸杞、山茱萸、淫羊藿、墨旱莲益气补肾之阴阳，地龙、茜草、生蒲黄、血余炭、三七粉、瓦楞子、龙骨、煅牡蛎化瘀止血通络、消痰散结，首乌藤安神助眠。二、三诊随证加减。

# 近觑（高度近视）

## 一、辨治经验

近视是以视近清楚，视远模糊为特征的眼病。古称能近怯远症。至《目经大成》始称近视。古代医籍对本病多有论述。

相当于西医学之近视眼。其中，由先天生成，近视程度较高者为高度近视，俗称"觑觑眼"。高度近视又称病理性近视、恶性近视，其眼轴变长、近视度数持续加深，常引起巩膜后葡萄肿、玻璃体变性、黄斑部漆样裂纹、黄斑出血和黄斑部 Fuchs 斑等多种并发症，其中黄斑出血临床常见，常因反复发作导致黄斑部机化斑而中心视力严重损害。高度近视属中医"近觑"、"视直为曲"等范畴，病性以虚为主，或虚中夹实，虚为其本，实为其标，主要涉及肝、脾、肾三脏。《审视瑶函》称"肝经不足肾经病，光华咫尺视模糊"及"阳不足，病于少火者也"。中医学认为本病病机为过用目力，久视伤血，血伤气损，以致目中神光不能发越于远处；或肝肾两虚，禀赋不足，神光衰弱，光华不能及远而仅能视近。

廖老认为，近觑多由先天生成，已有先天禀赋不足之肝肾两虚先机，且近觑多见黄斑出血、机化萎缩病灶，视网膜脱离等并发症，黄斑属脾、视衣之坚固还有赖于气阴充沛之固摄，故本病病性以虚为主、或虚中夹实，常因脾肾两虚、肝肾不足、气阴两虚而致，多夹湿、夹痰、夹瘀，临床上，或单一为患，或杂和致病，如脾肾两虚为主要病机者，见案 1－15，肝肾不足为主要病机者，见案 16－20，气阴两虚、肝肾不足杂和为患者，见案 21－28。临证时需细审详辨，方能取得佳效。脾肾两虚者，补益脾肾；肝肾不足者，补益肝肾；气阴两虚、肝肾不足杂和为患者，益气养阴、补益肝肾，临证时多兼以除湿化痰、祛瘀通络，一则祛邪外出，二则补而不滞。

## 二、病案举例

### 案 1：能近怯远案（近视）脾肾两虚案

黄某，男，49 岁，香港患者。

初诊（2010－11－11）：双眼白内障摘除＋人工晶体植入术后 8 年余。左眼曾因黄斑变性行光动力治疗及激光治疗多次，至今 7 年余。有心肌肥厚（装起搏器）、前列腺肥大、痔疮、哮喘病史、血压正常。现双眼视物看远模糊，左眼甚于右眼，近日夜尿3~6次/晚，大便成形，每日3次，矢气较多，舌红苔薄白，脉弦。眼科检查：右眼视力 0.7$^{+1}$ （-2.00D），左眼视力 0.06 （-2.50D），诊断为中医：双眼能近怯远（西医：双眼近视），证属脾肾两虚证，治以滋养肝肾、益脾消滞。拟自拟方加减。

处方：菊花12g（后下），枸杞20g，菟丝子15g，覆盆子15g，桑螵蛸15g，党参15g，茯苓20g，葛根20g，川牛膝15g，鸡内金15g，枳壳10g，广木香15g，生麦芽20g，生三七10g（碎）。

每周4剂。可多服。

二诊（2010-11-18）：眼症稳定，夜尿仍频，大便每日2次，多矢气，舌红润多津，脉弦。右眼视力 0.7$^{+1}$ （-2.00D），左眼视力 0.06 （-2.50D），辨证仍属脾肾不足证，治以滋养肝肾、益脾消滞。方中枸杞、菟丝子、怀牛膝、淫羊藿、益智仁补益肝肾，益智仁还固精缩尿。菊花益阴明目。党参、茯苓、鸡内金、炒白术、枳壳、生麦芽、生三七益脾消滞。葛根升发清阳，引药上达清窍。

处方：菊花10g（后下），枸杞15g，菟丝子15g，淫羊藿15g，益智仁15g，怀牛膝15g，党参15g，茯苓15g，葛根20g，鸡内金15g，炒白术15g，枳壳10g，生麦芽20g，生三七5g（碎）。

每周4剂，可多服。

三诊（2010-11-30）：眼症稳定，仍多矢气，舌红润多津，脉弦。右眼视力 0.9$^{-4}$ （-2.00D），左眼视力 0.06 （-2.50D），辨证仍属脾肾两虚证，治以滋养肝肾、益脾消滞。方中枸杞、菟丝子、怀牛膝、淫羊藿、益智仁、桑螵蛸补益肝肾、固精摄尿。党参、茯苓、炒白术、枳壳、橘核、建曲、生三七5g益脾理滞。葛根、桔梗升发清阳，引药上达清窍。

处方：枸杞 15g，菟丝子 15g，淫羊藿 15g，益智仁 15g，桑螵蛸 15g，党参 15g，茯苓 15g，炒白术 12g，枳壳 10g，橘核 10g，建曲 15g，葛根 20g，桔梗 10g，生三七 5g（碎），怀牛膝 15g。

每周 4 剂，可多服。

四诊（2010－12－23）：眼症稳定，其余症状同前，舌红润多津液，脉弦。右眼视力 0.9$^{+4}$（－2.00D），左眼视力 0.07（－2.50D），辨证仍属脾肾两虚证，治以滋养肝肾、益脾消滞。因患者仍多矢气，大便 2 次/日，故上方去桔梗，加小茴香 10g（包煎）、甘草 5g 增强益脾消滞力量。

处方：枸杞 15g，菟丝子 15g，淫羊藿 15g，益智仁 15g，桑螵蛸 15g，党参 15g，茯苓 15g，炒白术 12g，枳壳 10g，橘核 10g，建曲 15g，葛根 20g，生三七 5g（碎），怀牛膝 15g，小茴香 10g（包煎），甘草 5g。

**按**：廖老认为本案为脾肾两虚、精血不足、神光衰弱而致。本证为"本虚标实"，应"标本兼治"，治以"补养脾肾治其本，理脾消滞治其标"。方中菊花益肝补阴，枸杞子补益肝肾、养血明目，菟丝子养肝明目、补肾益精，覆盆子酸甘化阴、益肾明目，桑螵蛸补肾助阳，党参益气生津养血，丹参活血祛瘀，又可使菟丝子、枸杞子、楮实子三药补而不滞，葛根升发清阳、引药上达清窍，茯苓健脾补中、补后天以益先天，川牛膝活血通经、引血下行，鸡内金、生麦芽消食健胃，枳壳行气宽中，广木香行气健脾、疏理肝胆，生三七粉活血化瘀，诸药共奏滋养肝肾、益脾消滞之功。二、三、四诊仍宗滋养肝肾、益脾消滞法，斟酌加减。本案基本病机特点以脾肾两虚为本，但在补益脾肾同时，应兼以祛瘀理脾，使补而不滞。

### 案2：近觑（双眼高度近视眼底病变）脾肾两虚案

陈某，男，33 岁，经商，贵阳患者。

初诊（2008－07－25）：双眼胀痛及头 1 月余，糖尿病史

9 年。1 个多月前出现双眼胀连及头胀痛，未予治疗，今日来我院求治。就诊时症见：双眼胀痛及头，眠可，饮食欠佳，小便黄，腹泻，舌红苔白，脉细数。眼科检查：右眼视力 0.8（-10.0D），左眼视力 1.0（-10.0D），双眼玻璃体轻度液化混浊，右眼底鼻侧视网膜距视盘 2～3PD 处一黄白色针尖状渗出，下方视网膜中周部一黄白色针尖状渗出，双眼视网膜豹纹状改变，视盘颞侧弧形斑。FFA（眼底血管荧光造影）示：双眼高度近视。右眼陈旧性视网膜脉络膜病灶。空腹血糖 5.3mmol/L，餐后 2h 血糖 6.4mmol/L，诊断为中医：1. 双眼近觑，2. 消渴（西医：1. 双眼高度近视眼底病变，2.2 型糖尿病），辨证为脾肾两虚，治以补益脾肾、舒经活络。

处方：菊花 15g（后下），天麻 15g（先煎），桑白皮 15g，地骨皮 20g，枸杞 20g，山茱萸 15g，山药 20g，葛根 30g，川芎 10g，地龙 15g，浮小麦 30g，煅龙骨 25g（包煎），煅牡蛎 25g（包煎）。

20 剂，1.5 日 1 剂。

其他：施图伦眼液，双眼每日 3 次，每次 1 滴。

医嘱：1. 严格合理控制血糖，调整起居、饮食，适当活动。2. 定期进行眼科检查，及时进行针对性治疗。3. 门诊随访。

二诊（2008 - 08 - 23）：双眼星点状黑影，眼胀明显减轻，纳食睡眠二便可，汗多，舌质淡红苔薄白，脉细略弦。双眼视力 1.0（-10.0D），双眼玻璃体混浊减轻，黄白色针尖状渗出消失，其余眼部检查同前。诊断、辨证、治法同前，初诊方去天麻、桑白皮、川芎、煅龙骨，加入黄芩、生地、丹参、莪术、墨旱莲。

处方：菊花 15g（后下），地骨皮 20g，枸杞 20g，山茱萸 15g，山药 20g，葛根 30g，地龙 15g，浮小麦 30g，煅牡蛎 25g（包煎），黄芩 15g，生地 15g，丹参 30g，莪术 15g，墨旱莲 30g。

7剂，每日1剂，可多服。

**按**：患者禀赋不足，又患消渴近10年，脾肾两虚、精血不足、神光衰微，以至光华不能远及，视近而不能视远。精血不足，头目失养、经脉不舒故眼胀、头胀痛。脾虚失运则纳差、腹泻。内有郁热则小便黄。舌红苔白，脉细数均为脾肾两虚的表现。患者脾肾两虚，经脉不舒，治以补益脾肾、舒经活络。经初诊治疗纳眠已经正常，腹泻消失，故二诊去天麻、川芎、桑白皮、煅龙骨，加入黄芩、生地、丹参、莪术、墨旱莲以加强舒经活络力量。

### 案3：近觑（双眼高度近视）脾肾两虚案

李某，男，40岁，教师，成都患者。

初诊（2009-06-03）：高度近视多年，右眼外侧发现黑影飘动8个月。右眼外侧黑影飘动，曾于外院诊为"双眼高度近视，玻璃体混浊"，未予特殊治疗。就诊时症见：右眼外侧黑影飘动，眠差，饮食尚可，平素便秘，眼圈黑，经量少，舌尖红苔黄，脉滑。眼科检查：右眼视力0.5（-10.00D），左眼视力1.2（-9.00D），双眼结膜轻度充血，右眼玻璃体液化，絮状混浊（+），眼底小瞳下豹纹状眼底改变。诊断为中医：1. 双眼近觑，2. 右眼云雾移睛（西医：1. 双眼高度近视，2. 右眼玻璃体混浊），辨证为脾肾两虚，治以健脾补肾。

处方：菊花15g（后下），枸杞15g，女贞子15g，墨旱莲30g，桑椹30g，当归10g，茺蔚子15g，首乌藤30g，合欢皮20g，生龙骨25g（先煎），生牡蛎25g（先煎），山楂15g，太子参20g，茯苓15g。

5剂，1.5日1剂。

二诊（2009-06-10）：右眼黑影飘动稍改善，眠差好转，纳可，便秘，3~4天1次，小便正常，舌质红少苔，脉细。右眼视力$1.0^{-4}$（-10.00D），左眼视力1.2（-9.00D），右眼玻璃体混浊稍减轻，其余检查同前。诊断、辨证、治法同前。前方去首乌藤、合欢皮、茯苓，加制首乌 30g 补益精血、润肠通便，生地 15g 养阴生津、增液通便，川芎 10g 活血行气、上行头目。

处方：菊花 15g（后下），枸杞 15g，女贞子 15g，墨旱莲 30g，桑椹 30g，当归 10g，茺蔚子 15g，生龙骨 25g（先煎），生牡蛎 25g（先煎），山楂 15g，太子参 20g，制首乌 30g，生地 15g，川芎 10g。

5 剂，1.5 日 1 剂。

其他治疗：鱼腥草眼液，每日 3 次，每次 1 滴。

三诊（2009 - 06 - 17）：右眼前黑影飘动进一步改善，纳可，睡眠好转，大便每日 1 次，小便次数多，舌质红苔黄，脉细。右眼视力 1.0（- 10.00D），左眼视力 1.2（- 9.00D），右眼玻璃体混浊进一步减轻，其余检查同前。诊断、辨证同前。治以健脾补肾、养血活血。方中黄芪、茯苓、山楂益气健脾，以助气血生化之源；桑椹、女贞子、墨旱莲、枸杞补肾益精；当归、生地、川芎、白芍为四物汤，养血活血；制首乌、合欢皮安神助眠；茺蔚子凉肝明目、活血化瘀；昆布软坚散结。

处方：黄芪 20g，茯苓 15g，山楂 15g，桑椹 30g，女贞子 20g，墨旱莲 30g，枸杞 20g，当归 10g，生地 15g，川芎 10g，白芍 20g，制首乌 30g，合欢皮 20g，茺蔚子 15g，昆布 20g。

4 剂，2 日 1 剂。

**按**：初诊时患者症见右眼外侧黑影飘动，眠差，饮食尚可，平素便秘，眼圈黑，经量少，舌尖红苔黄，脉滑。此因患者为中老年女性，脾肾两虚，神膏失养而混浊，故眼前黑影飘动。肾阴亏虚、心肾不交故眠差。虚火灼津故便秘。脾肾两虚、经亏血少故月经量少。故辨证为脾肾两虚，治当健脾补肾。病位在神膏，病性属虚。方中太子参、茯苓、山楂、枸杞、女贞子、墨旱莲、桑椹健脾补肾，菊花、茺蔚子凉肝明目，当归养血活血，首乌藤、合欢皮、生龙骨、生牡蛎安神助眠。初诊取得佳效，二三诊辨治同前，酌情加减，药味不同而已。

**案4：近觑（双眼高度近视、右眼黄斑出血）脾肾两虚、血失统摄案**

付某，男，22岁，学生，崇州患者。

初诊（2009 - 05 - 22）：右眼视力下降，视物变形 3$^+$ 周，在外院治疗后疗效不显。就诊时症见：右眼视力下降，视物变形，精神压力大，食少眠差，二便常，舌红苔黄腻，脉弦。2001年双眼曾行"近视矫正手术"。眼科检查：右眼视力 0.1（-7.00D），左眼视力 0.6（-7.00D），双眼视网膜呈豹纹状改变，右眼黄斑区隐约可见片状出血，色鲜红。曾行眼底血管银光造影：右眼黄斑出血，CNV（脉络膜下新生血管）。诊断为中医：双眼近觑（西医：双眼高度近视、右眼黄斑出血），辨证为脾肾两虚、血失统摄，治以凉血止血化瘀、健脾补肾。

处方：桑白皮15g，黄芩15g，柴胡15g，茯苓15g，车前子15g，丹皮15g，茺蔚子15g，楮实子15g，墨旱莲30g，生蒲黄15g（包煎），生三七粉3g，合欢皮20g，首乌藤30g，山楂20g。

7剂，每日1剂。

二诊（2009 - 05 - 27）：右眼视力有所提高，纳眠已经正常，仍视物变形，二便常，舌质暗红苔黄，脉弦。右眼视力 0.12（-7.00D），左眼视力 0.6（-7.00D），其余检查同前。诊断、辨证、治法同前。初诊取得效果，说明辨治准确，故此诊继用原方，因其舌质暗红，故加地龙15g以活血通络。

处方：桑白皮15g，黄芩15g，柴胡15g，茯苓15g，车前子15g，丹皮15g，茺蔚子15g，楮实子15g，墨旱莲30g，生蒲黄15g（包煎），生三七粉3g（冲服），合欢皮20g，首乌藤30g，山楂20g，地龙15g。

7剂，每日1剂。

三诊（2009 - 06 - 03）：眼症稳定，眠差，舌红苔黄稍腻，脉微数。右眼视力0.12（-7.00D），左眼视力0.6（-7.00D），黄斑区隐约可见片状出血，色鲜红，左眼网膜豹纹状改变，其余检查同前。诊断、辨证、治法同前。前方去地龙、车前子、茺蔚子、合欢皮，加菊花15g、炒栀子15g清肝明目。枸杞15g补益肝肾，生龙骨25g、生牡蛎25g安神助眠。

处方：桑白皮15g，黄芩15g，柴胡15g，茯苓15g，丹皮15g，楮实子15g，墨旱莲30g，生蒲黄15g（包煎），生三七粉3g（冲服），首乌藤30g，山楂20g，菊花15g，炒栀子15g，枸杞15g，生龙骨25g，生牡蛎25g。

7剂，每日1剂。

四诊（2009 - 06 - 10）：右眼仍视物变形，纳食可，眠差，大便稀溏，舌红苔黄稍腻，脉微数。右眼视力0.12（-7.00D），左眼视力0.7（-7.00D），黄斑区片状出血变淡变薄，诊断、辨证、治法同前。前方去栀子、生龙骨，加白术15g以益气健脾，槐花15g凉血止血。

处方：桑白皮15g，黄芩15g，柴胡15g，茯苓15g，丹皮15g，楮实子15g，墨旱莲30g，生蒲黄15g（包煎），生三七粉3g（冲服），首乌藤30g，山楂20g，菊花15g，枸杞15g，生牡蛎25g，白术15g，槐花15g。

7剂，每日1剂。

五诊（2009 - 06 - 17）：右眼视物仍变形，纳眠可，二便常，舌质暗红苔黄，脉弦。右眼视力0.25（-7.00D），左眼视力0.8（-7.00D），右眼黄斑出血变淡变薄。诊断、辨证、治法同前。方中茯苓、墨旱莲、枸杞、楮实子健脾补肾，菊花、黄芩清热明目，生蒲黄、生三七粉、白及凉血止血，柴胡疏肝解郁，山楂消食导滞以助脾运，生牡蛎、合欢皮、首乌藤以安神助眠。

处方：茯苓15g，墨旱莲30g，枸杞20g，楮实子20g，菊花15g（后下），黄芩15g，生蒲黄15g（包煎），白及15g，生三七粉4g（冲服），柴胡15g，山楂15g，生牡蛎25g（先煎），合欢皮20g，首乌藤30g。

7剂，每日1剂。

六诊（2009-06-24）：右眼视物变形减轻，眠差，舌质暗红苔黄白，脉弦。右眼视力0.5（-7.00D），左眼视力1.0（-7.00D），右眼黄斑出血基本吸收。诊断、辨证、治法同前。前方去白及、柴胡，加生龙骨25g安神助眠，炒栀子15g、地榆15以清热凉血止血。

处方：茯苓15g，墨旱莲30g，枸杞20g，楮实子20g，菊花15g（后下），黄芩15g，生蒲黄15g（包煎），生三七粉4g（冲服），山楂15g，生牡蛎25g（先煎），合欢皮20g，首乌藤30g，生龙骨25g（先煎），炒栀子15g，地榆15g。

7剂，每日1剂。

**按**：患者青年男性，素有近觑（高度近视）病史，以眼外观端好，视力下降，视物变形为发病特征，当属中医学的"近觑"范畴。初诊时症见：近觑多年，精神压力大，食少眠差，二便常，舌红苔黄腻，脉弦。结合病史，四诊合参，辨证为脾肾两虚、血失统摄。脾肾两虚、视衣失养，故视衣退变而成近觑。脾气虚弱，无力统摄血液，血不循经，溢于脉外，泛于视衣，遮挡神光发越，故视力下降，视物变形。脾虚湿困故食少，眠差，苔黄腻。病位在视衣，病性虚实夹杂。治以凉血止血、健脾补肾。方中桑白皮、黄芩、丹皮、生蒲黄、生三七粉凉血止血而不留瘀，茺蔚子凉肝明目、活血化瘀，茯苓、车前子、山楂健脾除湿，柴胡疏肝解郁，合欢皮、首乌藤安神助眠。二、三、四、五、六诊辨治相同，随证加减。

**案5：近觑（双眼高度近视，左眼黄斑出血）脾气虚弱、血失统摄案**

马某，女，38岁，门诊病人。

初诊（2008-05-13）：患者高度近视多年，10天前无明

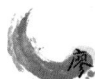

显诱因左眼视力突然下降，未予诊治，今日来我院，就诊时症见：左眼视物模糊，食可，欲睡，畏冷，便常，诊其舌淡紫苔白，脉细缓。眼科检查：右眼视力1.0（－10.00D），左眼视力0.04（－10.00D），双眼玻璃体絮状混浊，双眼底视盘颞侧弧形斑，网膜呈豹纹状改变，右眼黄斑区色素紊乱，光反射消失，左眼黄斑区1PD片状出血。诊断为中医："双眼近觑"（西医：双眼高度近视，左眼黄斑出血），此为脾气虚弱、血失统摄所致，法当益气健脾止血。拟四君子汤加减治之。

处方：黄芪20g，党参15g，茯苓15g，白术15g，枸杞15g，菟丝子15g，当归10g，生三七粉4g（冲服），生蒲黄15g（包煎），白及15g，墨旱莲20g，山楂15g，陈皮5g。

7剂，每日1剂。

二诊（2008－05－20）：服药后，左眼视物较前清晰，食可，欲睡，畏寒，便常，舌淡紫苔白，脉细缓。右眼视力1.0（－10.00D），左眼视力0.12（－10.00D），左眼黄斑出血减小为1/4PD，其余眼部检查同前。辨证治法同初诊。前方去白及，加川芎10g、生地12g、白芍15g。

处方：黄芪20g，党参15g，茯苓15g，白术15g，枸杞15g，菟丝子15g，当归10g，生三七粉4g（冲服），生蒲黄15g（包煎），墨旱莲20g，山楂15g，陈皮5g，川芎10g，生地12g，白芍15g。

7剂，每日1剂。可重复。

三诊（2008－06－19）：左眼视力较前进一步改善，全身症减，近日用眼稍多，疲倦，舌淡紫苔白，脉细缓。右眼视力1.0（－10.00D），左眼视力0.3（－10.00D），双眼玻璃体絮状混浊，双眼底视盘颞侧弧形斑，网膜呈豹纹状改变，右眼黄斑区色素紊乱，光反射消失，左眼黄斑出血较前变淡。辨证治法同二诊。前方去生蒲黄、白芍，加昆布15g，增墨旱莲为30g。

处方：黄芪20g，党参15g，茯苓15g，白术15g，枸杞

15g，菟丝子 15g，当归 10g，生三七粉 4g（冲服），墨旱莲 30g，山楂 15g，陈皮 5g，川芎 10g，生地 12g，昆布 15g。

7 剂，每日 1 剂。

四诊（2008 - 06 - 24）：视力明显好转，但视物仍有变形，眠差，便常，舌质淡紫，苔薄黄。眼科检查：视力右眼 1.0（-10.00D），左眼 0.6（-10.00D），左眼眼底黄斑区出血吸收，其余眼部检查同前。病至恢复期，当扶正固本，予以八珍汤加减益气养血、补益肝肾。

处方：太子参 30g，茯苓 15g，白术 15g，当归 10g，生地 12g，川芎 10g，白芍 20g，枸杞 15g，菟丝子 15g，茺蔚子 15g，墨旱莲 30g，首乌藤 30g，山楂 15g，陈皮 5g。

7 剂，每日 1 剂。

**按：** 高度近视黄斑出血属于中医眼科"暴盲"范畴。廖品正老中医认为本病"本虚标实，虚实夹杂"，以脾气虚弱为本，以瘀为标。患者近觑多年，初诊见视力骤降，神疲思睡，畏冷，舌质淡紫，苔白，脉细缓。辨证为脾气虚弱、血失统摄。脾气虚弱，无力统摄血液，血不循经，溢于脉外，泛于视衣，遮挡神光发越，故视力骤降而发为暴盲。脾虚水液不运，聚为痰湿，泛于视衣则视衣（视网膜）水肿明显。脾主四肢，脾虚则清阳不能实四肢、达清窍，故肢体畏冷，神疲欲睡，舌淡紫苔白，脉细缓脉证相合。故辨证为脾气虚弱、血失统摄。病位在视衣，病性虚实夹杂。治以四君子汤为主（黄芪、党参、茯苓、白术、山楂、陈皮）健脾益气以治其本，当归、生三七粉、生蒲黄、白及、墨旱莲止血而不留瘀以治其标。而患者素有近觑，故加枸杞、菟丝子补肾明目。二诊时辨证仍为脾气虚弱、血失统摄。但离经之血为瘀血，故在前方基础上去白及之收敛止血，加川芎、生地、白芍以养血活血，使瘀血去、新血生，目得所养、神光发越而视力恢复。三诊时因病已月余，离经之血已成瘀血，为防变为死血而难消，故前方去生蒲黄、白芍，加昆布软坚散结，增墨旱莲为 30g，一补肝肾之阴，二防活血太过而致新鲜出血。四诊时病至恢复期，当扶正固本，予以八珍汤加减益气养血（太子参、茯苓、白术、当归、生地、川芎、白芍、山楂、陈皮），补益肝肾（枸杞、菟丝子、茺蔚子、墨旱莲、首乌藤），目得所养而神光渐强，视力上升，服药 7 剂后，视力进一步上升为 0.8，视物变形消失。综上所述，脾气虚弱、血失统摄是本病发生的主要病机，本虚标实、虚实夹杂是其证候特点。应以健脾益气治其本，但"离经之血，虽清血鲜血，亦为瘀血"（《血证论》），而瘀血既为病理产物，又可作为害目的第二病因，因此在辨证中要始终把握"虚"和"瘀"的关系，治疗上根据病证演变，调整"扶正"和"祛瘀"之轻重，标本兼治。

### 案 6：近觑（双眼高度近视）脾肾两虚兼感风热案

钟某，女，15 岁，学生，郫县患者。

初诊（2009 - 06 - 12）：双眼视物模糊，高度近视多年。就诊时症见：双眼视物模糊，眠可，梦话（小时梦游），食少，舌尖红，苔薄白，脉细数。眼科检查：双眼视力 0.5（-8.00D），玻璃体轻混，眼底视盘颞侧弧形萎缩斑，网膜豹纹状改变，黄斑色素紊乱。诊断为中医：双目近觑（西医：双眼高度近视），辨证为脾肾两虚兼感风热，治以健脾补肾、疏风清热。

处方：茯苓 15g，白术 15g，陈皮 10g，山楂 15g，生麦芽 20g，枸杞 15g，楮实子 15g，茺蔚子 15g，车前子 15g，郁金 15g，伸筋草 20g，菊花 15g，黄芩 15g，桑白皮 15g。

4 剂，1.5 日 1 剂。

二诊（2009 - 06 - 19）：双眼视力明显提高，视物较前清晰，眠差，二便正常，舌尖红苔黄，脉细数。眼科检查：双眼视力 0.8（-8.00D），其余同前。诊断、辨证、治法同前。因患者视力明显提高，饮食好转，故在前方的基础上去白术、车前子；眠差加首乌藤 20g；加浙贝母 15g、山楂增至 20g 以增强去瘀散结力量，减轻玻璃体浑浊。

处方：茯苓 15g，陈皮 10g，山楂 15g，生麦芽 20g，枸杞 15g，楮实子 15g，茺蔚子 15g，郁金 15g，伸筋草 20g，菊花 15g，黄芩 15g，桑白皮 15g，首乌藤 20g，浙贝母 15g，山楂 20g。

8 剂，2 日 1 剂。

三诊（2009 - 07 - 03）：梦话多，舌尖红苔黄，脉细数。眼部检查：双眼视力 1.0（- 8.00D），其余同前。诊断同前，辨证为脾肾两虚，治以健脾补肾。患者眠差，梦话多，此为心肾不交之征，故加太子参、制远志、炒枣仁以安神助眠。生龙骨、生牡蛎一则重镇安神，二可加强软坚散结之功。

处方：茯苓 15g，陈皮 10g，山楂 15g，生麦芽 20g，枸杞 15g，楮实子 15g，茺蔚子 15g，郁金 15g，伸筋草 20g，菊花 15g，黄芩 15g，桑白皮 15g，浙贝母 15g，首乌藤 20g，山楂 20g，太子参 20g，制远志 10g，炒枣仁 20g，生龙骨 20g，生牡蛎 20g。

5 剂，每日 1 剂。可多服。

**按**：患者初诊时症见：双眼视物模糊，眠可，梦话（小时梦游），食少，舌尖红苔薄白，脉细数。此为脾肾两虚兼感风热之征。患者先天禀赋不足，脾肾两虚，神光衰弱，光华不能远及而仅能视近。脾虚木火偏旺则见梦话梦游。脾虚不思饮食则见食少。时值夏季，复感风热外邪则舌尖红。故辨证为脾肾两虚兼外感风热，证属虚实夹杂，脾肾两虚为其本，新加外感属标，治以健脾补肾，疏风清热，标本兼治。

**案 7：近觑（高度近视性黄斑病变）脾肾两虚、夹有瘀滞案**

王某，女，44 岁，四川内江患者。

初诊（2008 - 05 - 07）：患者双眼视物变形 2 年余，畏光，干涩 1 年余，曾在外院诊断为双眼高度近视。就诊时症见：双眼视物变形，畏光干涩，口干，纳食差，睡眠可，二便调，月经调，舌淡红苔黄厚，脉弦细。双眼高度近视多年。眼科检查：右眼视力0.5（-7.00D），左眼视力0.3（-8.00D），双眼结膜轻度充血，角膜荧光素染色可见双眼角膜中央一点状染色，双眼眼底网膜豹纹状改变，黄斑中心凹下方萎缩病灶，中心凹光反射消失。诊断为中医：双眼近觑（西医：双眼近视性黄斑病变），辨证为脾肾两虚、夹有瘀滞，治当健脾补肾、活血化瘀。方用杞菊地黄丸加减。方中太子参、山药、茯苓、山楂、菊花、枸杞、楮实子、菟丝子、旱莲、石斛健脾补肾，茺蔚子、昆布、葛根、丹参、生三七粉活血化瘀。

处方：太子参20g，山药20g，茯苓20g，山楂15g，菊花15g（后下），枸杞20g，楮实子15g，菟丝子15g，茺蔚子15g，石斛20g，昆布20g，葛根20g，丹参20g，墨旱莲30g，生三七粉4g（冲服）。

15剂，2日1剂。

二诊（2008-06-07）：双眼仍畏光，干涩，视直如曲，口干稍苦，纳眠可，二便调，舌质淡苔黄腻，脉细。眼科检查、诊断、辨证治法同初诊。辨证仍为脾肾两虚、夹有瘀滞证，病位在瞳神、黑睛，病性虚实夹杂，治疗当健脾补肾、活血化瘀。然瘀滞作为第二病机，化热熏蒸上焦，则双眼畏光、口苦，故前方去菟丝子、葛根、昆布、太子参，加用黄芩、丹皮、密蒙花清热明目。

处方：山药20g，茯苓20g，山楂15g，菊花15g（后下），枸杞20g，楮实子15g，茺蔚子15g，石斛20g，丹参20g，墨旱莲30g，生三七粉4g（冲服），黄芩15g，密蒙花15g，丹皮15g。

15剂，2日1剂。

三诊（2008-07-07）：自觉服药后畏光缓解，仍视直如曲，口干口苦，纳眠可，二便调，舌质淡苔黄腻，脉细。双眼视力0.5（-8.00D），双眼角膜中央点状染色消失，其余眼部情况同前。诊断辨证同二诊，仍治以健脾补肾、活血化瘀，兼清热明目。患者舌苔黄腻，故在前方基础上加用佩兰芳香化湿。

处方：山药20g，茯苓20g，山楂15g，菊花15g（后下），枸杞20g，楮实子15g，茺蔚子15g，石斛20g，丹参20g，墨旱莲30g，生三七粉4g（冲服），黄芩15g，密蒙花15g，丹皮15g，佩兰10g。

15剂，2日1剂。

四诊（2008-08-07）：视物模糊好转、变形减轻，口干，畏冷，食眠可，舌质暗红，舌苔薄黄白，脉细。双眼视力0.6（-8.00D），黄斑OCT示：双眼黄斑中心凹陷消失，网膜神经上皮层偏薄，色素上皮层结构欠完整。诊断同三诊，辨证仍为脾肾两虚、夹有瘀滞，治以健脾补肾、活血软坚。方中党参、茯苓、山楂健脾理滞，枸杞、菟丝子、石斛、墨旱莲补肾，丹参、生三七粉、昆布消瘀散结，菊花益阴明目，茺蔚子凉肝明目，畏冷为阳虚的表现，加用淫羊藿温肾阳。

处方：党参15g，茯苓15g，山楂20g，枸杞15g，菟丝子15g，石斛20g，墨旱莲30g，丹参20g，生三七粉4g（冲服），昆布20g，菊花15g，茺蔚子15g，淫羊藿15g。

15剂，2日1剂。

五诊（2008-09-07）：视物模糊、变形明显好转，口干，眠可，便可，舌质红，苔黄，脉细。双眼视力0.7（-8.00D），右眼压14.3mmHg，左眼压15.3mmHg，眼部检查同前。患者眼症稳定，辨证仍为脾肾两虚、夹有瘀滞，治以健脾补肾、活血化瘀。脉细、口干为气阴两虚之征，故兼以益气生津。方中枸杞、菟丝子、墨旱莲补肾，茯苓、山药、山楂健脾理滞，丹参、昆布、伸筋草活血软坚通络，菊花益阴明目，北沙参、五味子、麦冬益气养阴，葛根升发清阳、载诸药上行目窍。

处方：枸杞15g，菟丝子15g，墨旱莲30g，茯苓15g，山药20g，山楂15g，丹参30g，昆布15g，伸筋草25g，菊花15g（后下），北沙参25g，五味子10g，麦冬12g，葛根20g。

5剂，2日1剂。

**按**：该患者为中年女性，近视多年，脾肾两虚，目失所养，故见视物模糊变形、黑睛生翳。脾虚失运，水谷不化，故纳食不佳，苔厚，脉弦细为夹有瘀滞之征，故本病可辨为脾肾两虚、夹有瘀滞证，病位在瞳神、黑睛。本案脾肾两虚为本，夹有瘀滞为标，病属虚实夹杂，治宜健脾补肾、活血化瘀，标本兼治。

### 案8：近觑（高度近视）脾肾两虚、血行瘀滞案

陈某，男，55岁，香港患者。

初诊（2009-10-28）：患者诉近一年来视物弯曲，眼前飞蚊，在外院诊断为"双眼高度近视"，治疗后效果不明显。就诊时双眼单视视物弯曲，双眼同视则消失，眼前飞蚊，有时右眼颞侧发紧，视久疲劳模糊，睡眠有窒息感，眠可，食后易腹胀，大便溏，常腰酸膝足冷，早泄，手足心热，面黄，舌紫红苔白乏津，脉细。眼科检查：右眼视力 $1.0^{+4}$（-12.00D），左眼视力 $0.8^{+4}$（-12.00D），右眼人工晶体在位，左眼晶体轻度混浊，眼底视盘颞侧弧形萎缩斑，网膜豹纹状改变，黄斑色素紊乱。诊断为中医：双眼近觑（西医：双眼高度近视），证属脾肾两虚、血行瘀滞，治以补益脾肾、化瘀通络。

处方：枸杞15g，菟丝子15g，山茱萸15g，山药20g，茯苓15g，党参15g，白术15g，杜仲20g，怀牛膝15g，葛根20g，白芷15g，泽泻15g，桑寄生20g，路路通15g，山楂15g，菊花15g（后下），陈皮5g。

二诊（2009-11-11）：诸症略有减轻，舌紫红苔白乏津，脉细。右眼视力 $1.2^{-2}$（-12.00D），左眼视力 $0.8^{-3}$（-12.00D），其余检查同前，辨证仍为脾肾两虚、血行瘀滞，治以补益脾肾、化瘀通络。方中枸杞、菟丝子、山茱萸、杜仲、桑寄生、怀牛膝补肾明目。党参、白术、莱菔子、山楂、陈皮健脾益气、消食导滞。川芎活血通络，且川芎善行头目。

葛根升发清阳，引药上达清窍。菊花清热明目。瓜蒌壳宽胸散结以解窒息之感。

处方：枸杞25g，菟丝子15g，山茱萸15g，党参15g，白术15g，莱菔子15g，山楂15g，杜仲30g，桑寄生30g，川芎10g，陈皮10g，怀牛膝15g，葛根20g，菊花15g（后下），瓜蒌壳15g。

15剂，1.5日1剂。

三诊（2009-11-30）：自觉视力稍增，视物变形减轻，手心不热，便常，余症均有改善，舌紫红苔白乏津，脉细。右眼视力1.2$^{-1}$（-12.00D），左眼视力0.9$^{+1}$（-12.00D），其余检查同前。辨证仍为脾肾两虚、血行瘀滞，治以补益脾肾、化瘀通络。方中枸杞、菟丝子、山茱萸、杜仲、续断、怀牛膝补益肝肾。鹿角霜温补肾阳。党参、茯苓、山药、陈皮、莱菔子健脾益气，行气导滞使补而不滞。川芎活血通络，且善行头目，引药上达清窍。法半夏、生牡蛎化痰软坚散结。

处方：枸杞15g，菟丝子15g，山茱萸15g，党参15g，茯苓15g，山药15g，鹿角霜10g，杜仲30g，续断15g，川芎10g，怀牛膝15g，陈皮10g，莱菔子15g，法半夏10g，生牡蛎25g（先煎）。

7剂，1.5日1剂。

四诊（2009-12-09）：视力稍增，手心热，大便不爽，视物变形改善，仍觉右眼上部发紫，双眼前少量飞蚊，眼干，舌紫红苔白乏津，脉细。右眼视力1.2（-12.00D），左眼视力1.0$^{-1}$（-12.00D），其余检查同前。辨证仍为脾肾两虚、血行瘀滞，治以补益脾肾、化瘀通络。方中菊花清热明目。枸杞、菟丝子、杜仲、续断、怀牛膝补益肝肾。党参、茯苓、山药、山楂、陈皮、莱菔子健脾益气、消食导滞。川芎活血通络，且川芎善行头目。葛根升发清阳，引药上达清窍。白芷通窍止痛。

处方：菊花15g（后下），枸杞15g，菟丝子15g，党参

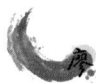

15g，茯苓 15g，山药 20g，杜仲 20g，续断 20g，怀牛膝 15g，葛根 20g，白芷 15g，川芎 10g，山楂 15g，陈皮 10g，莱菔子 15g。

15 剂，每日 1 剂。

五诊（2009 - 12 - 23）：药后感有热，手心微热，大便基本正常，有时口干，眠可，纳常，嗝气，舌紫红苔薄白，脉细。右眼视力 1.5$^{-2}$，左眼视力 1.2$^{-3}$（-12.00DS），其余检查同前。辨证仍为脾肾两虚、血行瘀滞，治以补益脾肾、化瘀通络。方中菊花清热明目。枸杞、菟丝子、熟地、杜仲、续断、菟丝子补益肝肾。黄芪、茯苓、山药、山楂、陈皮、广木香健脾益气、消食导滞。丹皮、丹参凉血活血。葛根升发清阳，引药上达清窍。

处方：菊花 15g（后下），枸杞 15g，菟丝子 15g，熟地 15g，丹皮 15g，山药 20g，茯苓 15g，黄芪 20g，葛根 20g，丹参 20g，杜仲 20g，续断 20g，山楂 15g，陈皮 10g，菟丝子 15g，广木香 12g。

15 剂，每日 1 剂。可多服。

**按：**廖品正名老中医认为该病的基本病机是脾肾两虚、血行瘀滞，肾阴虚，水不涵木，虚火上扰目窍，血不循经，溢于络外，而致黄斑出血。离经之血为瘀血，日久成干血而见眼底机化、色素并存。瘀血化水则见渗出，从而导致视力下降、视直如曲。肾阴亏虚，阴虚火旺而见手足心热。脾肾两虚，目失所养，神气虚弱，发用衰微，以致光华不能及远故而能进怯远，视物模糊。脾肾两虚，目络失养，筋脉不舒则双眼易疲劳发胀。脾肾两虚，脾阳虚弱，健运失司，故见食后腹胀，大便溏，面黄。四肢失养则膝足冷。肾阳虚而精失所固，故见早泄。舌紫暗红苔白乏津、脉细也为脾肾两虚、血行瘀滞之象。故本病可辨为脾肾两虚、血行瘀滞证，病位在瞳神，病性虚实夹杂，治当补益脾肾、活血通络。方中菊花清热明目。枸杞、菟丝子、山茱萸、补肾固精、养肝明目。山药益气养阴、补脾肺肾、固涩肾精。杜仲、桑寄生、怀牛膝补益肝肾、强健筋骨。党参补气健脾。陈皮、茯苓、泽泻、白术行气健脾利湿，并能使前药补而不滞。白芷通窍止痛。路路通舒筋活络。山楂既能健脾消食又能活血化瘀。葛根升发清阳，引药上达清窍。诸药共用补益肝肾、化瘀通络。二至五诊遵补益脾肾、化瘀通络法斟酌加减。

### 案9：近觑（双眼高度近视黄斑病变）脾肾两虚、瘀血阻络案

何某，女，69岁，退休，成都患者。

初诊（2009 - 07 - 10）：双眼高度近视多年。右眼前黑影遮挡1年，曾多方医治，无明显疗效。就诊时症见：右眼前黑影遮挡，眠可，口干，食少，胃胀隔气，便常，易腹泻，舌红偏暗，苔薄黄，脉细弱。眼科检查：右眼视力0.02（-9.00D），左眼视力0.6（-9.00D），双眼晶体混浊，右眼黄斑区可见小片状出血及萎缩病灶，左眼黄斑色素紊乱，少许黄白色点状渗出，光反射消失，双眼底视网膜豹纹状改变。诊断为中医：双眼近觑（西医：双眼高度近视黄斑病变），辨证为脾肾两虚、瘀血阻络，治以健脾补肾、止血化瘀。

处方：太子参20g，茯苓15g，白术15g，枳壳15g，生麦芽20g，枸杞15g，菟丝子15g，茺蔚子15g，墨旱莲20g，石斛20g，生蒲黄15g（包煎），生三七粉4g（冲服）。

5剂，1.5日1剂。

二诊（2009 - 07 - 17）：右眼前黑影遮挡感无明显改善，食少，胃肠胀气，易腹泻稍减轻，口干已不明显，舌红偏暗，苔薄黄，脉细弱。右眼视力0.02（-9.00D），左眼视力0.6（-9.00D），黄斑区仍有小片状出血及萎缩病灶，其余检查同前。诊断、辨证、治法同前。因口干已不明显，故前方去石斛，改生麦芽为30g以消食健脾，加葛根20g升清以载药上行目窍，莪术15g以活血散结，陈皮10g理气健脾。

处方：太子参 20g，茯苓 15g，白术 15g，枳壳 15g，生麦芽 30g，枸杞 15g，菟丝子 15g，茺蔚子 15g，墨旱莲 20g，生蒲黄 15g（包煎），生三七粉 4g（冲服），葛根 20g，莪术 15g，陈皮 10g。

5 剂，1.5 日 1 剂。

三诊（2009 - 07 - 24）：神疲乏力，气短，口干较前减轻，便干，舌红苔薄黄，脉细。右眼视力 0.02（-9.00D），左眼视力 0.6（-9.00D），右眼底黄斑颞侧仍可见出血，其余检查同前。诊断、辨证、治法同前。药味不同而已。方中黄芪、茯苓、白术、生麦芽、枳壳以健脾益气，消食导滞。枸杞、女贞子、墨旱莲、石斛，补肾明目。葛根升清，载药上行目窍。生蒲黄以止血化瘀、莪术消瘀散结。炙甘草调和诸药。

处方：黄芪 20g，茯苓 15g，白术 15g，生麦芽 20g，枳壳 15g，枸杞 20g，女贞子 15g，墨旱莲 30g，石斛 15g，葛根 20g，生蒲黄 15g（包煎），莪术 15g，炙甘草 6g。

5 剂，1.5 日 1 剂。

四诊（2009 - 08 - 14）：纳差，胃痛，眠可，大便正常，小便频，口干、神疲乏力较前好转，舌淡暗，苔薄黄白，脉细。右眼视力 0.02（-9.00D），左眼视力 0.8（-9.00D），右眼黄斑区小片状出血变淡变薄，余查同前。诊断、辨证、治法同前。前方去白术、女贞子，改石斛 20g、加菟丝子 15g 增强补益肝肾之力，加白豆蔻 10g 健脾和胃。加三七粉止血化瘀。

处方：黄芪 20g，茯苓 15g，生麦芽 20g，枳壳 15g，枸杞 20g，墨旱莲 30g，石斛 20g，菟丝子 15g，葛根 20g，生蒲黄 15g（包煎），莪术 15g，炙甘草 6g，白豆蔻 10g。

5 剂，1.5 日 1 剂。

其他治疗：最细三七粉每次 1g，每天 3 次。

五诊（2009 - 08 - 14）：口干、神疲乏力较前好转，仍纳差，胃痛，眠可，大便正常，小便频，舌淡暗，苔薄黄白，脉

258

细。右眼视力 0.05（-9.00DS），左眼视力 0.8（-9.00DS），右眼黄斑区可见小片状出血，余查同前。诊断、辨证、治法同前。继用前方。

处方：黄芪 20g，茯苓 15g，生麦芽 20g，枳壳 15g，枸杞 20g，墨旱莲 30g，石斛 20g，菟丝子 15g，葛根 20g，生蒲黄 15g（包煎），莪术 15g，炙甘草 6g，白豆蔻 10g。

5 剂，1.5 日 1 剂。

其他治疗：同前。

六诊（2009-08-21）：自觉右眼前遮挡感变淡，无胃痛，口干、神疲乏力症状有所好转。大便不成形，2 日 1 次，小便频，舌淡暗，苔薄黄白，脉细。右眼视力 0.1（-9.00DS），左眼视力 0.8（-9.00DS），右眼黄斑区出血较前减少，其余检查同前。诊断、辨证、治法同前。前方加益智仁以补肾固精缩尿，枳壳以理气健脾。

处方：黄芪 20g，茯苓 15g，生麦芽 20g，枳壳 15g，枸杞 20g，墨旱莲 30g，石斛 20g，菟丝子 15g，葛根 20g，生蒲黄 15g（包煎），莪术 15g，炙甘草 6g，白豆蔻 10g，益智仁 15g，枳壳 10g。

5 剂，1.5 日 1 剂。

其他治疗：同前。

七诊（2009-08-28）：双眼视力进一步提高，神疲乏力，口干好转，纳眠可，大便正常，夜尿偏多，每晚 3 次，右侧腰部发冷，舌质淡红苔白，脉细。右眼视力 0.15（-9.00DS），左眼视力 0.9（-9.00DS），右眼黄斑出血吸收，黄斑萎缩病灶，左眼黄斑色素紊乱，黄白色点状渗出已经不明显，双眼底视网膜豹纹状改变。诊断、辨证、治法同前。前方去生麦芽、莪术、益智仁，加淫羊藿 15g、桂枝 5g、怀牛膝 15g 温阳补肾、强筋骨，生地 15g 滋阴以阴中求阳，生麦芽 20g 健脾消食。

处方：黄芪 20g，茯苓 15g，枳壳 15g，枸杞 20g，墨旱莲 30g，石斛 20g，菟丝子 15g，葛根 20g，生蒲黄 15g（包煎），炙甘草6g，白豆蔻10g，枳壳10g，淫羊藿15g，桂枝5g，怀牛膝15g，生地15g，生麦芽20g。

5剂，1.5日1剂。

其他治疗：同前。

**按：** 高度近视常见黄斑出血，因反复发作导致黄斑部机化斑而中心视力严重损害。高度近视属中医"近觑"，黄斑出血后形成的黄斑机化斑引起视物变形属"视直为曲"的范畴。患者初诊时症见右眼前黑影遮挡，眠可，食少，胃胀隔气，便常，易腹泻，口干。右眼黄斑片状出血及萎缩病灶，舌质红偏暗，苔薄黄，脉细弱。四诊合参，廖品正名老中医认为该患者的基本病机为脾肾两虚、瘀血阻络。患者老年女性，脾肾两虚，目失所养，故视物模糊。脾气虚弱，脾不统血，血不循经，溢于脉外，故视衣出血。遮挡神光发越，故眼前黑影遮挡。"离经之血，虽清血鲜血，亦为瘀血"，瘀血化水则见渗出。瘀血日久，变为干血，故见眼底机化、色素并存。脾虚失于健运故食少，胃肠胀气，易腹泻。故本病可辨为脾肾两虚、瘀血阻络证，病位在瞳神，病性虚实夹杂，法当健脾补肾、止血化瘀。方中太子参、茯苓、白术、生麦芽、枳壳健脾消食、行气导滞。枸杞、菟丝子、墨旱莲、石斛补益肝肾。生蒲黄、生三七粉止血化瘀。茺蔚子活血祛瘀，兼能凉肝明目。三、四、五、六诊辨治同初诊，随证加减。七诊仍辨证为脾肾两虚、瘀血阻络，但夜尿多，腰部发冷，此为阳虚之故，故六诊方去益智仁、生麦芽、莪术，加淫羊藿、桂枝、怀牛膝温阳补肾、强筋骨。生地滋阴以阴中求阳。生麦芽健脾消食，使补而不滞。

**案10：近觑（双眼高度近视性视网膜病变）脾肾两虚、瘀血阻络案**

袁某，女，50岁，公务员，成都患者。

初诊（2008-08-06）：右眼视物遮挡感，头紧痛十余天，自点润洁眼液无效。就诊时症见：右眼视物遮挡感，视物不清，头紧痛，眼干，眠差，纳食可，二便常，舌尖红苔白，脉细。眼科检查：右眼视力0.1（-12.00D），左眼视力0.12（-12.00D），双眼玻璃体混浊，黄斑区大片脉络膜萎缩斑，中心光反射消失。眼部B超示：双眼轴明显变长，提示高度近视，双眼玻璃体混浊。诊断为中医：双眼近觑（西医：双眼高度近视性视网膜病变），辨证为脾肾两虚、瘀血阻络，治以健脾补肾、祛瘀通络。

处方：菊花15g（后下），黄芩15g，天麻15g（先煎），白芷15g，川芎12g，地龙15g，茯苓15g，泽泻15g，墨旱莲30g，合欢皮20g，首乌藤30g，生牡蛎25g（包煎），山楂15g，生三七粉4g（冲服）。

5剂，1.5日1剂。

二诊（2008-08-15）：双眼视物模糊、遮挡感、眼干减轻，头紧痛基本消失，口苦，纳可，眠可，二便调，舌淡紫苔白，脉弦细。右眼视力0.3（-12.00D），左眼视力0.3（-12.00D），其余检查同前。诊断、辨证、治法同前。初诊取得良效，说明辨治准确，本诊宜守法守方，仍以补益脾肾、活血通络为主，然药味有变。

处方：菊花15g（后下），桑白皮15g，黄芩15g，天麻15g（先煎），白芷15g，川芎15g，玄胡索15g，地龙15g，泽泻15g，枸杞15g，墨旱莲30g，首乌藤30g，山楂15g，生三七粉4g（冲服）。

10剂，1.5日1剂。

其他治疗：珍珠明目液，双眼每日3次，每次1滴。

三诊（2008-09-15）：双眼视物模糊、遮挡感、眼干明显减轻，头紧痛、口苦消失，纳食睡眠二便正常，舌质淡紫苔白，脉弦细。右眼视力0.5（-12.00D），左眼视力0.5（-12.00D），其余检查同前。继用上方10剂巩固疗效。

**按：**廖品正名老中医认为该患者的基本病机是脾肾两虚、瘀血阻络。脾肾两虚，目失所养，故双眼视物模糊。黄斑机化病灶，神光衰微故视物遮挡。瘀血阻络则头紧痛。眼干涩、脉细为脾肾两虚之征。方中茯苓、山楂、墨旱莲健脾补肾。川芎、生三七粉、地龙、白芷、天麻祛瘀通络止痛。时值处暑，予菊花、黄芩凉肝明目。泽泻利水渗湿、清热泻火以引热下行。合欢皮、首乌藤、生牡蛎安神助眠。初诊取得良效，说明辨治准确，本诊宜守法守方，仍以补益脾肾、活血通络为主，然药味有变。方中山楂、枸杞、墨旱莲补益脾肾，川芎、生三七粉、地龙、白芷、天麻、玄胡索活血通络止痛。时值处暑，予菊花、黄芩、桑白皮凉肝明目。泽泻利水渗湿、清热泻火以引热下行。首乌藤安神助眠。

### 案11：近觑（高度近视）脾肾两虚、血行瘀滞兼风热犯目案

向某，女，47岁，成都患者。

初诊（2010-08-21）：患者2周前出现左眼前黑影飘移，视物模糊，偶有闪光，干涩不适，遂来我院就诊。就诊时症见：左眼前黑影飘移，视物模糊，偶有闪光，干涩不适，纳眠可，二便常，舌尖红苔白，脉细缓。双眼高度近视多年。眼科检查：右眼视力0.8（-7.00D），左眼视力0.5（-8.00D），双眼睑结膜轻度充血，少许滤泡，双眼晶体皮质密度增加，玻璃体少许细尘状、丝状混浊，眼底网膜豹纹状改变，黄斑区光反射存在。诊断为中医：双眼近觑（西医：1. 双眼高度近视，2. 双眼玻璃体混浊），四诊合参，辨证为脾肾两虚、血行瘀滞兼风热犯目。治以补肾健脾、活血化瘀、疏风清热。方中枸杞、山楂、茯苓、白术、太子参、丹参、生三七粉补肾健脾、活血化瘀。金银花、菊花、桑白皮、黄芩、蝉蜕、牛蒡子、茺蔚子疏风清热、凉肝明目。外用鱼腥草清热明目，直达病所。

处方：枸杞15g，山楂15g，茯苓15g，白术15g，太子参20g，丹参20g，生三七粉4g（冲服），金银花15g，菊花15g，

桑白皮 15g，黄芩 12g，蝉蜕 15g，牛蒡子 15g，茺蔚子 15g。

5 剂，每日 1 剂。

其他治疗：鱼腥草眼液，双眼每日 3 次，每次 1 滴。

二诊（2010 - 08 - 29）：服药后左眼前黑影变淡，视物模糊好转，偶有闪光感，纳眠可，二便常，干涩不适症状明显减轻，舌尖红苔白，脉细缓。眼科检查：VOD1.0（- 7.00D），VOS0.8（- 8.00D），双眼睑结膜已无明显充血，少许滤泡，其余检查同前。仍辨证为脾肾两虚、血行瘀滞兼风热犯目。方中枸杞、楮实子、山楂、丹参补肾健脾、活血化瘀。菊花、桑白皮、黄芩、薄荷疏风清热。知母、丹皮、茺蔚子凉血明目。白茅根引热下行。北沙参、白芍养阴明目。外用鱼腥草清热明目，直达病所。

处方：菊花 15g，桑白皮 15g，黄芩 15g，薄荷 12g，知母 15g，北沙参 30g，白芍 30g，丹皮 15g，茺蔚子 15g，枸杞 15g，楮实子 15g，山楂 15g，丹参 20g，白茅根 20g。

5 剂，每日 1 剂。

其他治疗：鱼腥草眼液，双眼每日 3 次，每次 1 滴。

按：本患者脾肾两虚，晶珠及神膏失养，失却晶莹透彻之质而混浊，阻碍神光发越故视物模糊、视力下降。时值处暑，风热之邪犯目，故眼干涩不适。舌尖红为风热之征。辨证为脾肾两虚、血行瘀滞，兼风热犯目。治以补肾健脾、活血化瘀、疏风清热而奏效。一诊方中枸杞、山楂、茯苓、白术、太子参、丹参、生三七粉补肾健脾、活血化瘀，金银花、菊花、桑白皮、黄芩、蝉蜕、牛蒡子、茺蔚子疏风清热、凉肝明目。外用鱼腥草清热明目，直达病所。二诊方中枸杞、楮实子、山楂、丹参补肾健脾、活血化瘀。菊花、桑白皮、黄芩、薄荷疏风清热。知母、丹皮、茺蔚子凉血明目。白茅根引热下行。北沙参、白芍养阴明目。仍外用鱼腥草清热明目，直达病所。本案在辨证中要把握本病病性属虚实夹杂，以虚为本，实为标，应标本同治，方能取得佳效。

### 案12：近觑（高度近视）脾肾两虚、湿热瘀滞案

郭某，女，46岁，泸州患者。

初诊（2010 - 04 - 25）：患者于1+年前无明显诱因出现左眼前黑影飘动，未予治疗。今于我院门诊就诊。双眼行屈光矫正手术10+年。就诊时症见：左眼前黑影飘动，纳可，眠差，梦多，大便干燥，每2～3天1次，小便正常，舌质暗，苔黄白厚，脉细数。眼科检查：双眼视力0.7（- 8.00D），双眼玻璃体液化混浊，双眼底视盘颞侧弧形斑，网膜豹纹状改变，右眼黄斑区颞下方暗色萎缩病灶，左眼黄斑区1 - 1.5PD大小暗色萎缩病灶。眼底血管荧光造影示：双眼高度近视性网膜退变。黄斑OCT检查：左眼黄斑区脉络膜反射增强，右眼黄斑中心凹旁色素上皮层反射增强。诊断为中医：双眼近觑（西医：双眼高度近视性视网膜病变），四诊合参，辨证为脾肾两虚、湿热瘀滞。治以健脾补肾、清热除湿、化瘀软坚。

处方：楮实子15g，枸杞15g，女贞子15g，墨旱莲30g，薏苡仁30g，茯苓15g，山楂15g，丹参20g，桃仁15g，决明子15g，生龙骨25g，生牡蛎25g，菊花15g。

5剂，每日1剂。

二诊（2010 - 05 - 04）：自诉服上药后症状好转，昨夜熬夜后出现双眼干涩，纳可，梦仍多，舌质暗，舌苔中后部黄腻，脉细数。双眼视力0.8（- 8.00D），眼部检查同前。初诊取得良效，说明辨治准确有效，故二诊守法守方。熬夜后出现双眼干涩，梦仍多，故加五味子10g、太子参20g，枸杞增为20g以益气生津、补肾宁心。

处方：楮实子15g，枸杞20g，女贞子15g，墨旱莲30g，薏苡仁30g，茯苓15g，山楂15g，丹参20g，桃仁15g，决明子15g，生龙骨25g，生牡蛎25g，菊花15g，五味子10g，太子参20g。

5剂，每日1剂。

其他治疗：鱼腥草眼液，双眼每日3次，每次1滴。

医嘱：勿过度用眼。

三诊（2010-05-10）：双眼干涩好转，纳可，仍梦多。二便调，舌质淡红少苔，脉数。双眼视力0.8（-8.00D），眼部检查无变化。仍梦多，故加炒枣仁20g以加强安神助眠之功。

处方：楮实子15g，枸杞20g，女贞子15g，墨旱莲30g，薏苡仁30g，茯苓15g，山楂15g，丹参20g，桃仁15g，决明子15g，生龙骨25g，生牡蛎25g，菊花15g，五味子10g，太子参20g，炒枣仁20g。

5剂，每日1剂。

其他治疗：同前。

四诊（2010-05-17）：时有眼干涩，腹胀矢气，睡中多梦，舌质红少苔，脉细。双眼视力1.0（-8.00D），眼部检查同前。本病辨证仍为脾肾两虚、湿热瘀滞。本病病位在瞳神，病性虚实夹杂，治疗仍当健脾补肾、清热除湿、化瘀软坚。

处方：女贞子15g，枸杞20g，墨旱莲30g，太子参20g，茯苓15g，炒枣仁20g，丹参20g，山楂20g，大腹皮15g，生龙骨30g，生牡蛎30g，菊花15g，密蒙花15g，决明子20g。

5剂，每日1剂。

其他治疗：同前。

**按**：本患者初诊时症见左眼前黑影飘动，纳可，眠差、梦多，大便干燥，每2~3天1次，小便正常，舌质暗红苔厚黄白，脉细数。该患者为中年女性，患近觑多年，脾肾两虚，神膏失养，故眼前黑影飘动。脾虚失运，湿邪内生，日久化热，故苔黄白厚。湿热扰心故眠差、梦多。湿邪作为第二病因，阻滞脉络而瘀结不化故眼底萎缩灶，玻璃体混浊。因此本病辨证为脾肾两虚、湿热瘀滞，病位在瞳神，病性虚实夹杂，治疗当健脾补肾、清热除湿、化瘀软坚。其余各诊均在初诊基础上随证加减。本案在辨证中要把握本病病性属虚实夹杂，以虚为本，实为标，应标本同治，方能取得佳效。

案13：近觑（双眼高度近视性眼底病变）脾肾两虚、水湿不化、目络瘀阻案

崔某，女，52 岁，工人，成都患者。

初诊（2008 - 08 - 08）：左眼视力下降 5$^+$ 月，双眼疲劳，胀痛。高度近视数十年。患者 5 月前左眼视力下降，曾先后到华西医院，西南眼科医院做黄斑 OCT（光学相干断层扫描），VEP（视觉诱发电位）检查示左眼黄斑裂孔，左眼黄斑 CNV（脉络膜下新生血管），并给予药物治疗，效果欠佳，为求进一步治疗，故于今日来我院。就诊时症见：左眼视物模糊，双眼疲劳，胀痛，口干，食眠可，大小便正常，舌质黯苔白腻，脉细弱。眼科检查：右眼视力 0.4（ - 7.50D），左眼视力 0.08（ - 7.50D），双眼晶体混浊（ + ），玻璃体细尘状混浊，双眼底视盘色淡，颞侧巨大弧形斑，右眼黄斑有一约 1/2 ～ 1/3PD 萎缩斑，网膜色泽污秽，左眼黄斑中心凹光反射消失。诊断为中医：双眼近觑（西医：1. 双眼高度近视性眼底病变，2. 左眼黄斑脉络膜下新生血管），辨证为脾肾两虚、水湿不化、目络瘀阻，治以健脾补肾、化湿通络明目。

处方：茯苓 15g，白术 15g，泽泻 15g，佩兰 15g，山楂 15g，枸杞 20g，菊花 15g（后下），楮实子 15g，茺蔚子 15g，墨旱莲 30g，怀牛膝 15g，生三七粉 4g（冲服），合欢皮 20g，桑白皮 15g。

5 剂，每日 1 剂。

医嘱：避免过度用眼及剧烈运动。

二诊（2008 - 08 - 13）：双眼胀痛、疲劳及口干消失，视物模糊减轻，食眠可，二便常，舌质黯淡苔白，脉细。右眼视力 0.6（ - 7.50D），左眼视力 0.1（ - 7.50D），其余眼部检查同前。诊断、辨证、治法同前。因诸症明显改善，苔腻变为苔白，故前方去楮实子、泽泻、合欢皮，加女贞子、地龙增强滋养肝肾、通络明目之功。

处方：茯苓 15g，白术 15g，佩兰 15g，山楂 15g，枸杞 15g，

菊花15g（后下），菟丝子15g，女贞子15g，墨旱莲15g，桑白皮15g，怀牛膝15g，地龙15g，生三七粉4g（冲服）。

5剂，每1日剂，可多服。

**按**：患者高度近视数十年，脾肾两虚，目失所养，故视物模糊而视力下降、视物疲劳发胀。脾肾两虚，则精神不振。气不化津故口干。气虚推动乏力，血行滞涩，目中瘀血阻络故见眼底网膜污秽。脾肾两虚，水湿运化失司，故苔腻。舌黯，脉细数为脾肾两虚、水湿不化、目络瘀阻的表现。因此本病可辨为脾肾两虚、目络瘀滞，病位在瞳神，病性虚实夹杂。脾肾两虚、目络瘀滞是本病发生的主要病机，病位在瞳神，本虚标实、虚实夹杂是其证候特点。治疗当健脾补肾、化湿通络明目，健脾补肾以治本，化湿通络明目治其标。

### 案14：近觑（双眼高度近视）脾肾两虚、痰瘀互结案

杜某，男，54岁，干部，成都患者。

初诊（2010-01-29）：半年前双眼视物模糊，眼前黑影飘移，于川大华西医院诊断为"双眼高度近视，玻璃体混浊"，治疗效果不佳。就诊时症见：双眼视物模糊，眼前黑影飘移，纳眠可，二便常，舌尖红苔白，脉细。眼科检查：右眼视力0.4（-9.50D），左眼视力0.6（-9.50D），双眼晶体轻度混浊（+），双眼玻璃体液化，右眼玻璃体黑色网状混浊，左眼玻璃体丝状混浊，双眼网膜豹纹状改变，视盘颞侧弧形斑，黄斑光反射消失。诊断为中医：1. 双眼近觑，2. 双眼云雾移睛（西医：1. 双眼高度近视，2. 双眼玻璃体混浊），辨证为脾肾两虚、痰瘀互结，治以补肾健脾、活血化瘀、软坚散结。

处方：菊花15g（后下），桑白皮15g，枸杞20g，菟丝子15g，太子参20g，茯苓15g，白术15g，木瓜15g，丹参20g，茺蔚子15g，山楂15g，昆布15g。

7剂，每日1剂。

其他治疗：最细三七粉口服，每次 1g，每日 3 次。

二诊（2010-02-05）：双眼视物模糊减轻，视力提高，服药后无不适，舌尖红苔白，脉细。右眼视力 0.7（-9.50D），左眼视力 0.8（-9.50D），双眼玻璃体混浊减轻，其余检查同前。诊断、辨证、治法同前。初诊辨治准确有效，故二诊守法守方。

处方：菊花 15g（后下），桑白皮 15g，枸杞 20g，菟丝子 15g，太子参 20g，茯苓 15g，白术 15g，木瓜 15g，丹参 20g，茺蔚子 15g，山楂 15g，昆布 15g。

20 剂，每日 1 剂。

其他治疗：最细三七粉口服，每次 1g，每日 3 次。

三诊（2010-03-05）：双眼视物模糊进一步减轻，视力提高，全身无特殊不适，舌尖红苔白，脉细。右眼视力 0.8（-9.50D），左眼视力 0.9（-9.50D），双眼玻璃体混浊进一步减轻，其余检查同前。继用上方 20 剂巩固疗效。

按：高度近视玻璃体混浊属"近觑"、"云雾移睛"范畴。多与肝、脾、肾，痰瘀相关。廖老认为本患者除舌尖红，脉细外，全身无症可辨，故根据既往经验，辨证为脾肾两虚、痰瘀互结，治以补肾健脾、活血化瘀、软坚散结。方中太子参、茯苓、白术、山楂健脾除湿化痰。木瓜平肝舒筋、和胃化湿。枸杞、菟丝子补肾。丹参、山楂、昆布化瘀软坚散结。三七粉化瘀止血。其舌尖红，故予菊花、桑白皮、茺蔚子清热凉肝明目。初诊辨治准确有效，故二诊守法守方。

**案 15：近觑（高度近视）气阴两虚、脾肾不足夹湿热案**

刘某，女，66 岁，退休，都江堰患者。

初诊（2009-06-03）：双眼高度近视 20⁺年，双眼前黑影遮挡 8⁺年，曾间断治疗，无明显疗效。就诊时症见：双眼前黑影遮挡，纳眠可，手足心热，大便干燥，小便正常，舌红，苔黄稍腻，脉弦细数。眼科检查：右眼视力数指/10cm（-13.50D 矫无助），左眼视力数指/20cm（-13.50D 矫无助），双眼晶体核性混浊（＋），玻璃体混浊，右眼网膜退变，未见明显出血、渗出等改变。左眼视盘颞侧可见出血，色鲜红，网膜后极部大面积萎缩病灶。诊断为中医：双眼近觑（西医：1. 双眼高度近视，2. 左眼黄斑出血），辨证为气阴两虚、脾肾不足夹湿热，治以益气养阴、健脾补肾、清热除湿。

处方：北沙参 30g，麦冬 15g，女贞子 15g，墨旱莲 30g，枸杞 15g，生蒲黄 15g（包煎），茜草 15g，白茅根 30g，地骨皮 20g，茯苓 15g，山楂 15g，决明子 20g，茺蔚子 15g，知母 15g，炒栀子 15g。

5 剂，1.5 日 1 剂。

二诊（2009 - 06 - 10）：自述服药后肠鸣，大便溏，次数增加，舌质红，苔黄稍腻，弦细数。右眼视力：数指/10cm（-13.50D 矫无助），左眼视力：数指/20cm（-13.50D 矫无助），左眼视盘颞侧出血区较前缩小，颜色较前变淡，黄斑萎缩等状同前。诊断、辨证、治法同前。因服药后肠鸣、大便溏、次数增加。故前方去决明子、栀子，加黄连 3g 清热除湿，广木香 10g 以行气。

处方：北沙参 30g，麦冬 15g，女贞子 15g，墨旱莲 30g，枸杞 15g，生蒲黄 15g（包煎），茜草 15g，白茅根 30g，地骨皮 20g，茯苓 15g，山楂 15g，茺蔚子 15g，知母 15g，黄连 3g，广木香 10g。

5 剂，1.5 日 1 剂。

三诊（2009 - 06 - 17）：自述服药后眼症同前，仍肠鸣，大便溏，但较上次稍减，舌红苔黄稍腻，脉弦细数。右眼视力：数指/50cm（-13.50D 矫无助），左眼视力：数指/50cm（-13.50D 矫无助），左眼视盘颞侧出血区较前缩小，颜色较前变淡，黄斑萎缩等同前。诊断、辨证、治法同前。方中太子参、茯苓、白术、女贞子、墨旱莲、枸杞、菟丝子益气养阴、健脾补肾。菊花、黄芩以清热除湿。茜草、生三七粉以止血化瘀。

处方：菊花15g（后下），黄芩15g，太子参20g，女贞子15g，墨旱莲30g，枸杞20g，茯苓15g，菟丝子15g，丹皮15g，生蒲黄15g（包煎），茜草15g，生三七粉4g（冲服），白术15g，枳壳10g。

5剂，1.5日1剂。

四诊（2009 - 06 - 24）：双眼视力明显增加，生活已能自理，十分高兴，全身无特殊不适，舌质暗红苔微腻，脉浮数。右眼视力0.1（ - 13.50D），左眼视力0.06（ - 13.50D），左眼视盘颞侧出血吸收，网膜后极部大面积萎缩病灶，其余检查同前。诊断、辨证、治法同前。前方去枳壳，改太子参为30g，加广木香15g，建曲15g增强健脾益气、行气消食之力。

处方：菊花15g（后下），黄芩15g，太子参30g，女贞子15g，墨旱莲30g，枸杞20g，茯苓15g，菟丝子15g，丹皮15g，生蒲黄15g（包煎），茜草15g，生三七粉4g（冲服），白术15g，广木香15g，建曲15g。

5剂，1.5日1剂。

**按：** 患者初诊时见：双眼前黑影遮挡，纳眠可，手足心热，大便干燥，小便正常，舌红，苔黄稍腻，脉弦细数。四诊合参，廖品正名老中医认为该患者的基本病机是气阴两虚、脾肾不足、目失所养，故双眼前黑影飘移。气阴两虚，无力推动故便秘。气不摄血、或热迫血行，均可导致血不循经，溢于脉外而视衣出血。舌红，苔黄稍腻，手足心热为湿热之征。故本病辨证为气阴两虚、脾肾不足夹湿热，治以益气养阴、健脾补肾、清热除湿。一、二、三次复诊随证加减。本案基本病机特点为虚实夹杂，本虚标实，以气阴两虚，脾肾不足为本，湿热为标，治疗时应根据标本虚实的轻重不同而调整用药。

## 案16：双眼能近怯远（双眼近视）肝肾阴虚案

刘某，男，9岁，乐山患者。

初诊（2010 - 07 - 24）：家长发现其视力不佳。就诊时症见：双眼视物模糊，夜汗多，食可，便常，舌尖红苔白，脉细数。眼科检查：右眼视力 0.8（-2.00D），左眼视力 0.6（-4.00D），其余未见异常。诊断为中医：双眼能近怯远（西医：双眼近视），四诊合参，辨证为肝肾阴虚。治以滋养肝肾。方中枸杞、楮实子、五味子、怀牛膝滋养肝肾。茯苓、山药、山楂、莱菔子、陈皮健脾行气使补而不滞，补后天以养先天。菊花、黄芩清肝明目。丝瓜络舒筋通络。煅牡蛎、浮小麦止汗。

处方：枸杞 15g，楮实子 15g，五味子 10g，怀牛膝 15g，茯苓 15g，山药 20g，山楂 20g，莱菔子 15g，陈皮 10g，菊花 15g（后下），黄芩 15g，丝瓜络 15g，煅牡蛎 20g（先煎），浮小麦 20g。

3 剂，2 日 1 剂。

二诊（2010 - 07 - 29）：药后无不适，夜汗明显减少，舌尖红苔白，脉细。右眼视力 1.0（-2.00D），左眼视力 1.0（-4.00D），辨治同前，前方加鸡矢藤 20g 以消食化积、活血。改煅牡蛎（先煎）30g 增强滋阴敛汗之力。

处方：枸杞 15g，楮实子 15g，五味子 10g，怀牛膝 15g，茯苓 15g，山药 20g，山楂 20g，莱菔子 15g，陈皮 10g，菊花 15g（后下），黄芩 15g，丝瓜络 15g，煅牡蛎 30g（先煎），浮小麦 20g，鸡矢藤 20g。

4 剂，2 日 1 剂。

三诊（2010 - 08 - 05）：服前方后无自觉不适，且饮食增加，二便调，眠可，夜汗少，舌尖红苔白，脉弦。双眼视力 1.2（右眼：-2.00D，左眼：-4.00D），辨治同前，前方去陈皮、煅牡蛎、五味子，加桑叶 15g、茺蔚子 15g 清热凉肝明目。

处方：枸杞 15g，楮实子 15g，怀牛膝 15g，茯苓 15g，山药 20g，山楂 20g，莱菔子 15g，菊花 15g（后下），黄芩 15g，丝瓜络 15g，浮小麦 20g，鸡矢藤 20g，桑叶 15g，茺蔚子 15g。

8 剂，2 日 1 剂。

按：本案患儿先天禀赋不足，肝肾阴虚，神光衰微，光华不能远及，故仅能视近。故辨证为"肝肾阴虚"证。肾阴不足，夜间阴不敛阳，故夜汗多。舌尖红苔白，脉细数为肝肾阴虚之证。复诊随证加减。本案在辨证中要把握本病病性以虚为本，应先后天同养，方能取得佳效。

### 案17：近觑（双眼高度近视）肝肾阴虚案

刘某，女，24岁，工人，成都患者。

初诊（2009-5-28）：双眼视物模糊、眼前黑影飞舞4年。4年前患者出现双眼视物模糊、眼前黑影飘动，双眼易胀痛，疲倦，今日来我院就诊。就诊时症见：双眼前黑影飘动，易疲倦、胀痛，眠差，食可，便秘，舌暗红苔白，脉细。眼科检查：右眼视力0.4（-9.50D），左眼视力0.5（-9.50D），右眼玻璃体轻度混浊，双眼网膜豹纹状改变，黄斑区色素紊乱，光反射存在，右眼压17.7mmHg，左眼压15.7mmHg。诊断为中医：双眼近觑（西医：双眼高度近视），辨证为肝肾阴虚，治以滋养肝肾、清热明目。

处方：菊花15g，决明子20g，女贞子15g，墨旱莲30g，枸杞15g，楮实子15g，茯苓15g，桑白皮15g，白术15g，郁金15g，茺蔚子15g，生三七粉4g，木瓜15g，伸筋草15g，首乌藤30g。

7剂，每日1剂。

二诊（2009-06-05）：双眼胀痛及疲劳明显好转，眼前仍有黑影飞舞，纳食可，睡眠改善，大小便尚可，舌质暗红苔白，脉细。右眼视力0.4（-9.50D），左眼视力0.5（-9.50D），眼部检查同前。诊断、辨证、治法同前。因眼胀痛及疲劳明显好转，眼前仍有黑影飞舞，故前方去木瓜，改决明子为15g，加怀牛膝15g补益肝肾。

处方：菊花15g，决明子15g，女贞子15g，墨旱莲30g，枸杞15g，楮实子15g，茯苓15g，桑白皮15g，白术15g，郁金 15g，茺蔚子 15g，生三七粉 4g，伸筋草 15g，首乌藤 30g，怀牛膝 15g。

7 剂，每日 1 剂。

三诊（2009 - 06 - 12）：视力明显提高，纳眠可，二便调，舌质暗红苔白，脉细。双眼视力 1.2（-9.50D），其余眼部检查同前。诊断、辨证、治法同前。因眼症稳定，视力明显提高，故前方去白术、生三七粉，然肝肾精血源于后天脾胃气血的充足，故加太子参 20g、山楂 15g 补气健脾。

处方：菊花 15g，决明子 15g，女贞子 15g，墨旱莲 30g，枸杞 15g，楮实子 15g，茯苓 15g，桑白皮 15g，郁金 15g，茺蔚子 15g，伸筋草 15g，首乌藤 30g，怀牛膝 15g，太子参 20g、山楂 15g。

7 剂，每日 1 剂。

**按：**患者诊时症见：双眼前黑影飘移，易疲倦、胀痛，眠差，食可，便秘，舌暗红，苔白，脉细。四诊合参，辨证为肝肾阴虚，目失所养，神光虚弱，发用衰微，以致光华不能及远故而能近怯远，视物模糊。肝肾阴虚，水火不济、心肾不交故眠差。阴虚火旺、虚火灼津、水不行舟见便秘。舌暗红，苔白，脉细均为肝肾阴虚之征。二、三诊随证加减。

### 案 18：近觑（高度近视）肝肾阴虚、血滞湿停案

李某，男，23 岁，香港患者。

初诊（2010 - 10 - 23）：双眼高度近视多年，自述澳洲西医诊断"视交叉"有问题，右眼视力丧失，左眼滴降眼压眼药水，眼压约 18 - 24mmHg。就诊时症见：双眼视物模糊，左眼视野上部和颞侧缺损，左眼不能辨色 3～4 年，双足踝肿，眠差，纳可，便常，舌红中裂苔白，脉弦。眼科检查：右眼视力手动/80cm（矫无助），左眼视力 0.3（-10.00D），双眼底视盘色泽淡白，左眼明显，左 C/D = 0.7，右眼黄斑区陈旧瘢痕，双眼底网膜豹纹状改变。诊断为中医：1. 近觑，2. 左眼

青风内障（西医：1. 双眼高度近视，2. 左眼开角型青光眼）。证属肝肾阴虚、血滞湿停证，治以滋养肝肾、活血利水。

处方：菊花 15g（后下），桑白皮 15g，黄芩 10g，枸杞 20g，楮实子 15g，茯苓 15g，泽兰 15g，白术 15g，薏苡仁 20g，女贞子 15g，墨旱莲 20g，菌灵芝 15g，葛根 20g，丹参 20g，首乌藤 20g。

7 剂，每日 1 剂。

二诊（2010 - 11 - 02）：右眼视物较前清晰，睡眠好，食可，便常，舌红中裂苔薄黄，脉弦。右眼视力数指/50cm（矫无助），左眼视力 0.4$^{+2}$（-10.00D），眼部检查同前。辨证仍属肝肾阴虚、血滞湿停证，治以滋养肝肾、活血利水。上方去首乌藤，加泽泻 15g、山楂 15g，改墨旱莲为 30g、丹参为 30g、葛根为 30g 增强滋养肝肾、活血力量。

处方：菊花 15g（后下），桑白皮 15g，黄芩 10g，枸杞 20g，楮实子 15g，茯苓 15g，泽兰 15g，白术 15g，薏苡仁 20g，女贞子 15g，菌灵芝 15g，葛根 30g，丹参 30g，墨旱莲 30g，泽泻 15g，山楂 15g。

7 剂，每日 1 剂。

三诊（2010 - 11 - 09）：右眼视力有所进步，全身无不适，舌红中裂苔薄黄，脉弦。右眼视力 0.06（-10.00D），左眼视力 0.8$^{-2}$（-10.00D），辨证仍属肝肾阴虚、血滞湿停证，治以滋养肝肾、活血利湿。方中枸杞、楮实子、女贞子、墨旱莲滋养肝肾。菊花、桑白皮、黄芩清热明目。丹参、泽兰、茯苓、佩兰、苍术、薏苡仁活血利湿。菌灵芝、首乌藤补虚安神助眠。葛根升发清阳，引药上达清窍。

处方：菊花 15g（后下），桑白皮 15g，黄芩 15g，茯苓 15g，泽兰 15g，佩兰 15g，苍术 15g，薏苡仁 20g，枸杞 20g，楮实子 15g，菌灵芝 15g，女贞子 15g，葛根 30g，丹参 30g，墨旱莲 30g，首乌藤 20g。

7 剂，1.5 日 1 剂。

四诊（2010 - 11 - 18）：未滴西药降眼压眼药水已 2 周，视力、睡眠改善，足踝浮肿，咽干，其余正常，舌红少津苔白，脉弦。右眼视力 0.2（- 10.00D），左眼视力 0.5$^{+3}$（- 10.00D），诊断、辨证、治法同前。上方去佩兰、苍术，加石斛 15g 增强滋养肾阴力量。

处方：菊花 15g（后下），桑白皮 15g，黄芩 15g，茯苓 15g，泽兰 15g，薏苡仁 20g，枸杞 20g，楮实子 15g，菌灵芝 15g，女贞子 15g，葛根 30g，丹参 30g，墨旱莲 30g，首乌藤 20g，石斛 15g。

7 剂，1.5 日 1 剂。可多服。

**按**：廖老根据患者病史及就诊时情况认为肝肾两亏、精血不足、神光衰弱为病本，而久病入络，气滞血郁水停，加重病症。证属"本虚标实"，应"标本兼治"，治以"滋养肝肾治其本，活血利湿治其标"。方中菊花益肝补阴。桑白皮清肝利水。黄芩清热化湿。枸杞子补益肝肾、养血明目。楮实子补肾益阴。女贞子补益精血、固肾明目。墨旱莲滋补肝肾、凉血止血。丹参既活血祛瘀，又可使枸杞子、楮实子补而不滞。葛根升发清阳，引药上达清窍。菌灵芝益气养血扶正。茯苓益肾明目。白术补气健脾，常和茯苓共用健脾利水。诸药合用共奏滋养肝肾、活血利湿之功。二、三、四诊宗滋养肝肾、活血利湿法，斟酌加减。本案基本病机特点是"本虚标实，虚实夹杂"，以湿、瘀为标，肝肾阴虚为本，因此在辨证中要始终把握"虚"和"瘀"的关系，治疗上根据病证演变，调整"扶正"和"祛瘀"之轻重，标本兼治，以提高疗效。

### 案 19：近觑（双眼高度近视）肝肾不足、气虚血瘀案

林某，女，53 岁，香港患者。

初诊（2010 - 11 - 21）：双眼高度近视、弱视，视野缩窄。自幼感染 CMV 病毒脑炎，后遗脑性癫痫，胃下垂，曾血小板偏低，现双眼视物模糊，左眼内斜，外转时受限，纳眠

可，大便常，舌质淡红苔薄白，脉细。眼科检查：双眼视力
0.08（－10.00DS），诊断为中医：1. 双眼近觑，2. 双眼青盲
（西医：1. 双眼高度近视、弱视，2. 双眼视神经萎缩）。证属
肝肾不足、气虚血瘀，治以补益肝肾、益气活血。

处方：菊花15g（后下），枸杞20g，菟丝子15g，女贞子
15g，葛根30g，路路通15g，山药20g，山楂15g，茯苓15g，
太子参20g，怀牛膝15g，枳壳10g，莱菔子15g，当归10g，
白芍20g。

5剂，1.5日1剂。

二诊（2010－11－26）：视力稍增，全身无不适，舌质淡
红苔薄白，脉细。双眼视力0.1（－10.00DS），其余检查同
前。仍辨证为肝肾不足、气虚血瘀，治以补益肝肾、益气活
血。患者胃下垂，故上方去菊花、太子参，加黄芪20g补气升
阳举陷，另加桑叶15g甘寒益阴以防温燥。

处方：枸杞20g，菟丝子15g，女贞子15g，葛根30g，路
路通15g，山药20g，山楂15g，茯苓15g，怀牛膝15g，枳壳
10g，莱菔子15g，当归10g，白芍20g，黄芪20g，桑叶15g。

15剂，1.5日1剂。可多服。

三诊（2010－12－21）：视力增加，全身无不适，舌质淡
红苔薄白，脉细。双眼视力0.2（－10.00DS），其余检查同
前。仍辨证为肝肾不足、气虚血瘀，治以补益肝肾、益气活
血。方中枸杞、菟丝子、女贞子补益肝肾。山药益气养阴、补
脾肺肾。黄芪、当归、白芍、川芎益气养血活血。郁金行气活
血。茯苓健脾补中。莱菔子、枳壳行气消积，莱菔子消食除
胀，山楂消积化滞、行气散瘀，三药共用，使补而不滞。菊
花、桑叶甘寒益阴，使温而不燥。葛根升发清阳，引药上达
清窍。

处方：菊花15g（后下），桑叶15g，枸杞20g，菟丝子
15g，女贞子20g，黄芪20g，茯苓15g，山药20g，葛根30g，
山楂15g，当归12g，白芍20g，川芎12g，郁金15g，莱菔子

15g，枳壳 10g。

15 剂，1.5 日 1 剂。可多服。

**按**：廖老认为本案肝肾两亏、气虚血滞，导致精血不足、神光衰弱而发为本病。本证"本虚标实"，应"标本兼治"，治以"滋养肝肾、益气治其本，活血治其标"。方中菊花益肝补阴。枸杞子补益肝肾、养血明目。菟丝子养肝明目、补肾益精。女贞子补益精血、固肾明目。怀牛膝既补肝肾、强筋骨，又活血通经。葛根升发清阳，引药上达清窍。路路通祛风活络、利水通经。当归、白芍合用，既有补血活血之功，又无寒凉滞涩之虞。太子参补气生津，茯苓健脾补中，山药益气养阴、补脾肺肾，三药合用既固后天之本，又强先天之精。枳壳行气消积、莱菔子消食除胀、山楂消积化滞、行气散瘀，三药共用，使补而不滞。诸药共用补益肝肾、益气活血明目。二、三诊宗补益肝肾、益气活血法，斟酌加减。

### 案 20：近视（能近怯远）肝肾不足、气虚血滞案

黎某，男，43 岁，香港患者。

初诊（2010 – 10 – 23）：患双眼近视，右眼弱视 30 余年。现双眼视物模糊、眼前黑影飞舞，纳眠可，二便常，面黄少荣，舌红苔薄白，脉细。眼科检查：右眼视力 0.01（– 18.00D），左眼视力 0.7$^{-3}$（– 1.75D），双眼玻璃体混浊，右视乳头巨大近视弧形斑，视网膜变薄，左眼黄斑色素堆积，双眼黄斑光反射消失，双眼压 18mmHg。诊断为中医：1. 左眼能近怯远，2. 右眼近觑，3. 双眼云雾移睛（西医：1. 左眼近视，2. 右眼高度近视、弱视，3. 双眼玻璃体混浊）。证属肝肾不足、气虚血滞。治以补益肝肾、益气活血消滞。

处方：菊花 15g（后下），枸杞 15g，生地 12g，当归 10g，白芍 15g，川芎 12g，太子参 20g，茯苓 15g，白术 15g，甘草 5g，山楂 15g，墨旱莲 20g，莪术 10g，昆布 15g。

14 剂，每日 1 剂，可多服。

二诊（2010 - 11 - 20）：左眼视物变清晰，全身无不适，舌红苔薄白，脉细。右眼视力 0.03（ - 18.00D），左眼视力 1.0$^{-3}$（ - 1.75D），其余检查同前。辨证仍属肝肾不足、气虚血滞。治以补益肝肾、益气活血消滞。上方去生地、太子参，加熟地 15g、黄芪 20g 增强补肾益气力量。

方药如下：菊花 15g（后下），枸杞 15g，当归 10g，白芍 15g，川芎 12g，茯苓 15g，白术 15g，甘草 5g，山楂 15g，墨旱莲 20g，莪术 10g，昆布 15g，熟地 15g，黄芪 20g。

5 剂，每日 1 剂。可多服。

三诊（2010 - 12 - 11）：双眼视力明显提高，面色改善，精神好转，舌红苔薄白，脉细。右眼视力 0.1（ - 18.00D），左眼视力 1.0$^{-2}$（ - 1.75D），其余检查同前。辨证仍属肝肾不足、气虚血滞。治以补益肝肾、益气活血消滞。方中枸杞、墨旱莲、女贞子补益肝肾。黄芪、生地、白芍、当归、山楂、昆布、莪术益气养血活血消滞。茯苓、白术健脾补中以益气血精生化之源，补后天以养先天。金银花、野菊花清热明目，使补而不燥。

处方：金银花 15g（后下），野菊花 15g，生地 15g，白芍 15g，当归 10g，黄芪 20g，茯苓 15g，白术 15g，枸杞 20g，墨旱莲 20g，女贞子 15g，山楂 15g，莪术 10g，昆布 15g

10 剂，每周 5 剂。可多服。

**按：**廖老根据本案病史及就诊时情况，认为肝肾两亏、气虚血滞，导致精血不足，神光衰弱而发为本病。本证为"本虚标实"，应"标本兼治"，治以"滋养肝肾、益气治其本，活血消滞治其标"。方中菊花益肝补阴，枸杞子补益肝肾、养血明目，当归、白芍、川芎三药合用，既有补血活血之功，又无寒凉滞涩之虞。太子参补气生津，茯苓健脾补中，白术补气健脾，三者合用益气健脾，补后天以益先天而助补益肝肾之功。墨旱莲滋补肝肾、凉血止血，山楂散瘀活血，莪术行气破血。诸药共用补益肝肾、益气活血消滞。二、三诊宗补益肝肾、益气活血消滞法，斟酌加减。本案基本病机特点是"本虚标实，虚实夹杂"，以瘀滞为标，肝肾不足、气虚为本，因此在辨证中要始终把握"虚"和"瘀"的关系，治疗上根据病证演变，调整"扶正"和"消瘀导滞"之轻重，标本兼治，以提高疗效。

### 案21：双眼近视（双眼高度近视）气阴两虚、肝肾不足、瘀血阻络案

陈某，女，32岁，门诊病人。

初诊（2009 - 08 - 17）：患者诉近1年来视物弯曲，视力下降，在外院诊断为"双眼高度近视"，治疗后效果不明显。就诊时症见：双眼视物弯曲，视力下降，全身无其他不适。舌淡红苔薄白，脉细数。眼科检查：右眼视力0.6（-8.00D），左眼视力0.4（-8.00D），双眼视网膜豹纹状改变，右眼视盘颞侧弧形斑，左眼后极部一片状出血，双眼黄斑区机化病灶。此为气阴两虚、肝肾不足、瘀血阻络所致，法当益气养阴、补益肝肾、祛瘀通络。

处方：太子参20g，茯苓15g，山药20g，枸杞15g，菟丝子15g，墨旱莲20g，茺蔚子25g，丹参20g，松节15g，山楂15g，伸筋草20g，菊花15g（后下），桑叶15g。

7剂，每日1剂。

二诊（2009 - 08 - 24）：仍觉视物模糊，视物弯曲，服药后觉胃痛，腹泻，舌脉同前。右眼视力0.8（-8.00D），左眼视力0.5（-8.00D），左眼后极部片状出血变小变淡，其余眼部检查同前。诊断、辨证、治法同初诊。此诊患者眼底出血明显减少，故去松节减轻通络之力，因患者服药后胃痛、腹泻，加用陈皮、鸡内金理气健脾，增加山楂用量为20g，增加行气消食之功。

处方：太子参20g，茯苓15g，山药20g，枸杞15g，菟丝子15g，墨旱莲20g，茺蔚子25g，丹参20g，山楂20g，伸筋

草 20g，菊花 15g（后下），桑叶 15g，陈皮 15g，鸡内金 15g。

10 剂，2 日 1 剂。

三诊（2009 - 09 - 12）：视物模糊，视物变形稍减轻，服药后觉夜尿多，余同二诊。右眼视力 1.0（-8.00D），左眼视力 0.8（-8.00D），左眼后极部出血已吸收，可见黄白色渗出病灶，黄斑区见大量色素沉着。诊断、辨证、治法同二诊。患者胃痛腹泻之症已无，故去鸡内金；眼底渗出及色素沉着，故加用昆布软坚散结；患者夜尿多，故用覆盆子增强益肾固精缩尿之力。

处方：太子参 20g，茯苓 15g，山药 20g，陈皮 5g，枸杞 15g，菟丝子 15g，覆盆子 15g，墨旱莲 20g，丹参 20g，山楂 20g，伸筋草 20g，昆布 15g，菊花 15g（后下），黄芩 15g。

7 剂，每日 1 剂。

四诊（2009 - 09 - 21）：自觉视物模糊，视物变形明显减轻，服药后仍觉夜尿多，其余同三诊。右眼视力 1.0（-8.00D），左眼视力 0.8（-8.00D），双眼玻璃体混浊较前好转，左眼后极部出血及渗出吸收，黄斑区见大量色素沉着，其余检查同前。患者病情好转，视力提高，疾病后期，上方加用茺蔚子增强补益肝肾之力。

处方：太子参 20g，茯苓 15g，山药 20g，陈皮 5g，枸杞 15g，菟丝子 15g，覆盆子 15g，墨旱莲 20g，丹参 20g，山楂 20g，伸筋草 20g，昆布 15g，菊花 15g（后下），黄芩 15g，茺蔚子 15g。

10 剂，每日 1 剂。

**按：**廖老认为该患者病本为气阴两虚、肝肾不足。气阴两虚、肝肾不足，虚火上扰目窍，血不循经，溢于络外，而致黄斑出血。离经之血为瘀血，瘀血阻络难以吸收，故见眼底机化、色素并存，日久化水则见渗出，而致视力下降、视直如曲。脉细数为虚热扰目之征。故本病辨证为气阴两虚、肝肾不足、瘀血阻络证，病位在瞳神，病性虚实夹杂，当补虚祛瘀通络。方中太子参益气生津，茯苓、山药健脾益气使生化有源，枸杞子、菟丝子、茺蔚子、墨旱莲补益肝肾，山楂、丹参、松节、伸筋草活血通络，桑叶、菊花清热明目。二、三、四诊随症加减。

### 案22：近觑（双眼高度近视）气阴两虚、肝肾不足、瘀血阻络案

罗某，男，39岁，门诊病人。

初诊（2009 - 06 - 22）：患者1月前曾黄斑出血，出血吸收后一直双眼干涩不适，左眼隐隐发胀，在外院诊断为"双眼高度近视"，治疗后效果不明显。就诊时症见：双眼视物变形，隐隐发胀，纳眠可，二便可，舌红苔薄白，脉弦细数。眼科检查：右眼视力0.6（-9.00D），左眼视力0.3（-9.00D），双眼视盘不规则，呈竖椭圆形，视盘颞侧巨大弧形斑，豹纹状眼底，左眼黄斑机化病灶。诊断为中医：双眼近觑（西医：双眼高度近视），此为气阴两虚、肝肾不足夹有瘀滞所致。法当益气养阴、滋补肝肾、祛瘀通络。予以自拟方治之。

处方：太子参20g，茯苓15g，陈皮10g，山楂15g，枸杞20g，菟丝子15g，茺蔚子15g，墨旱莲30g，丹参20g，莪术15g，松节15g，伸筋草20g，桑白皮15g，黄芩15g，菊花15g（后下）。

8剂，2日1剂。

二诊（2009 - 08 - 10）：自觉视物变形减轻，眼干涩、易疲劳，左眼隐隐发胀，纳眠可，二便可，舌质紫红，苔白，脉细数。右眼视力0.8（-9.00D），左眼视力0.4（-9.00D），其余检查同初诊。辨证治法同初诊。患者双眼时有干涩，为阴虚不能濡养目珠、虚热上扰所致，故加用五味子、麦冬、益气养阴生津，加知母清虚热，另去松节减轻通络之力，以防伤正。

处方：太子参30g，五味子10g，生地15g，麦冬12g，茯

苓 15g，陈皮 10g，山楂 15g，枸杞 20g，茺蔚子 15g，墨旱莲 30g，丹参 20g，莪术 15g，伸筋草 25g，知母 15g，黄芩 15g，菊花 15g（后下）。

10 剂，2 日 1 剂。

三诊（2009－08－28）：仍觉久视后视疲劳，眼胀，双眼干涩有所好转，稍动或饮热汤则汗出，乏力，食眠可，舌红苔薄黄，脉细数。右眼视力 0.9（－9.00D），左眼视力 0.5（－9.00D），眼部检查同前。辨证治法同前，前方去茯苓、墨旱莲、知母，加白芍养血柔肝、缓急止痛、敛阴止汗，浮小麦、煅龙骨收摄止汗。减丹参、莪术、伸筋草，暂不活血通络以免更加戕伐正气而汗出愈甚。

处方：太子参 30g，五味子 10g，生地 15g，麦冬 15g，白芍 20g，枸杞 20g，楮实子 15g，浮小麦 30g，煅龙骨 25g（布包，先煎），桑白皮 15g，菊花 15g（后下），黄芩 15g，陈皮 5g，山楂 15g。

煅龙骨布包先煎 20 分，上药加水浸泡 20 分钟，文火共煎 20 分钟，菊花后下煎 5 分钟即可，共煎取 3 次，每次 100ml，共 300ml，每服 100ml，每日 3 次。

7 剂，每日 1 剂。

**按**：廖品正名老中医认为该患者的基本病机是气阴两虚、肝肾不足夹有瘀滞。气阴两虚、肝肾不足，目失所养，故双眼视物模糊、变形，瘀血阻络则眼胀不适，黄斑机化病灶。眼干涩、脉细数为虚热上扰于目之征。治以益气养阴、补益肝肾、祛瘀通络。方中太子参补气生津，枸杞、菟丝子、茺蔚子、墨旱莲补益肝肾，茯苓、陈皮、山楂健脾行气，使补而不滞，丹参、莪术、松节、伸筋草活血通络，桑白皮、黄芩、菊花、清热明目。二诊、三诊随症加减。本案基本病机特点是"本虚标实，虚实夹杂"，以肝肾不足，气阴两虚为本，以瘀滞为标，因此在辨证中要始终把握"虚"和"瘀"的关系，治疗上根据病证演变，调整"扶正"和"祛瘀"之轻重，标本兼治，以提高疗效。

### 案23：双眼近觑（高度近视性视网膜病变）气阴两虚、肝肾不足、脉络瘀滞案

丘某，女，54岁，香港患者。

初诊（2010-10-30）：患者高度近视多年，10⁺年出现视力逐渐下降，5年前因右眼黄斑裂孔行"玻璃体切割+激光光凝术"，2年前行"白内障囊外摘除+人工晶体植入术"，双眼半年前左眼黄斑再穿孔，再行"左眼玻璃体切割+激光光凝术"。就诊时症见：双眼视物模糊，视野缩窄，有缺损，左侧面瘫，双耳鸣，面黄不荣，眠差，食可，便易干，舌红有瘀斑，苔薄白，脉弦细。眼科检查：右眼视力0.06（-14.00D），左眼0.5$^{+2}$（-14.00D），右眼压18mmHg，左眼压24mmHg，双眼人工晶体在位，眼底视盘高度近视性改变，黄斑板层裂孔、无视网膜脱离。诊断为中医：双眼近觑（西医：高度近视性视网膜病变），证属肝肾不足、气阴两虚、脉络瘀滞，治以补益肝肾、益气养阴、化瘀消滞。

处方：菊花15g（后下），枸杞15g，女贞子20g，墨旱莲20g，太子参20g，麦冬10g，葛根30g，地龙15g，泽兰15g，白术15g，怀牛膝15g，首乌藤20g，山楂15g，昆布15g。

5剂，每日1剂。

二诊（2010-11-06）：左眼视力提高，眼症稳定，睡眠和耳鸣略有改善，便已不干，舌脉同前。视力：右眼0.06，左眼0.6$^{+4}$，眼压：右眼18mmHg，左眼22mmHg，余检查同前。上方去首乌藤。加菌灵芝15g、制首乌30g益气养血、补益肝肾，改太子参30g、麦冬15g增强益气养阴力量。

处方：菊花15g（后下），枸杞15g，女贞子20g，墨旱莲20g，太子参30g，麦冬15g，葛根30g，地龙15g，泽兰15g，白术15g，怀牛膝15g，山楂15g，昆布15g，菌灵芝15g，制首乌30g。

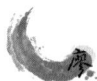

15 剂，每日 1 剂。

三诊（2010-11-23）：这两周自觉视力稍模糊，眠稍差，大便干、口干、舌质红苔薄黄、脉弦数。视力：右眼0.06，左眼0.6$^{-2}$，眼压：右眼 18mmHg，左眼 22mmHg，其余检查同前。辨证仍属肝肾不足、气阴两虚、脉络瘀滞，治以补益肝肾、益气养阴、化瘀消滞。方中枸杞、女贞子、墨旱莲、怀牛膝补益肝肾。太子参、五味子、菌灵芝益气养阴。地龙、泽兰、山楂、昆布化瘀消滞。桑白皮、黄芩、决明子清肝明目，葛根升发清阳，引药上达清窍。首乌藤安神助眠。另外，地龙、泽兰、桑白皮还有利水以降眼压作用。

处方：桑白皮 15g，黄芩 15g，枸杞 15g，女贞子 20g，墨旱莲 20g，太子参 20g，五味子 10g，葛根 30g，决明子 15g，地龙 15g，泽兰 15g，怀牛膝 15g，首乌藤 30g，山楂 15g，昆布 15g，菌灵芝 15g。

20 剂，1.5 日 1 剂。

四诊（2010-12-21）：左眼视力有所提高，睡眠改善，仍疲乏，便干，晚上口咽干燥，舌淡紫苔白，脉弦细。视力：右眼 0.06，左眼 0.7$^{-2}$。余检查同前。辨证仍属肝肾不足、气阴两虚、脉络瘀滞，治以补益肝肾、益气养阴、化瘀消滞。方中枸杞、女贞子、墨旱莲、石斛、制首乌补益肝肾。党参、茯神、薏苡仁、当归、白芍、生地健脾益气养血以养气阴。丹参、地龙、山楂、昆布活血消滞。菊花益阴明目。葛根升发清阳，引药上达清窍。

方药如下：菊花 15g（后下），枸杞 20g，女贞子 20g，墨旱莲 20g，党参 15g，茯神 15g，当归 10g，白芍 20g，生地 15g，薏苡仁 20g，丹参 30g，葛根 30g，地龙 15g，制首乌 15g，山楂 15g，昆布 15g，石斛 15g。

7 剂，每日 1 剂。

**按**：初诊时廖品正名老中医认为该病的基本病机是肝肾不足、气阴两虚、瘀血阻络。患者素体肝肾不足、气阴两虚，目失濡养以致神光暗淡，视物昏矇而发为"近觑"。肝肾亏虚，耳窍失养故耳鸣。气血不足，气虚血瘀，面目失养、经脉不利，故见面黄不容、面瘫。心肾不交则失眠。气阴两虚，失于推动润养，故大便易干。舌红有瘀斑，苔薄白，脉弦细也为肝肾不足、气阴两虚、脉络瘀滞之象。治以补益肝肾、益气养阴、化瘀消滞。方中菊花清热益阴明目。太子参、麦冬益气养阴。枸杞子、女贞子、墨旱莲补益肝肾，怀牛膝补益肝肾、引血下行。白术健脾益气使生化有源，且能使太子参、枸杞、女贞子、墨旱莲补而不滞。山楂、地龙、泽兰活血化瘀通络利水降眼压，昆布软坚散结，五味子益气生津、敛肺滋肾，首乌藤安神助眠，葛根升发清阳，引药上达清窍。诸药共用补益肝肾、益气养阴、化瘀消滞。二至四诊仍宗补益肝肾、益气养阴、化瘀消滞之法，斟酌加减。

### 案24：近觑（高度近视）气阴两虚、肝肾不足、目络瘀滞案

付某，女，46岁，成都患者。

初诊（2010-07-25）：双眼高度近视史30年。近两年来患者发现双眼视物变形、眼前黑影飘动，在外院诊断为"双眼高度近视"、"双眼玻璃体混浊"，治疗后效果不明显，为求进一步治疗，于今日来我院。就诊时症见：双眼前有多个小黑影，视物模糊、变形，舌暗紫、苔薄白，脉细。眼科检查：右眼视力0.5（-12.00D），左眼视力0.4（-12.00D），双眼玻璃体混浊，双眼底呈豹纹状改变，视盘颞侧可见巨大弧形萎缩斑，双眼黄斑区色素紊乱，结构不清，光反射消失。诊断为中医：双眼近觑（西医：双眼高度近视、玻璃体混浊、黄斑退变），辨证为气阴两虚、肝肾不足、目络瘀滞。治当益气养阴、补益肝肾、通络明目。拟用驻景丸加减方。方中太子参、麦冬、五味子、茯苓、白术、生麦芽、大枣益气养阴，枸杞、菊花、楮实子、菟丝子、墨旱莲补益肝肾，丹参、昆布、伸筋

草通络明目。

处方：太子参20g，麦冬15g，五味子12g，茯苓15g，白术15g，生麦芽30g，大枣10g，枸杞15g，菊花15g（后下），楮实子15g，菟丝子15g，墨旱莲20g，丹参20g，昆布15g，伸筋草20g。

15剂，每日1剂。

二诊（2010－08－10）：服药后未感不适，双眼雾视，眼前黑影飘动有所减轻，舌暗紫苔白，脉细。双眼视力0.6（－12.00D），双眼玻璃体混浊减轻，其余检查同前。诊断辨证治法同初诊。此诊去五味子，加莪术以增强通络明目之力。

处方：太子参20g，麦冬15g，茯苓15g，白术15g，生麦芽30g，大枣10g，枸杞15g，菊花15g（后下），楮实子15g，菟丝子15g，墨旱莲20g，丹参20g，昆布15g，伸筋草20g，莪术10g。

15剂，1.5日1剂。

三诊（2010－08－30）：服药后双眼雾视、眼前黑影飘动明显减轻，视力提高，舌紫暗苔白，脉细。双眼视力0.8（－12.00D），双眼玻璃体混浊进一步减轻，其余检查同前。诊断辨证治法同初诊。继用前方5剂。

处方：太子参20g，麦冬15g，茯苓15g，白术15g，生麦芽30g，大枣10g，枸杞15g，菊花（后下）15g，楮实子15g，菟丝子15g，墨旱莲20g，丹参20g，昆布15g，伸筋草20g，莪术10g。

10剂，每日1剂。

**按**：廖品正名老中医认为本案患者为中年女性，患能近怯远多年，日久气阴两虚、肝肾不足，目失所养，故视物模糊而视力下降、变形。舌暗紫，苔白，脉细为气阴两虚、目络瘀阻的表现。因此本病辨证为气阴两虚、肝肾不足、目络瘀滞，病位在瞳神，病性虚实夹杂，治当益气养阴、补益肝肾、通络明目。本案气阴两虚、肝肾不足为其本，然病时时值处暑，复感风热，故眼干涩更甚而加疏风清热之品以治其标。补虚为主，祛邪为辅。

### 案25：近觑（高度近视）气阴两虚、肝肾不足夹瘀滞案

李某，女，41岁，成都患者。

初诊（2010-06-03）：双眼高度近视多年。8月前患者发现右眼前黑影飘动，今日来我院就诊。就诊时症见：右眼前黑影飘动，眠差，饮食尚可，平素便秘，眼圈黑，经量少，舌尖红苔黄，脉滑。眼科检查：右眼视力0.5（-10.00DS），左眼视力1.2（-9.00DS），右眼玻璃体液化，絮状混浊（+），眼底小瞳下可见豹纹状眼底改变，余未见异常。中医诊断为双眼近觑（西医：1. 双眼高度近视，2. 右眼玻璃体混浊），辨证为气阴两虚、肝肾不足夹瘀滞证，治以益气养阴、补益肝肾、活血化瘀。方中枸杞、女贞子、墨旱莲、桑椹补益肝肾、养阴明目，太子参、茯苓益气，菊花益阴明目，茺蔚子凉肝明目，山楂、当归活血消滞，使补而不滞，首乌藤、合欢皮、生龙骨、生牡蛎安神助眠。

处方：枸杞15g，女贞子15g，墨旱莲30g，桑椹30g，太子参20g，茯苓15g，菊花15g，茺蔚子15g，山楂15g，当归10g，首乌藤30g，合欢皮20g，生龙骨25g，生牡蛎25g。

5剂，1.5日1剂。

二诊（2010-06-10）：右眼视力有所提高，眼前黑影飘动稍减轻，眠差好转，便秘，3~4天1次，小便正常，舌红少苔，脉细。右眼视力0.6（-10.00DS），左眼视力1.2（-9.00DS），其余眼部检查、诊断同初诊，仍辨证为气阴两虚、肝肾不足夹瘀滞，治以益气养阴、补益肝肾、活血化瘀。但患者此诊阴虚较甚，故前方去首乌藤、合欢皮、茯苓，加制首乌30g、生地15g、川芎10g以滋阴行气通便。

处方：枸杞15g，女贞子15g，墨旱莲30g，桑椹30g，太子参20g，菊花15g，茺蔚子15g，山楂15g，当归10g，生龙

287

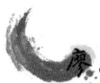

骨25g，生牡蛎25g，制首乌30g，生地15g，川芎10g。

5剂，1.5日1剂。

三诊（2010-06-17）：右眼前黑影飘动无明显改善，睡眠好转，大便2~3天1次，小便次数多，舌红苔黄，脉细。右眼视力0.6$^{+3}$（-10.00DS），左眼视力1.2（-9.00DS），其余眼部检查、诊断同初诊，仍辨证为气阴两虚、肝肾不足夹瘀滞，治以益气养阴、补益肝肾、活血化瘀。方中桑椹、女贞子、墨旱莲、枸杞补益肝肾、养阴明目。生地、川芎、当归、赤芍、山楂、昆布活血化瘀、软坚散结。茺蔚子凉肝明目，黄芪、茯苓益气健脾，制首乌、合欢皮安神助眠。

处方：桑椹30g，女贞子20g，墨旱莲30g，枸杞20g，生地15g，川芎10g，当归10g，赤芍20g，山楂15g，昆布20g，茺蔚子15g，黄芪20g，茯苓15g，制首乌30g，合欢皮20g。

4剂，2日1剂。

四诊（2010-06-24）：右眼前黑影飘动改善，睡眠进一步好转，大便稍干，1~2天1次，舌红苔黄脉细。右眼视力0.7（-10.00DS），左眼视力1.2（-9.00DS），右眼玻璃体混浊减轻，其余眼部检查、诊断同初诊，仍辨证为气阴两虚、肝肾不足夹瘀滞，治以益气养阴、补益肝肾、活血化瘀。因疗效明显，故三诊方改黄芪30g，增强益气之功。加莪术15g以增软坚散结力量。

处方：桑椹30g，女贞子20g，墨旱莲30g，枸杞20g，生地15g，川芎10g，当归10g，赤芍20g，山楂15g，昆布20g，茺蔚子15g，黄芪30g，茯苓15g，制首乌30g，合欢皮20g，莪术15g。

4剂，2日1剂。

五诊（2010-07-01）：右眼前黑影已不明显，视力提高，睡眠明显好转，大便基本正常，舌红苔薄黄，脉细。右眼视力0.8（-10.00DS），左眼视力1.2（-9.00DS），右眼玻璃体液化，混浊已不明显，其余检查同前。诊断同初诊，仍辨证为气阴两虚、肝肾不足夹瘀滞，治以益气养阴、补益肝肾、活血化瘀。因睡眠明显好转，故四诊方去合欢皮。

处方：桑椹30g，女贞子20g，墨旱莲30g，枸杞20g，生地15g，川芎10g，当归10g，赤芍20g，山楂15g，昆布20g，茺蔚子15g，黄芪30g，茯苓15g，制首乌30g，莪术15g。

4剂，2日1剂。

**按：**廖老认为本案患者的基本病机是气阴两虚、肝肾不足夹瘀滞。气阴两虚、肝肾不足，目失所养，故右眼前黑影飘动。肝肾不足，水火不济、心肾不交则眠差。气阴两虚，无力推动故平素便秘，眼圈黑、经量少为有瘀滞之征。故本病辨证为气阴两虚、肝肾不足夹瘀滞，治以益气养阴、补益肝肾、活血化瘀。本案以瘀为标，以气阴两虚、肝肾不足为本，因此在辨证中要始终把握"虚"和"瘀"的关系，治疗上根据病证演变，调整"扶正"和"祛瘀"之轻重，标本兼治，以提高疗效。

### 案26：近觑（双眼高度近视性视网膜病变）气阴两虚、脾肾不足、瘀血阻络案

殷某，女，50岁，营业员，成都患者。

初诊（2008-02-15）：双眼高度近视多年，双眼视物变形，视物模糊4月。4月前患者无明显诱因出现双眼视物变形，视物模糊，未予诊治。就诊时症见：双眼视物变形，视物模糊，眠可，食可，便常，舌暗红苔薄白，脉细。眼科检查：右眼视力0.2（-10.00D），左眼视力0.06（-10.00D），双眼玻璃体液化混浊，眼底视网膜呈豹纹状改变，黄斑区机化病灶。诊断为中医：双眼近觑（西医：双眼高度近视性视网膜病变），辨证为气阴两虚、脾肾不足、瘀血阻络，治以益气养阴、补益脾肾、祛瘀通络。

处方：党参15g，麦冬12g，五味子10g，枸杞20g，茺蔚子15g，茯苓15g，白术15g，泽泻15g，生三七粉4g（冲服），

莪术 15g，当归 10g，鸡内金 15g，怀牛膝 15g，墨旱莲 30g，山楂 15g。

5 剂，每日 1 剂。

二诊（2008 - 03 - 07）：视物模糊、变形减轻，余无特殊不适，舌质暗红苔薄白，脉细。右眼视力 0.3$^+$（- 10.00D），左眼视力 0.06（- 10.00D），其余检查同前。诊断、治法、辨证同前。加瓦楞子增强化瘀散结力量，以期软化黄斑瘢痕。

处方：党参 15g，麦冬 12g，五味子 10g，枸杞 20g，茺蔚子 15g，茯苓 15g，白术 15g，泽泻 15g，生三七粉（冲服）4g，莪术 15g，当归 10g，鸡内金 15g，怀牛膝 15g，墨旱莲 30g，山楂 15g，瓦楞子 15g。

10 剂，1.5 日 1 剂。

三诊（2008 - 07 - 18）：双眼视物模糊、变形进一步好转，有眼眵，全身无不适，舌质暗红苔黄白，脉细。右眼视力 0.3$^+$（- 10.00D），左眼视力 0.2（- 10.00D），诊断、治法、辨证同前。此诊守法守方，药味不同而已。加鱼腥草眼液清热明目，直达病所。

处方：菊花 15g（后下），桑白皮 15g，太子参 20g，五味子 10g，麦冬 12g，枸杞 20g，茯苓 15g，白术 15g，泽泻 15g，当归 10g，莪术 15g，山楂 15g，墨旱莲 30g，生三七粉 4g（冲服）。

5 剂，1.5 日 1 剂。

其他治疗：鱼腥草眼液，双眼每日 3 次，每次 1 滴。

**按**：廖品正名老中医认为该患者的基本病机是气阴两虚、脾肾不足、瘀血阻络。气阴两虚、脾肾不足，目失所养，故双眼视物模糊；黄斑机化病灶，故视物变形。舌质暗红、脉细数为瘀血阻络之征。治以益气养阴，补益脾肾，祛瘀通络。方中党参、麦冬、五味子益气养阴，茯苓、白术、鸡内金、山楂、枸杞、墨旱莲补益脾肾，生当归、三七粉、莪术、怀牛膝活血通络，茺蔚子凉肝明目，泽泻泄肾经虚火。初诊取得良效，说明辨治准确，故二诊守法守方，仍以益气养阴、补益脾肾、活血通络为法，加瓦楞子增强化瘀散结力量，以期软化黄斑瘢痕。三诊仍辨证为气阴两虚、脾肾不足、瘀血阻络。此诊守法守方，药味不同而已。方中太子参、五味子、麦冬益气养阴，茯苓、白术、山楂、枸杞、墨旱莲补益脾肾，当归、生三七粉、莪术祛瘀通络，患者有眼眵，故予菊花、桑白皮清肝明目，泽泻泄肾经虚火、引热下行。鱼腥草眼液清热明目、直达病所。

### 案27：双眼近觑（双眼高度近视）气阴两虚、肝肾不足夹有瘀滞案

周某，女，76岁，退休，成都患者。

初诊（2009 – 06 – 05）：双眼视力下降，流泪2年。2年前患者无明显诱因出现双眼视物模糊，今日来我院就诊，就诊时症见：双眼视物模糊，纳眠可，二便调，舌红苔薄白，脉弦细。既往高度近视、高血压病史。眼科检查：右眼视力0.02（－10.00D），左眼视力0.1（－10.00D），双眼晶状体皮质及核混浊（＋＋），玻璃体轻度混浊，眼底视盘下方及颞侧弧形斑，黄斑区可见白色萎缩病灶，右眼重于左眼，网膜豹纹状改变。诊断为中医：双眼近觑（西医：1. 双眼高度近视，2. 双眼年龄相关性白内障），辨证为气阴两虚、肝肾不足夹有瘀滞，治以益气养阴、补益肝肾兼清热活血。

处方：菊花15g，桑叶15g，黄芩15g，枸杞20g，楮实子15g，墨旱莲30g，茯苓15g，山药20g，丹参20g，山楂15g，木瓜15g，丝瓜络15g，伸筋草20g。

5剂，1.5日1剂。

二诊（2009 – 06 – 18）：双眼仍流泪，眠差，舌质红苔薄白，脉弦细。右眼视力0.06（－10.00D），左眼视力0.15（－10.00D），其余眼部检查同前。诊断、治法、辨证同前。前方去木瓜，加生三七粉4g、菟丝子15g、首乌藤20g增强

补肾活血、安神助眠作用。

处方：菊花15g，桑叶15g，黄芩15g，枸杞20g，楮实子15g，墨旱莲30g，茯苓15g，山药20g，丹参20g，山楂15g，丝瓜络15g，伸筋草20g，生三七粉4g，菟丝子15g，首乌藤20g。

4剂，2日1剂。

三诊（2009-07-03）：自觉视物较前清晰，流泪不显，头微昏，舌质红苔薄白，脉弦细。右眼视力0.4（-10.00D），左眼视力0.25（-10.00D），诊断、辨证、治法同前。前方去菟丝子、首乌藤、茯苓、生三七，加夏枯草清热平肝，怀牛膝引热下行。

处方：菊花15g，夏枯草15g，桑叶15g，黄芩15g，枸杞20g，楮实子15g，墨旱莲30g，丹参20g，怀牛膝15g，丝瓜络15g，山药20g，山楂15g。

10剂，1.5日1剂。

**按**：廖品正名老中医认为该患者的基本病机是气阴两虚、肝肾不足夹有瘀滞。气阴两虚、肝肾不足，目失所养，故双眼视物模糊，舌红、脉弦细为虚热上扰于目之征。故治以益气养阴、补益肝肾兼清热活血。二、三诊随症加减。

### 案28：近觑、青风内障（高度近视、开角型青光眼）气阴两虚、肝肾不足、瘀血阻络案

何某，男，60岁，成都患者。

初诊（2010-04-08）：双眼视力下降8⁺年，视力下降，右眼明显。双眼高度近视多年，1993年行双眼角膜放射状切开术矫治近视。华西FFA示，双眼后部巩膜葡萄肿，高度近视性视网膜病变，曾诊断为"开角型青光眼"，视野检查示双眼视敏度下降，右眼 MS12.7、MD14.6，左眼 MS15.6、MD11.6。就诊时症见：双眼视物模糊，纳眠可，大便稍干结，舌质红苔薄，脉弦。眼科检查：右眼视力0.6（-10.00D），

左眼视力 1.0（－10.00D），右眼压 21.7mmHg，左眼压 19.3 mmHg，双眼晶体混浊，右眼为甚，左眼玻璃体混浊，双眼底网膜豹纹状改变，视盘周围巨大环形萎缩斑，后极部大面积萎缩病灶，黄斑结构紊乱。诊断为中医：1. 双眼近觑，2. 双眼青风内障（西医：1. 双眼高度近视，2. 双眼开角型青光眼），四诊合参，辨证为气阴两虚、肝肾不足、瘀血阻络。治以益气养阴、补益肝肾、祛瘀通络。方中茯苓、薏苡仁、泽泻健脾益气、利水渗湿。女贞子、墨旱莲、生地、枸杞滋养肝肾，菊花、知母清热明目，莱菔子行气导滞而助大便通畅，莪术、三棱、昆布、生牡蛎祛瘀通络、软坚散结。

处方：茯苓15g，薏苡仁30g，泽泻15g，女贞子15g，墨旱莲30g，生地15g，枸杞15g，菊花15g（后下），知母15g，莱菔子15g，莪术15g，三棱10g，昆布15g，生牡蛎（先煎）25g。

5剂，1.5日1剂。

二诊（2010－04－15）：食眠可，二便常，舌红润苔白，脉细。视力同前，右眼压24mmHg，左眼压21.7mmHg，其余检查同前。诊断同前，四诊合参，辨证为肝肾不足、脉络瘀滞、血瘀水停。治以补益肝肾、活血利水。方中枸杞、楮实子、女贞子、墨旱莲、石斛补益肝肾。泽兰、茯苓、泽泻活血利水。桑白皮、黄芩清热。桑白皮还可利水。丹参、莪术、昆布以活血软坚散结。外用噻吗洛尔降眼压，直达病所。

处方：枸杞15g，楮实子15g，女贞子15g，墨旱莲20g，石斛20g，泽兰15g，茯苓15g，泽泻15g，桑白皮15g，黄芩15g，丹参20g，莪术20g，昆布15g。

9剂，2日1剂。

其他治疗：噻吗洛尔眼液1支，双眼每日2次，每次1滴。

三诊（2010－05－06）：视力提高，食眠可，二便常，舌暗红苔白，脉弦。右眼视力0.8（－10.00D），左眼视力1.0

（－10.00D），双眼压21.7mmHg，其余检查同前。前诊取得佳效，说明辨治准确，故此诊在前方基础上改枸杞为20g，加菌灵芝15g增强补益肝肾、补气养血之功。

处方：枸杞20g，楮实子15g，女贞子15g，墨旱莲20g，石斛20g，泽兰15g，茯苓15g，泽泻15g，桑白皮15g，黄芩15g，丹参20g，莪术20g，昆布15g，菌灵芝15g。

5剂，1.5日1剂。

其他治疗：噻吗洛尔眼液，双眼每日2次，每次1滴。

四诊（2010－05－13）：血黏度高，尿酸高，舌暗红苔白，脉弦。视力同前，双眼压20mmHg，其余检查同前。仍辨证为肝肾不足、脉络瘀阻、血瘀水停，治以补益肝肾、活血利水。方中女贞子、墨旱莲、枸杞补益肝肾，菌灵芝益气养血，丹参、莪术、泽兰、地龙、茯苓、泽泻、猪苓活血通络、利水降眼压，决明子、菊花、桑白皮、黄芩清热明目，桑白皮还可利水。

处方：女贞子15g，墨旱莲20g，枸杞20g，菌灵芝15g，丹参30g，莪术15g，泽兰15g，地龙15g，茯苓15g，泽泻15g，猪苓15g，决明子15g，菊花（后下）15g，桑白皮15g，黄芩15g。

10剂，1.5日1剂。

其他治疗：噻吗洛尔眼液，双眼每日2次，每次1滴。

五诊（2011－05－27）：左眼前近期出现小阴影，稍变形，右眼视力稍下降，全身无不适，口苦，纳眠可，二便调，舌暗红苔薄白，脉弦。右眼视力0.8（－10.00D），左眼视力1.0（－10.00D），右眼压19.3mmHg，左眼压17.7mmHg，眼部检查同前。辨证同前，因口苦，故前方去茯苓，加炒栀子15g以增强清热力量。

处方：女贞子15g，墨旱莲20g，枸杞20g，菌灵芝15g，丹参30g，莪术15g，泽兰15g，地龙15g，茯苓15g，泽泻15g，猪苓15g，决明子15g，菊花15g（后下），桑白皮15g，黄芩 15g，炒栀子 15g。

10 剂，1.5 日 1 剂。

其他治疗：噻吗洛尔眼液，双眼每日 2 次，每次 1 滴。

六诊（2010－06－10）：服药后视物较清晰，视物变形减轻，食纳可，二便常，舌暗红苔薄黄，脉细。右眼视力 0.8$^{+2}$（－10.00D），左眼视力 1.0（－10.00D），右眼压 16.3mmHg，左眼压 19.0mmHg，其余检查同前。仍辨证为肝肾不足、瘀血阻络、血瘀水停。治以补益肝肾、活血利水。患者服药后视物较清晰，视物变形减轻，食纳可，二便常，舌暗红苔薄黄，脉细。故前方去丹参、莪术、菊花、黄芩，加生三七粉 4g 以活血止血，茯苓 15g 利水渗湿。

处方：女贞子 15g，墨旱莲 20g，枸杞 20g，菌灵芝 15g，泽兰 15g，地龙 15g，茯苓 15g，泽泻 15g，猪苓 15g，决明子 15g，桑白皮 15g，炒栀子 15g，生三七粉 4g，茯苓 15g。

10 剂，1.5 日 1 剂。

其他治疗：噻吗洛尔眼液，双眼每日 2 次，每次 1 滴。

七诊（2010－07－01）：纳食睡眠二便正常，舌暗红苔薄白，脉弦。右眼视力 0.9（－10.00D），左眼视力 1.0（－10.00D），双眼压 17mmHg，黄斑 OCT 示右眼黄斑前膜。其余眼部检查同前。辨证同前，前方加瓦楞子 15g 以消积散结。

处方：女贞子 15g，墨旱莲 20g，枸杞 20g，菌灵芝 15g，泽兰 15g，地龙 15g，茯苓 15g，泽泻 15g，猪苓 15g，决明子 15g，桑白皮 15g，炒栀子 15g，生三七粉 4g，茯苓 15g，瓦楞子 15g。

10 剂，1.5 日 1 剂。

其他治疗：噻吗洛尔眼液，双眼每日 2 次，每次 1 滴。今日加血塞通片，1 片，口服，每日 3 次，增强活血通络力量。

**按**：开角型青光眼类似于中医"青风内障"，与近觑同属瞳神疾病范畴。在五轮学说中，瞳神属水轮，内应于肾，视神经、视网膜属足厥阴肝经，肝肾同源，故本病与肝肾关系密切，多由郁、风、火、痰、虚等导致气血失和，气滞血瘀，目中玄府闭塞，神水积滞为病，病久则肝肾两亏，神光衰微甚至泯灭、不睹三光而失明，所以肝肾虚损、脉络阻滞、血瘀水停是青风内障的主要病机。本患者的基本病机是气阴两虚，肝肾不足，瘀血阻络。气阴两虚、肝肾不足，目失所养，故双眼视物模糊。瘀血阻络则黄斑机化病灶。气阴两虚，无力推动故大便稍干结。舌红，苔薄脉弦均为肝肾不足、气阴两虚之征。治以益气养阴、补益肝肾、祛瘀通络。而本案患者同时患有青风内障，故本案治疗时多加活血利水之品以降眼压。

# 肝劳 （视疲劳）

## 一、辨治经验

因持续注视近距离目标，使眼过劳而出现眼胀、头痛等症状，因目为肝窍，故名肝劳。相当于西医之视疲劳。首见于唐·孙思邈《千金要方·七窍门》，云："其读书、博弈等过度用目者，名曰肝劳。"《医学入门》亦谓："读书针刺过度而（目）痛者，名曰肝劳，但须闭目调护。"大体目窍于肝，生于肾，用于心，究其病机，亦主要与肝、心、肾有关。如马蒔云"久视者必劳心，故伤血"（《黄帝内经素问注证发微》）。《审视瑶函》则进一步阐述说："心藏乎神，运光于目，凡读书作字，与夫妇女描刺，匠作雕銮，凡此皆以目不转睛而视，又必留心内营。心主火，内营不息，则心火动。心火一动，则眼珠隐隐作痛。"而且指出："若肾无亏，则水能上升，可以制火。水上升，火下降，是为水火既济，故虽神劳，元气充足，亦无大害。惟肾水亏弱之人，难以调治。"若因学习或近距离工作，持续过久而引起本症者，应及时休息。一般可不用服药，待眼的疲劳消除时，诸症自行缓解。患远视、老花眼或近视而并发本症者，除注意休息，消除眼的疲劳外，应着重治疗原发疾病。

廖老认为，本病常因用目不当或过度，病机主要有四：久视劳心伤神，耗气损血，以至目中经络涩滞，则气血不充，目窍失养；经脉瘀阻，三阳经脉郁结闭阻，气血不充，诸脉不利，目窍失养；劳瞻竭视，肝肾精血亏损不足，不能濡养目窍；脾气亏虚，清阳不升，以至气血精微不能上充目窍。但无论劳伤心脾或肝肾不足，亦或脉络瘀阻，均致气、血、津、精不能上荣于目，目中筋脉、肌肉调节失司，发为本病而见久视疲劳、头目胀痛诸症。综上所述，目中筋脉、肌肉调节失司为本病主要病机，临证时应以调畅筋脉为核心，方能达到解肌止痛之目的。论治病案举例中，肝肾阴虚、血行瘀滞者，治宜滋养肝肾、活血消滞（案1）；脾肾两虚者，治宜健脾补肾（案2）；脾虚气弱者，治以调补脾胃、升阳益气（案3）；血虚不荣者，治以养血活血（案4）；肝郁化热者，治宜疏肝清热（案5）。以上病案，均在对证治疗基础上，加上了舒筋活络、调畅筋脉之葛根、木瓜、松节、伸筋草、芍药甘草汤等。

## 二、病案举例

### 案1：肝劳（视疲劳）肝肾阴虚、血行瘀滞案

徐某，女，52岁，香港患者。

初诊（2009-11-11）：患者1月前无明显诱因出现眼干眼胀。就诊时症见：双眼干胀，头晕，耳鸣，眠差神倦，口干，便秘（每周1到2次），腹胀，舌红紫少津，脉细略弦。眼科检查：右眼视力$1.0^{-2}$，左眼视力$1.0^{-1}$，其余检查无异常。诊断为中医：双眼肝劳（西医：双眼视疲劳），证属肝肾阴虚、血行瘀滞，治以滋养肝肾、活血消滞。

处方：菊花15g（后下），知母15g，麦冬15g，枸杞20g，女贞子20g，墨旱莲20g，制首乌20g，白芍20g，生地15g，丹参20g，葛根20g，石决明25g（先煎），郁金20g，山楂

20g，火麻仁 30g，槟榔片 15g。

14 剂，每日 1 剂。

二诊（2009 - 11 - 25）：服药后双眼干胀明显减轻，口已不干，便秘改善，矢气，眠差，头晕耳鸣，舌红紫少津，脉细略弦。右眼视力 1.2$^{-1}$，左眼视力 1.2$^{-3}$，其余检查无异常。证属肝肾阴虚、血行瘀滞，治以滋养肝肾、活血消滞。方中女贞子、墨旱莲、制首乌、枸杞滋养肝肾。北沙参、生地、白芍益气养阴。知母滋阴清热。石决明、决明子清肝明目。丹参、山楂、槟榔片、莱菔子活血消滞。合欢皮安神助眠。葛根升发清阳，引药上达清窍。

处方：知母 15g，北沙参 20g，生地 15g，女贞子 20g，墨旱莲 20g，制首乌 20g，白芍 20g，石决明 25g（先煎），决明子 20g，丹参 30g，枸杞 20g，葛根 30g，山楂 20g，合欢皮 20g，槟榔片 15g，莱菔子 15g。

7 剂，每日 1 剂。可多服。

**按**：本案就诊时眼干眼胀，头晕，耳鸣，眠差神倦，口干，便秘，腹胀，舌红紫少津，脉细略弦。四诊合参，辨证为肝肾阴虚、血行瘀滞。肝肾阴虚，目络失养，筋脉不舒则双眼眼干胀、易疲劳。肝肾阴虚，肝阳上亢故见头晕耳鸣。肝肾阴虚，精血乏源，心失所养，故眠差神倦。阴津不足，津不上承则口干，水不行舟故便秘。而腹胀、舌红紫少津，脉细略弦为血行瘀滞之征。病性属虚实夹杂，治以滋养肝肾、活血消滞。方中菊花、枸杞、制首乌补益肝肾、养血明目。女贞子、墨旱莲两药合用补益肝肾、滋阴明目兼清虚热。生地、知母滋养肾阴兼清虚热。麦冬、白芍益气养阴。山楂消食导滞，除已停之积，兼以活血化瘀。丹参一味，功兼四物以养血活血明目。石决明除热明目。火麻仁、槟榔片清热行气通便。郁金行气化瘀。葛根升发清阳，引药上达清窍。诸药共用滋养肝肾、活血消滞。二诊仍补益肝肾、活血通络，斟酌加减。

### 案2：肝劳（视疲劳）脾肾两虚、筋络不舒案

英某，女，17岁，门诊病人。

初诊（2009-09-03）：3年前感双眼视力下降，近视度数增加，曾到西医院就诊，效果不明显，为求进一步治疗，今到我院门诊治疗。就诊时症见：双眼视物模糊，疲劳发胀，平素不易入睡，自觉双手常发凉，右侧下颌骨易脱位，舌红苔腻，脉细。眼科检查：右眼视力1.0（矫正），左眼视力1.2（矫正），双眼结膜轻度充血，角膜透明，前房深度正常，虹膜纹理清，瞳孔圆，光反射灵敏，晶体、玻璃体未见混浊，眼底豹纹状改变，黄斑区未见出血、渗出等改变。诊断为中医：双眼肝劳（西医：双眼视疲劳、双眼近视），此乃脾肾两虚、筋络不舒所致，法当健脾补肾、舒筋活络。

处方：菊花12g（后下），枸杞12g，楮实子12g，茯苓15g，薏苡仁20g，白术15g，山楂15g，当归10g，木瓜15g，松节12g，伸筋草20g，首乌藤30g，合欢皮15g。

14剂，每日1剂。

医嘱：注意休息，避免过分用眼。

二诊（2009-09-10）：服药后双眼疲劳发胀及睡眠较前明显改善，双手发凉减轻，舌红苔白，脉细。右眼视力1.2（矫正），左眼视力1.5（矫正），其余检查无异常。此为切合病机、药证合拍之效，故守法守方，此诊在上方基础上增合欢皮为20g增强安神助眠的作用。

处方：菊花12g（后下），枸杞12g，楮实子12g，茯苓15g，薏苡仁20g，白术15g，山楂15g，当归10g，木瓜15g，松节12g，伸筋草20g，首乌藤30g，合欢皮20g。

7剂，每日1剂。可多服。

三诊（2009-09-17）：诸症消失，舌脉同前。双眼视力1.5（矫正），其余检查无异常而痊愈。继用上方7剂以巩固疗效。

**按**：本案就诊时双眼视物模糊，疲劳发胀，平素不易入

睡，自觉双手常发凉，右侧下颌骨易脱位，舌红苔腻，脉细。四诊合参，辨证为脾肾两虚、筋络不舒。脾肾两虚，目失所养，神气虚弱，发用衰微，以致光华不能及远故而能近怯远，视物模糊。四肢失养而双手常发凉，肾主骨，肾虚骨失所养故骨易脱位。脾肾两虚，精血乏源，心失所养，故而不易入睡。脾肾两虚，目络失养，筋脉不舒则双眼易疲劳发胀。病性属虚，治以健脾补肾、舒筋活络。方中菊花、枸杞、楮实子补肾。茯苓、薏仁、白术、山楂健脾。当归、木瓜、松节、伸筋草舒筋活络。首乌藤、合欢皮安神助眠。二诊时眼疲劳发胀好转，睡眠较前明显改善，双手发凉改善，视力改善，舌红苔白，脉细。增合欢皮为20g增强安神助眠的作用。三诊时诸症消失，视力正常。继用前方7剂以巩固疗效。另外，视疲劳属中医"肝劳"，早在《医学入门》即谓"读书针刺过度而痛者，名曰肝劳，但须闭目调护"，故在内服药物的同时，嘱患者注意调护，避免过分用眼相辅相助。本案要把握脾肾两虚为主要病机，病性属虚，治宜健脾补肾以治其本，同时根据其具体病症配以舒筋活络、安神助眠，以提高疗效。

### 案3：肝劳（双眼视疲劳）脾虚气弱案

张某，女，42岁，教师，达州患者。

初诊（2009-06-05）：双眼前黑影飘动7[+]年，右眼酸胀，疼痛半年，多方医治，效果欠佳。有鼻窦炎病史，贫血，低血压，月经后期，白细胞减少。就诊时症见：双眼前黑影飘动，右眼酸胀，干涩疼痛，迎风流泪，易感冒，食后胃脘饱胀，口气重，畏冷，头晕神倦，心悸气短，舌暗红苔白，脉弱。眼科检查：右眼视力1.0，左眼视力0.8，双眼底网膜静脉迂曲，动脉变细，视网膜色素稍暗，其余检查未见明显异常。诊断为中医：双眼肝劳（西医：双眼视疲劳），辨证为脾虚气弱，治以调补脾胃、升阳益气。方拟补中益气汤加减。

处方：党参15g，黄芪20g，当归10g，陈皮10g，升麻

10g，柴胡10g，白术15g，炙甘草6g，茯苓15g，广木香15g，生麦芽30g，白芍20g，炒枣仁20g（碎），菊花15g（后下），炒栀子10g。

4剂，1.5剂1剂。

二诊（2009-06-10）：服药后诸症减轻，近日便溏，每日1~2次，小腹胀痛，四肢乏力，舌质紫暗有瘀斑，苔薄白，脉细弱。右眼视力1.0，左眼视力1.0，眼部检查同前。诊断、辨证、治法同前。前方改菊花、栀子为金银花15g、黄芩10g，改生麦芽为炒麦芽，患者素有鼻炎史，故加辛荑10g祛风通窍，川芎10g活血行气、祛风止痛，加枸杞15g补肾明目。

处方：党参15g，黄芪20g，当归10g，陈皮10g，升麻10g，柴胡10g，白术15g，炙甘草6g，茯苓15g，广木香15g，炒麦芽30g，白芍20g，炒枣仁20g（碎），金银花15g（后下），黄芩10g，辛荑10g，川芎10g，枸杞15g。

4剂，2日1剂。

**按**：患者就诊时症见：双眼前黑影飘动，右眼酸胀，干涩疼痛，迎风流泪，易感冒，食后胃脘饱胀，口气重，畏冷，头晕神倦，心悸气短，舌暗红，苔白，脉弱。四诊合参，廖品正名老中医认为该患者辨证为脾虚气弱。脾虚气弱，清阳不升，头目失养，故双眼视物模糊，酸胀干涩，迎风流泪，头晕神倦。脾虚气滞故食后胃脘饱胀。脾虚气弱，生化无力，气血两亏，心失所养，故心悸气短。舌暗红、苔白、脉弱为脾虚气弱，气血两虚之象。故治疗当以调补脾胃、升阳益气为主。方中党参（代太子参）、黄芪、当归、陈皮、升麻、柴胡、白术、炙甘草为补中益气汤全方，调补脾胃、升阳益气。茯苓、广木香、生麦芽健脾消食导滞而助脾运。白芍与甘草共用而为芍药甘草汤，柔肝解痉而解酸胀。炒枣仁安神助眠。菊花、炒栀子清热明目。初诊有效，故二诊辨证同前，随证加减。本案在治疗中要注意攻不伤正，时时顾护正气；健脾行气，消食导滞而防肝病传脾，体现了未病先防的治未病思想。

## 案4：肝劳（左眼视疲劳）血虚不荣、风湿痹阻案

张某，女，60岁，教授，成都患者。

初诊（2009 - 09 - 03）：左眼雾视伴眼胀痛2⁺月。曾有甲亢突眼。就诊时症见：左眼雾视伴眼胀痛，头颈麻痛，畏冷，食可，睡眠有时较差，大小便正常，舌红苔黄白，中有裂纹，脉细略弦。眼科检查：右眼视力1.2，左眼视力0.6（矫无助），双眼结膜轻度充血，角膜荧光素染色阴性，前房稍浅，虹膜纹理清，瞳孔圆，晶体密度增加，玻璃体透明，眼底左眼视盘色稍淡，边界清，周边视网膜色稍暗，血管大小及走行正常，黄斑区光反射可见，未见出血及渗出物，右眼正常。诊断为中医：左眼肝劳（西医：左眼视疲劳），辨证为血虚不荣、风湿痹阻，治以养血活血、祛风湿、通络止痛。

处方：桑枝20g，薏苡仁20g，秦艽15g，川芎10g，白芍30g，当归10g，生地12g，茯苓15g，地龙15g，升麻15g，葛根20g，首乌藤30g，鸡血藤30g，生麦芽20g，甘草10g。

5剂，1.5日1剂。

其他治疗：鱼腥草眼液，双眼，每日3次。

二诊（2008 - 09 - 24）：眼症明显减轻，头颈麻痛、畏冷缓解，口干，眼胀甚，畏光，舌质红黄白中有裂纹，脉细略数。右眼视力1.2，左眼视力1.0，其余检查同前。诊断同前，辨证为血瘀水停，治以活血利水、通络止痛。眼胀甚为血瘀水停之征。血瘀水停，玄府不通，故眼胀甚。故治以活血利水、通络止痛为法。

处方：泽兰15g，茯苓15g，白术15g，泽泻15g，猪苓15g，薏苡仁30g，桂枝3g，川芎10g，鸡血藤30g，桑白皮15g，菊花15g（后下），天麻15g（先煎），首乌藤30g，甘草10g。

5剂，1.5日1剂。

其他治疗：鱼腥草眼液，双眼，每日3次，每次1滴。

**按**：患者初诊时见：右眼雾视伴眼胀痛，头颈麻痛，畏

冷，食可，睡眠有时较差，大小便正常，舌红苔黄白，中有裂
纹，脉细略弦。四诊合参，辨证为血虚不荣、风湿痹阻。血虚
不荣，故见眼胀痛，头颈麻痛，眠差，加之风湿痹阻，故眼胀
痛、头颈麻痛、畏冷之证愈甚。治以养血活血、祛风湿、通络
止痛。方中桑枝、秦艽祛风湿、舒筋络。薏苡仁渗湿除痹，通
利关节而止痹痛。地龙通络止痛。川芎、白芍、当归、生地共
为四物汤，与鸡血藤一起养血活血。茯苓、麦芽健脾消失以滋
气血生化之源。升麻、葛根升清而载主药上行。首乌藤安神助
眠。甘草调和诸药，且与白芍共为芍药甘草汤，有柔肝缓急止
痛之功。二诊头颈麻痛、畏冷症减轻，风湿痹痛已减，而眼胀
甚为血瘀水停之征。血瘀水停，玄府不通，故眼胀甚。故治以
活血利水，通络止痛为法。方中泽兰、茯苓、白术、泽泻、猪
苓、薏苡仁活血利水。桂枝一则温阳化气行水，二则温通经脉
止痛。川芎、鸡血藤活血通络。桑白皮、菊花凉肝明目，一防
桂枝温燥之性，二则桑白皮还能利水。天麻祛风湿，通经络而
止痛。首乌藤安神助眠。甘草调和诸药。4剂后患者来电告知
诸症基本消失。本案在治疗中要注意眼胀甚为血瘀水停之征，
以活血利水、通络止痛为法。

### 案5：肝劳（双眼视疲劳）肝郁化热、筋络不舒案

朱某，男，60岁，退休，重庆患者。

初诊（2009 - 09 - 03）：双眼阵发性刺痛，眼眶发胀 1⁺
年。乙肝带菌者，胆囊炎史。就诊时症见：双眼阵发性刺痛，
眼眶发胀，右胁胀痛，食眠可，二便常，舌质暗红，苔黄白，
脉细略弦。眼科检查：双眼视力 1.2，双眼压 16mmHg，双眼
睑结膜轻度充血，双眼泪液分泌试验 20mm/5min。诊断为中
医：双眼肝劳（西医：双眼视疲劳），辨证为肝郁化热、筋络
不舒，治以疏肝清热、舒筋活络。

处方：金银花15g，菊花15g，桑白皮15g，荆芥15g，白
芷15g，川芎15g，柴胡15g，葛根20g，黄芩15g，白芍20g，

白术 15g，郁金 10g，枳壳 10g，山楂 15g，墨旱莲 30g。

5 剂，每日 1 剂。

二诊（2009 - 09 - 10）：服药后双眼刺痛发胀基本消失，偶流泪，右胁胀痛消失，眠差，纳可，小便正常，大便先常后溏，舌质红，苔薄少，脉弦。眼部检查无特殊。诊断、辨证、治法同前。初诊取得良效，说明辨治准确。此诊守法守方，因双眼刺痛发胀基本消失，右胁胀痛消失，故去金银花、白芷、葛根。因眠差，故加合欢皮 20g、首乌藤 20g 安神助眠。

处方：菊花 15g，桑白皮 15g，荆芥 15g，川芎 15g，柴胡 15g，黄芩 15g，白芍 20g，白术 15g，郁金 10g，枳壳 10g，山楂 15g，墨旱莲 30g，合欢皮 20g，首乌藤 20g。

5 剂，每日 1 剂。

**按：**本案患者既往乙肝、胆囊炎病史。就诊时症见双眼阵发性刺痛，眼眶发胀，右胁胀痛，食眠可，二便常，舌质暗红苔黄白，脉细略弦。四诊合参，辨证为肝郁化热、筋络不舒。肝气郁滞，筋络不舒，故双眼阵发性刺痛，眼眶、右胁胀痛。肝郁化热，循经犯目，故目赤充血。治以疏肝清热、舒筋活络。方中金银花、菊花、桑白皮、荆芥疏风清热。柴胡、黄芩清肝热。白芍、葛根、郁金、川芎、白芷舒筋活血、通络止痛。白术、枳壳、山楂健脾行气、消食导滞而防肝病传脾，体现未病先防理念。墨旱莲补肾明目。体现了廖老攻不伤正，时时顾护正气的学术思想。初诊取得良效，说明辨治准确，二诊守法守方。

医
论
医
话

# 中医眼科诊治眼病的特色与优势

人类感知外界环境的各种信息，绝大部分是通过眼的视觉功能来完成的，所以眼为人体非常重要的感觉器官。正如元代著名眼科医家倪维德在《原机启微》中所描述："目，窍之一也。光明视见，纳山川之大，及毫芒之细，悉云霄之高，尽泉沙之深，至于鉴无穷为有穷，而有穷又不能为穷。"然而，眼的结构精细而脆弱，很容易受局部或全身因素的影响而发病或受伤。

中医眼科学是专门根据中医理论论述和研究眼的生理、病理以及眼病的临床表现、诊断、辨证、治疗与预防的一门临床学科。学习它的目的是防治眼病，维护人体视觉器官的健康。但在现代科学技术飞跃发展，中西文化、中西医学相互渗透的今天，往往会有人为学习与继承发展中医眼科学术技术的前景和实用意义而担心。若要坚定信心，我们除需深入系统学习中医理论，努力临床实践，熟练掌握中医眼科诊疗技能外，还应多多了解本学科和相关学科的信息，充分认识本学科的特色与优势，扬长补短，继承创新，不断提高中医药的临床疗效。为此，我们将在回顾中医诊治眼病基本理论与方法的基础上，讨论现代中医眼科的特色与优势。

1. **中医眼科诊治眼病的基本理论与方法**：①中医眼科理论基础：视觉器官眼，虽然位于头面部，但它通过经络与脏腑和其他组织器官保持着密切的联系，共同构成有机的整体。如《灵枢·大惑论》说："目者，五脏六腑之精也。"《素问·五脏生成》篇说："诸脉者，皆属于目。"又《灵枢·邪气脏腑

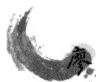

病形》说："十二经脉，三百六十五络，其血气皆上于面而走空窍，其精阳气上走于目而为睛。"这都说明了眼与脏腑之间，靠经络的连接贯通，保持着有机的联系，是经络不断地输送气血，才维持了眼的视觉功能。进一步就眼的各个部分而言，《灵枢·大惑论》曰："五脏六腑之精气，皆上注于目而为之精。精之窠为眼，骨之精为瞳子，筋之精为黑眼，血之精为络，其窠气之精为白眼，肌肉之精为约束，裹撷筋骨血气之精而与脉并为系，上属于脑，后出于项中。"这大体指出了眼的各个部分分别与脏腑的特殊关系。后代医家在此论述的基础上进一步将眼局部划分为"肉轮"、"血轮"、"气轮"、"风轮"、"水轮"等五轮，分属于脾、心、肺、肝、肾五脏，借以说明眼的解剖与生理、病理，并用于指导临床辨证论治的理论，即中医眼科特有的"五轮学说"。由此可知，中医眼科十分注重整体观，在研究眼的生理、病理和诊治眼病时，必须结合眼与脏腑经络、气血津液等关系全面地思考，绝不可孤立地就眼论病。②眼病常见病因：六淫与疠气、情志失调、劳倦过度、饮食失节、头眼外伤，其他还有先天与衰老、药物毒副作用，以及继发于眼及全身其他疾病等。③诊断概要：中医眼科的诊断，是从整体观念出发，对眼病进行诊察与判断的方法。诊察与判断是理论联系实际诊断眼病的两个重要环节。正如眼科名著《审视瑶函》所说："夫有诸中然后形诸外，病既发者，必有形色部位之可验，始知何脏何腑，某经某络，所患虚实轻重，然后对症医治。"首先，应全面运用望、闻、问、切四诊广泛收集病情，继而根据中医理论，对患者的症状和体征进行分析，辨清眼病的病因、病位及其病变性质等，然后才能作出正确的诊断，为治疗提供可靠的依据，并对眼病的转归和预后作出初步的估计。中医眼科诊断眼病，既离不开传统中医诊断疾病基本的方法，又有针对眼这个局部器官的一些独特的诊断方法，尤其在当代，随着现代科学技术与设备的引进，中医眼科的诊法和辨证在传统方法的基础上已不断得到深化和发展，其专科特点也更加显著：眼科诊法（望、闻、问、切四诊）尤重眼局部，如问诊主要是询问与眼病有关的病史及自觉症状、望诊的重点是望眼部、切诊亦以眼部触诊为主，而现代中医眼科结合现代科学仪器进行的眼科检查，属于望诊与切诊在眼科的深化与发展。在可能条件下，应做到系统而详细，使四诊的内容更加丰富、具体而确切。如视功能检查包括视力、视野、色觉及视觉电生理检查等；眼压检查；眼前部检查包括查眼睑、泪器、结膜、巩膜、角膜、前房、虹膜、瞳孔、晶状体。此外，还需查眼球、眼眶等；内眼检查先查晶状体、玻璃体，再查眼底，主要查视神经乳头、视网膜血管、视网膜黄斑区以及整个视网膜；现代有条件的中医眼科还纷纷引进了眼 B 超、眼底荧光血管造影、OCT、HRT 等先进检查设备，进一步丰富和提高了对内眼病的诊法，是望诊的延伸和细化。

2. **眼科常用辨证方法**：眼科的辨证方法和程序与内科大体相似。至于眼科的独特之处，在于眼病的局部症状比较突出，故《审视瑶函·识病辨证详明金玉赋》指出："宜先察部分形色，次辨虚实阴阳。"实际上，临床也大多先从分析局部症状着手，然后结合全身症情综合辨证。因此，眼科除运用传统中医的基本辨证方法外，对眼局部还有一些本学科所特有的辨证方法。如：①五轮辨证：即通过观察眼部各轮所显症状，根据五轮理论推断相应脏腑内蕴病变的方法。五轮本身在辨证中主要是起确定病位的作用，临证时尚须与八纲、病因、气血津液等若干辨证方法结合起来运用，才能得到全面正确的结论。这对于一般外障眼病的辨证具有执简驭繁之效（例如对针眼、暴风客热辨证）。鉴于五轮辨证对临床具有一定指导意义，故由宋至今，眼科医家运用比较普遍。然而，五轮辨证也有其明显的局限性（如白睛发黄，病位虽在气轮，但其病因多不在肺，而是脾胃湿热交蒸肝胆，胆汁外溢所致；再如瞳神疾患，不仅与肾有关，还常与其他脏腑失调有关），故临症时，既要详查五轮，又不可拘泥于五轮，而应从整体出发，四诊合参，全面辨证。②辨外障和内障：眼病分内、外障是古代眼科应用较多的一种分类方法。外障者，外障是指发生在胞睑、两眦、白睛、黑睛的眼病，多因六淫之邪外袭或外伤所致，亦可由痰湿积滞、脾虚气弱、肝肾阴虚、虚火上炎等引起；内障者，是指瞳神疾病，有广义与狭义之分，狭义的内障专指晶状体的病变，而广义的内障则包括发生在眼内屈光间质、眼底以及视路的病变；而辨内眼病变是中医眼科应用现代检查仪器深入观察内眼病变后辨证的发展。如辨眼底视盘、血管、视网膜、脉络膜的表现：充血、水肿及渗出、出血、瘀血、缺血，以及病程日久所致渗出物与瘀血机化、组织增生、病灶组织萎缩等病变。③辨眼部常见症状：辨视觉、辨目痛、辨目痒、辨目涩、辨羞明、辨红肿、辨眵泪、辨翳与膜等。

3. **治法概要**：包括内治法、外治法（药物、手术）、针灸（穴位注射）等。

综上所述，现代中医眼科诊治眼病的特色与优势如下：

（1）中医眼科诊治眼病的特色：①局部辨证与全身辨证相结合；②现代辨病与传统辨证相结合；③中药复方治病是多途径、多环节、多靶点发挥作用；④中医药现代传统理论于现代中药药理相结合；⑤中医药治疗与现代眼科治疗技术相结合。

（2）现代中医药治疗眼病的优势：大多数常见眼病，中、西医都能诊治，都能取得良好疗效。这里着重谈谈目前中医药治疗眼病的某些优势，如对西医诊断明确，但目前尚无理想有效治疗方法的一些眼部病症，尤其是某些眼底病，如中心性浆液性视网膜脉络膜病变、眼底出血、视网膜色素变性、视神经萎缩等，中医药有一定的疗效，甚至较好的疗效；对一些全身性疾病引起的眼病，中医从整体观出发，局部结合全身辨证施治，疗效明显，而且比较稳定，如糖尿病视网膜病变等；眼外伤或手术患者，经西医常规处理外，加用中药后症状轻，痊愈快，疤痕薄；患者眼部自觉症状严重而西医检查无异常、无治疗方法者，中医辨证施治，疗效显著。总之，在临床诊治眼病的实践中，中医眼科还有不少优势，有待大家进一步总结发挥。

# 眼病精、气、血、津液、神失调病机与临床证治

## 一、眼与精、气、血、津液及神的关系

《证治准绳·杂病·七窍门》说："瞳神乃照物者……乃先天之气所生，后天之气所成，阴阳之妙用，水火之精华，血养水，水养膏，膏护瞳神，气为运用，神则维持。"说明眼之具有视觉功能，不仅与脏腑经络关系密切，而且与之所产生和输送的精、气、血、津液及神更是息息相关。

### 1. 眼与精的关系

精是构成人体和维持生命活动的基本物质，禀于先天，养于后天。精为神之宅，又为气之母，能与气、血、津液相互滋生，相互转化。所以，在维持眼的视觉的各种基本物质中，精是首要的物质基础。《灵枢·大惑论》说"精之窠为眼"，即说明了眼是由五脏六腑之精结聚而成。若再进一步细分，则脾、肺、心、肝、肾五脏之精上注眼窝，分别聚于胞睑、白睛、两眦、黑睛及瞳神等部，而且每个部分又与相应的脏在生理和病理上有着密切的联系。瞳神之能烛照鉴视，空阔无穷，乃肾胆精汁所养。如《证治准绳·杂病·七窍门》在论述滋目诸种源液时说："真精者，乃先后天元气所化精汁，起于肾，施于胆，而后及瞳神也。"并指出："神膏、神水、神光、真气、真元、真精，此皆滋目之源液也……凡此数者，一有所损，目则病矣。"这说明精汁灌注于目，滋养目窍，对维持眼的正常功能是非常重要的。

### 2. 眼与气的关系

气，一是指构成人体和维持生命活动的精微物质，二是指脏腑组织的功能活动，二者相互依存，相互滋生，共同作用。对于人体，"气之所用，无所不至；一有不调，则无所不病"（《景岳全书·杂证谟》）。气之在眼，亦同此理。如《太平圣惠方·眼内障论》谓："眼通五脏，气贯五轮。"五轮，即肉轮（胞睑）、气轮（白睛）、血轮（两眦）、风轮（黑睛）、水轮（瞳神）等。如果这些组织缺乏气的贯注，或气失和调，则会导致眼病发生。气在眼的主要作用，可归纳为三个方面：①温养作用：眼受五脏六腑上输之精气温煦和濡养，才能维持眼内外各种组织的正常功能，其中瞳神"乃先天之气所生，后天之气所成"（《证治准绳·杂病·七窍门》），所受精气尤其充足，故独能视物辨色。②推动作用，由于气的升降出入运动不息，才能推动精、气、血、津液等源源不断地运行上头，入目养窍，《证治准绳·杂病·七窍门》谓"目之经络中往来生用之气"为真气，真气冲和流畅，则目视精明，若有亏滞，则能引起眼病，不过，目中真气的运动又与肾气的盛衰、脾气的升降、心气的推动、肝气的疏泄、肺气的敷布密切相关，不可孤立看待。③固摄作用，真气充足，固摄有力，则血行目中经络，不得外溢，目内所含津液，亦不致干枯，此外，气的固摄作用还关系到瞳神的聚散，古人认为瞳神为水火之精华，由肾精胆汁升腾于中，元阳真气聚敛于外而成，故倪维德《原机启微》说："神水（指瞳神）亦气聚也。"顾锡《银海指南》中也指出："气不裹精"则"瞳神散大"。总而言之，气之于眼，作用甚大，一有亏滞，则会影响其功能，甚至发生病变。所以，《灵枢·决气》说："气脱者，目不明。"

### 3. 眼与血的关系

血富营养，亦是人体赖以维持生命活动的物质基础。《难经》说："血主濡之。"血对全身组织器官有营养和滋润作用，故《景岳全书·杂证谟》指出："凡为七窍之灵，为四肢之用……凡物质所在，无非血之用也。"就以血对眼的重要而论，由于血能载气，津液亦是流动于脉管内的重要成分，气、血、津液同行于脉中，周流全身，不仅保证了眼部供血充足，而且能使眼部得到气和津液的营养。至于流注于眼中之血液，古代医家称之为"真血"。《审视瑶函》谓："真血者，即肝中升运于目，轻清之血，乃滋目经络之血也。"而且还指出：血化为真水，升运于目则为膏汁。由于血养水，水养膏，膏护瞳神，才维持了眼的视觉功能。所以说眼与血的关系十分密切。正如《审视瑶函》所谓："夫目之有血，为养目之源，充和则有发生长养之功，而目不病；少有亏滞，目病生矣。"

### 4. 眼与津液的关系

津液包括体内各种正常水液。它布散于全身，主要起到滋润、濡养作用，并对维持人体水火、阴阳平衡具有重要意义。眼之所以能够明视万物，也离不开五脏六腑源源不断地上渗津液滋润、濡养，以及维持阴阳平衡。所以，《灵枢·口问》又说："液者，所以灌精濡空窍者也……液竭则精不灌，精不灌则目无所见。"又，因为目内组织富含津液，目珠才得以维持圆润，因而《外台秘要》说："其眼根寻无他物，直是水耳。轻膜裹水，圆满精微，皎洁明净，状若宝珠。"津液上渗于目，就其所化来讲，在外为泪液，为目外润泽之水；在内则主要为神膏、神水。古代医家对目中神膏早有论述，如《证治准绳·杂病·七窍门》谓："大概目圆而长，外有坚壳数重，中有清脆，内包黑稠神膏一函，膏外则白稠神水。"并谓"神膏者，目内包涵膏液……由胆中滋润精汁，积而成者，能涵养瞳神"。因神膏涵养瞳神，故神膏一衰，瞳神有损。至于神水的生成及作用，以《审视瑶函》叙述较为明白，傅仁宇说："神水者，由三焦而发源，先天真一之气所化，在目之内……即目上润泽之水。水衰则有火盛燥暴之患，水竭则有目轮大小之疾，耗涩则有昏眇之危。"由此可见，津液对目有着重要作用。

313

### 5. 眼与神的关系

《证治准绳·杂病·七窍门》说："神之在人也大矣……在耳能听，在目能视。"故神之于眼亦至为重要，主要体现在三个方面：首先，眼赖神生，《灵枢·大惑论》谓："目者，五脏六腑之精也，营卫魂魄之所常营，神气之所生也。"因为形为神之体，神为形之用，神气生于精气、营卫，舍于血脉，又能统驭精气和营卫，使之常营头目；而血舍魂，气舍魄，魂魄亦皆神，因而张景岳阐发说："脏腑营卫魂魄所至者，皆神气也，故目为神气之所生"（《类经》卷十八）；其次，眼因神识，《外台秘要》说："眼珠……外托三光，内因神识，故有所见。"其中"内因神识"是本，如张隐菴《内经灵枢集注》说："火之精为神，水之精为精，精上传于神，共凑于目而为精明，若神感于精，则精气乱而为惑。"实际在临床上，因神乱致视惑，神失致目盲的患者，并不少见；另外，心神在目为神光，因心藏神，运光于目，方能视物，《证治准绳·杂病·七窍门》提出了心神在目为神光之说，云"神光者，谓目自见之精华也。夫祥光发于心，原于胆，火之用事"，其后，《审视瑶函》在论述瞳神时，以前贤之说为基础，对神光又作了进一步阐述，指出："肾水、神光深居于中，最灵最贵，辨析万物，明察秋毫。"望神是中医望诊的一项重要内容，而观察眼神又是望神的要点，《灵枢·平人绝谷》说"神者，水谷之精气也"，《灵枢·营卫生会》又说"神者，正气也"，因为"得神者昌，失神者亡"（《素问·移精变气论》），所以诊病时不可不察神之存亡，由于精气是神的物质基础，五脏六腑之精气皆上注于目，精气充沛，则目光炯炯，灵活有神，若精气衰竭，则目光暗淡，漠然失神，所以，望眼神之变化，可以测知人体正气之盛衰，有助于推断病情之轻重及预后。而神又是精神、意识、知觉和运动等生命活动的集中表现，因心为五脏六腑之大主，精神之所舍，人之思想意识，皆由心所生，若七情太过，则伤心神，而心神之外候在目，故人的精神意识变化可以从眼神上反映出来，如《素问·解精微论》谓"人有德也，则气和于目；有亡，忧知于色，是以悲哀则泣下"，即是说人的感情，喜、怒、哀、乐均能从眼神上生动地表达出来，因而人们常把眼睛比喻为"心灵的窗户"。总之望目察神，一则可知正气的盛衰；二则可知精神、情志的变化，在诊断疾病时具有重要意义，故《审视瑶函》说："贤愚佞直，刚柔寿夭，皆验目而知之。"

## 二、精、气、血、津液和神的失调

### 1. 精失调

五脏六腑之精上注于目，是构成眼，并维持其生理功能的基本物质。若目中之精，为邪所中，失于和调，精散不聚，则视一物为两物；精为神乱，则视物惑乱迷离；若由先天不足，后天失养或年老体衰，久病过劳等，导致精衰，则目中真精不足，神膏不充，瞳神失养，且精汁之清者不足以化髓为脑，以生目系，故致目中神光昏暗，自视眼前黑花飞舞，视物变形、变色，或视瞻昏渺，甚至盲无所见；又由于精为神之宅，并能与气、血、津液相互滋生、相互转化，故精衰还可影响神及气、血、津液与眼的关系失常。

### 2. 气失调

百病皆可由气而生。"眼通五脏，气贯五轮"，故气失调亦常引起眼病。气失调引起眼病的主要病机分为气虚、气陷、气逆、气滞。①气虚：多由年老体衰，久病失养，过劳伤气或饮食失调等所致。因元气衰微，脏腑功能减退，气虚不足以上贯五轮，则目中真气虚少，无力往来于经络之中，不能温煦濡养眼部组织，以及推动目中精、血、津液运行。若泪窍失于阳气的温养固摄，则可引起无时冷泪；晶珠失养，可致晶珠混浊变白；目系失养，通光玄府不利，则视物不明，甚至盲无所见；若气虚不能摄血，血不循眼内脉络而行，则可引起眼内出血，以致目视不明，若为大量出血，还可猝然失明；若阳气虚衰，无力运行血液，血行滞涩，可致夜盲，甚至白昼亦盲无所见；至于元气暴脱，则可引起暴盲；已患眼疾者，若气虚正不胜邪，可致病变迁延难愈。②气陷：主要由脾气虚弱，无力升举所致。清阳之气不能升散于头目，则常见头晕眼花；气虚下陷，则上睑下垂，难于提起。③气逆：肝主怒，怒则气逆，气逆血壅于上，可致头目胀痛；若气逆血乱，目中血不循经，破络灌瞳，则视物模糊，出血严重者，盲无所见；若气动化火，火盛生风，风火上扰，血脉壅阻，玄府不利，神水瘀滞，可暴发目赤肿痛，头眼剧烈胀痛，眼珠变硬，视力急降，甚至失明。④气滞：常由情志不舒与湿热、痰火、食滞等引起。若外感风热湿邪，壅遏肺气，阻滞经络，可致白睛红赤疼痛，或形成结节样隆起；若因情志不舒，肝郁气滞，气滞血郁，可致头额隐痛，眼珠压痛或转睛时有牵引样痛，视力下降等；若气机阻滞，目中玄府不利，神水瘀滞，可致头痛，睛珠胀硬，视物昏花等；若气滞导致血瘀，可致眼底血管阻塞，视物模糊或暴盲。

### 3. 血失调

目得血而能视，但血太过不及均能引起眼病。归纳其病机，主要有三类：①血虚：多由生化不足，久病亏损，或情志过伤，暗耗阴血，以及失血过多等引起。血虚不能上荣头目，故常见头晕眼花；血不养胞睑，则胞睑苍白浮肿，睑内面亦少血色；血不养眦，则眦部血络可变为淡红色；血不养白睛，则干涩不润，血丝淡红，频频瞬目；黑睛失濡则干涩失泽，甚至变混生翳；由肝血虚少，而致升运目中之真血不足，在眼底可见视网膜及其血管颜色变浅变淡；由于血虚不养水，可生虚火，引起眉骨、太阳处酸痛，目涩羞明，珠痛不能视等；血虚水少，致水不养膏，膏亦不养护瞳神，则可引起视瞻昏渺、起坐生花或夜盲等；若血不濡养目系，则通光窍道不利，以致视物昏蒙或失明；至于突然大量失血者，还可引起暴盲。②血热：多由外感热邪或脏腑郁热侵入血分所致。邪热壅滞眼部脉络,可致胞睑、白睛赤热肿痛;血分受迫,溢于络外,在外眼,可见白睛溢血;在内眼,可见眼底出血,以致视力减退或失明。③血瘀:血瘀是指血液瘀滞不行,眼部血行瘀滞。在白睛可致血丝紫赤粗大,虬蟠旋曲;在黑睛常致赤膜下垂,甚至血翳包睛;眼底可致视网膜血管迂曲扩张或瘀塞不通,造成缺血或出血、水肿、渗出的改变,引起视力减退或暴盲;血瘀眼眶之内可致眼珠外突,甚至成为鹘眼凝睛;由外伤络损或血脉壅阻,逼血外溢所致离经之血,聚集体内则为瘀血。瘀血虽是病理产物,但可影响气血流行,所以又成为重要的致病因素:在眼部,瘀血积于胞睑,可致胞睑青紫肿痛而拒按,或致环目青黯等;瘀血积于眼内,多致视力减退;若少量瘀血渗入神膏,常自视眼前黑影飘移;若大量瘀血灌入神膏,可致失明;若瘀血阻塞神水出入的通道,神水瘀滞,则可引起眼珠变硬,暴发头痛珠疼,视力猝降;瘀血堵塞眼底血管,亦能引起眼底缺血或津液失调。

### 4. 津液失调

津液滋润,濡养眼部,并维持眼珠的圆润明澈。津液有所不调,则影响眼部发病。常见病机有三:①津液亏损:多由燥热之邪耗伤津液或大汗、失血、吐泻不止等丢失津液所致,津液亏耗,液去精伤则目窍失养。在目外,常见泪液减少,可致目干涩,白睛表面不莹润,黑睛暗淡失泽,甚至生翳,眼珠转动滞涩不灵等;在目内,多致神水、神膏干涩,不能涵养瞳神,导致视物昏朦,或目无所见,若津液耗伤太甚,还可引起目珠向眶内退陷;若由外伤或疾病致眼珠穿破,神水、神膏流失,则眼珠变软,珠壁塌陷,甚至失明。②水液停滞:主要由肺、脾、肾三脏功能失调所致。在外眼,肺失宣降,水液不利,可滞留白睛,使白睛浮臃,甚至胀起如鱼胖;脾失健运,水湿停滞,上泛于目,在胞睑可为浮肿,湿聚为痰,则致胞生痰核;肾阳不足,膀胱气化不行,小便不利,水邪上泛,亦可溢于睑肤之间而为胞睑浮肿。至于在眼内,肺、脾、肾三脏所

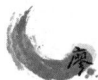

致水液停滞，俱能引起眼底水肿，若湿聚为痰，多有渗出，一般认为，脾湿常常引起黄斑水肿、渗出，肾水往往与视盘及其附近视网膜的水肿、渗出有关，若水液积聚于视网膜下，可致视网膜脱离。③痰湿积聚：和瘀血同样，痰既是病理产物，又可为致病因素。因由痰湿引起的病症甚多，故有"百病常由痰作祟"之说。在眼科，痰湿常与风、火、气、血等搏结于上而为患。如痰湿与风火相搏，可致胞睑红赤糜烂，生疮溃脓等；肝风夹痰攻目，常致暴发绿风内障；痰瘀互结在玻璃体和在眼底常形成机化物；热痰与瘀血相搏，常于眼部结聚肿块，或致珠突出眶等。

**5. 神失调**

因目由神气所生，瞳神中明鉴万物之神光由心所发，目之视物受心神所使，神藏于心，外候在目，故神气充足，则眼珠灵动，目光炯炯，视物精明；神气不足则眼珠呆滞，目光黯淡，视物恍惚；若神志失调，劳倦过度，内伤于神，神失统驭，脏腑功能紊乱，营卫魂魄不得常营于目，目失所养，则视物日渐昏朦，可致失明。又，人之神识清楚者，视而能见，明察万物；若神志不清，则视而不见，不识人物；神识昏乱，则视物迷惑；神乱发狂，则目妄见。

# 论甲状腺相关性突眼

甲状腺相关性突眼是成人眼球突出最常见的原因，其中甲状腺功能亢进、低下者40%～75%发生眼球突出，而甲状腺功能正常眼球突出者占25%。本病眼球突出、眼睑退缩、上睑迟落，严重者有暴露性结膜角膜炎，甚至角膜溃疡。属中医"鹘眼凝睛"（或鱼睛不夜）范畴。

"鹘眼凝睛"病名见于《世医得效方》，《秘传眼科龙木论》称"鹘眼凝睛外障"，《目经大成》则以其眼珠突出，似鱼睛不能闭目，而称之为"鱼睛不夜"。古代医籍对其病因病机的认识基本一致，认为主要为热、瘀两邪为患，如《秘传眼科龙木论》谓"此疾皆因五脏热壅冲上，脑中风热入眼所致"，《证治准绳·七窍门》记述较详，云："乃三焦关格，阳邪实盛，亢极之害。风热壅阻，诸络涩滞，目欲暴出矣。"廖品正教授在多年的临床实践中，对甲状腺相关性突眼的认识和治疗既有继承，又有发展，阐述如下：

（1）中西合参：甲状腺相关性突眼大部分患者甲状腺功能异常，故治疗甲状腺功能异常，改善全身病情是重要的基础治疗。根据病情选择药物治疗、放射性碘治疗或甲状腺部分切除术等。

（2）内外合治：外涂眼膏、纱布遮盖等，以避免暴露赤眼生翳而失明，并分型论治。①热毒壅滞、血瘀水停：症见眼球突出明显，凝滞不动，白睛充血水肿，或伴黑睛生翳，面赤身热，大便干结，舌红苔黄，脉弦数。此为热毒壅滞、血瘀水停所致，治以清热解毒、活血利水通络，方以泻脑汤（防风、车前子、木通、茺蔚子、茯苓、熟大黄、玄参、元明粉、桔梗、黄芩各等分）加减，方中黄芩、大黄、元明粉清热解毒、活血导滞、泄热通腑，车前子、木通、茯苓清热利水、引热下行，桔梗助清热并导药上行达头目，茺蔚子凉肝明目，玄参养阴清热，防止风热伤阴。若大便干结不显，可去大黄、元明粉，一般不用木通。临证时酌加桑白皮、益母草、牛膝等清热利水、活血利水之品。若黑睛生翳，可加石决明、夏枯草、白蒺藜以清肝明目退翳。若兼情志不舒、急躁易怒、心悸失眠，妇女痛经或闭经，可与丹栀逍遥散同用。②阴虚火旺、血瘀水停：症见突眼红赤肿胀凝定，伴头晕耳鸣，心烦心悸，舌红少苔，脉细数。此为阴虚火旺，热郁血分，血瘀水停所致。宜予滋阴降火、凉血活血、利水消肿，方用知柏地黄丸（知母、黄柏、丹皮、泽泻、茯苓、山茱萸、山药、生地）加减，酌情选加桑白皮、地骨皮、夏枯草、益母草、牛膝、车前子、猪苓等增强凉血活血利水力量。③脾肾阳虚、血瘀水停：经治疗，"甲亢"已控制，甚至变为"甲低"，突眼肿胀凝定，红赤不显，全身症有似脾肾阳虚、水湿停滞的表现，甚至于怕冷、足肿，舌质淡有齿痕苔白，脉沉细。此为脾肾阳虚、血瘀水停所致，宜予补益脾肾、温阳活血利水，方用济生肾气丸（干地黄、山药、山茱萸、泽泻、茯苓、丹皮、桂枝、炮附子、牛膝、车前）加减，方中肾气丸温阳利水，加牛膝、车前而成济生肾气丸，活血利水力量更强，还可加泽兰，其性偏温而活血利水，更适于本症。

综上所述，廖老认为，对本病的治疗，应详查病因，掌握治病求本的原则，中西合参、内外合治，并根据不同的证型分别进行治疗，初以热、瘀为主，继而热邪伤阴、阴虚火旺，待"甲亢"控制，甚至变为"甲低"时，则可成阳虚水停之势，但本病的病理基础是眼外肌的瘀血、肿胀，故活血利水消肿始终贯穿于治疗全程，具体为利水消肿的同时，有热就凉血活血利水，热不重甚至阳虚者，则温阳利水为主，眼外肌瘀血肿胀消除后，眼突自然减轻或消失。这与西医本病病变主要累及眼外肌，病理改变为眼外肌水肿、慢性炎性细胞浸润、变性、肥大及纤维化的认识一致。

### 典型病例

**案1** 香港某女，左眼球突出发红1年余，到加拿大、英国、澳洲等国多方治疗，眼突眼红无明显好转，察其左眼突，红赤肿胀凝定，伴头晕耳鸣，心烦心悸，舌红少苔，脉细数。此为阴虚火旺，热郁血分，血瘀水停所致。予以滋阴降火、凉血活血、利水消肿，方用知柏地黄丸（知母10g、黄柏10g、丹皮15g、泽泻15g、茯苓15g、山茱萸10g、山药15g、生地10g）加桑白皮15g、地骨皮15g、夏枯草15g、益母草15g、牛膝10g、车前子15g、猪苓15g而奏效。

**案2** 成都某男，察其右眼突出较甚，不能闭合，黑睛生翳（角膜溃疡），面赤身热，大便干结，舌红苔黄，脉弦数。

此为热毒壅滞、血瘀水停所致，治以清热解毒、活血利水通络，方以泻脑汤（防风 10g、车前子 15g、茺蔚子 15g、茯苓 15g、熟大黄 10g、玄参 15g、桔梗 10g、黄芩 15g）加桑白皮 15g、益母草 15g、牛膝 15g 清热利水、活血利水，加石决明 15g、夏枯草 15g、白蒺藜 15g 清肝明目退翳，配合夜间眼膏涂眼、纱布遮盖后眼突眼红明显好转，夜间睡眠能闭眼，角膜溃疡痊愈。

## 眼底出血辨病与辨证结合论治经验说要

眼底可因各种原因而发生不同类型的出血，如眼部的视网膜血管炎、血管阻塞、新生血管、手术或眼外伤，以及全身性疾病的高血压、糖尿病、肾病、妊娠毒血症、白血病、严重贫血等。出血还有部位、深浅、多少、新旧等不同。出血量多，进入玻璃体，则引起玻璃体混浊或玻璃体积血而失明。现代中医眼科诊治眼底出血，一般规律应是先辨病，然后结合中医理论辨证分型、分期论治，临床多能奏效。难题是部分患者在治疗进程中容易反复出血，而每次反复，病情递重，视力递减。如何才能稳定疗效，减少反复出血，值得探讨。廖品正教授对眼底出血性疾病具有独特的见解和认识，她认为：（1）单纯眼底病引起的出血与全身病之眼底病变导致的出血，治法有别：①眼底出血由单纯眼底疾病引起者：以治疗出血和眼底病为主，结合参考全身症辨证。出血期以止血为主；出血稳定后，眼底疾病与出血同治，同时参合全身症候辨证论治，方能提高疗效。②眼底出血由全身病导致的眼底病变引起者：全身病为本，眼病为标；但当眼底出血很急时，应"急则治其标"，把治疗眼底出血放在首位；急性期过后，当局部结合全身，标本兼顾，才能提高和稳定疗效，否则出血很难稳定。如全身病糖尿病导致糖尿病视网膜病变引起的眼底出血，因糖尿病视网膜病变是糖尿病引起的眼部并发症，故治疗糖尿病，控

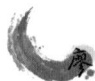

制血糖，改善患者的全身病情是重要的基础治疗，但糖尿病视网膜病变眼局部的病变既与全身病情密切相关，又具有自己的特点，应局部结合整体，权衡标本缓急，辨证论治。如眼底病变轻缓（多属轻、中度非增殖期）时，宜以全身病情为主，结合眼局部病变论治。眼底病变急重（多属重度非增殖期或增殖期）而反复出血时，宜以眼局部病变为主，结合全身病情论治。（2）血管结构与性状不同的眼底出血，治法有别：①眼底血管结构与性状正常者：如眼外伤导致的眼底出血，是眼底正常血管突受创伤而引起的出血，其血管性状好，无反复出血的危险，"离经之血为瘀血"，加之，眼内出血，血无出道，易于留瘀，宜活血化瘀通络为要。②眼底血管结构与性状异常者：如视网膜静脉周围炎、糖尿病视网膜病变均为血管本身有病变所导致的眼底出血，其血管本身结构及性状异常，通透性大，具有反复出血的特点，治疗时在各个阶段均应注意活血适度而不要太过，时时留意有无新鲜出血；又如无论是单纯眼底病引起的出血，还是全身病的眼底病变引起的出血，只要有结构及性状异常的新生血管的形成，均要注意反复出血的问题。（3）眼底出血的程期不同，治法有别：①出血期：出血1周到10天为出血期，治宜止血为主。②出血静止期：出血停止2周到3周后，无新鲜出血者，为出血静止期，治宜化瘀止血。③瘀血期：出血停止3周到1月，无新鲜出血，则进入瘀血期，治宜化瘀散结。不过，在临床上，这三期很难用时间截然划分，三者之间常常相互移行渐变，且与病种、自身体质密切相关。如糖尿病视网膜病变，新鲜出血量大而进入玻璃体者，在出血停止1周到10天（还未完全进入静止期）就要逐渐加化瘀止血药，而进入瘀血期（3周至1月）以后，更难划分，因为糖尿病视网膜病变的眼底出血很多时候都是新旧杂存，同一眼底，不同时期的病灶同时存在，它和视网膜静脉周围炎一样，一旦化瘀、破血药物应用太过，即可能再次出血。故对血管结构及性状异常、容易反复出血者，不妨把化瘀止血的概念加以强化，当其刚由出血期进入静止期时，应以止血为主，化瘀为辅，或者止血化瘀均兼顾，待出血静止时间较长后，再逐渐减少止血药分量，增强化瘀药分量，转变为以化瘀为主，止血为辅，而且，注意避免单纯止血，以选化瘀止血之品为佳，如常选用既化瘀又止血的生蒲黄、三七。又如高血压眼底病变，若一味使用化瘀通络药而不凉血滋阴、平肝潜阳、标本兼治，则可能引起再度出血。另外，还应兼顾患者体质情况，如气虚、血虚、阴虚之人出血者，应同时益气、养血、滋阴降火，以免气不摄血、虚火灼络而再次出血。

综上所述，眼底出血治疗有以下要点：单纯眼底病引起的出血与全身病之眼底病变导致的出血，论治不同；血管结构与性状不同的眼底出血，治法有别；眼底出血大体可以分为出血、静止、瘀血三个程期，但很难截然划分，且与病种、自身体质密切相关，临证时应随机应变，灵活应用。

## "活血利水法"在现代眼科临床的应用认识

生理上，血与津液同为液态物质，同源于水谷精微，均有滋润和濡养的作用，二者在生理上相互依存、相互补充，病理上相互影响。《灵枢·邪客》说："营气者，泌其津液，注之于脉，化以为血。"津液是组成血液的基本物质，与血并行于脉中，对血量和血液的黏稠度有调节作用。血液蕴含津液，血行则津液行，渗于脉外并敷布于各组织器官，起着滋润和濡养的作用。当机体受内外各种病邪侵扰或遭外伤、手术创伤时，可导致血行瘀阻，血瘀不行则津液不行，滞留之水液渗溢脉外并流浸组织、腠理、孔窍，遂引起水肿、渗出等相关病变。关于血瘀水液停滞致病，历代医家均有论述，如《灵枢·百病始生》谓："凝血蕴里而不散，津液涩渗，着而不去，而积皆成矣。"《金匮要略·水气篇》又说："经为血，血不利则为水。"尤其是唐容川,他在《血证论》中指出"血积既久,其水乃成","水虚则精血竭"。甚至提出"病血者,未尝不病水;病水者,亦未尝不病血也","失血家往往水肿,瘀血化水,亦发生水肿,是血病而兼水也"。反复强调了水遏血瘀、血滞水停的病理关系。基于血与水在生理和病理上相互关系密切,临证时应用活血利水法,可达到血病治水、水病治血、水血同治的效果。本治法在眼科主要适用于因血瘀络阻引起眼部水液停滞或水液停滞而致血瘀络阻的眼部病症。实际上,现代中医眼科应用活血利水治法的临床报道不少,处方一般都由活血化瘀方加利水渗湿药或利水渗湿方加活血化瘀药组成,用药常选同时具有活血化瘀和祛湿利水两方面功能的单味药。

眼科常用活血利水方剂:①小蓟饮子加减(凉血止血、活血利水);②生蒲黄汤加减(滋阴止血、活血利水);③桃红四物汤加减(养血活血、逐瘀利水);④补阳还五汤活加减(益气活血、通络利水);⑤血府逐瘀汤加减(行气活血、逐瘀利水)。

眼科常用活血利水药物①蒲黄(化瘀、止血、利尿);②血余炭(收敛止血、化瘀利尿);③茺蔚子(即益母草子,活血调经、利水消肿、清热解毒);④泽兰(活血调经、散瘀消痈、利水消肿);⑤牛膝(活血通经、引血下行、补肝肾、强筋骨、利水通淋);⑥王不留行(活血通经、下乳消痈、利尿通淋);⑦瞿麦(清热利水、破血通经);⑧虎杖(利湿退黄、清热解毒、活血祛瘀、化痰止咳);⑨地耳草(即田基黄、利湿退黄、清热解毒、活血消肿);⑩琥珀(镇惊安神、活血散瘀、利尿通淋)。

眼科临床适用活血利水方药的病症:临床常用于眼睑和结膜的炎性或非炎性水肿、角膜炎和角膜水肿、前房积血继发青光眼、原发性青光眼、新生血管性青光眼、葡萄膜炎及玻璃体混浊、玻璃体积血、视盘血管炎、视神经炎和视神经乳头炎、视神经盘水肿、缺血性视神经病变、视网膜血管炎、视网膜静脉周围炎、视网膜静脉阻塞、视网膜动脉阻塞、中心性浆液性脉络膜视网膜病变、中心性渗出性脉络膜视网膜病变、黄斑水肿渗出、糖尿病视网膜病变眼底出血水肿渗出、高血压眼底出血水肿渗出、甲状腺相关性突眼、眼眶炎性假瘤，以及头眼部外伤和眼部手术引起眼内外组织瘀血肿痛、水肿渗出等。

中医活血利水治法已广泛应用于眼科临床，其疗效逐渐引起重视，关于该法治疗血瘀水停各种眼病的报道也屡见不鲜，但目前在深入系统地总结，科学地前瞻性设计，严格地在临床对活血利水法医治相关眼病进行疗效观察方面还做得不多，对疗效机理的探讨就更不够了。廖老在这些方面做了一些有益的探索，今后需要加强这些方面的研究，以使该治法能在眼科临床治疗中发挥更大更好的作用。近年来，廖老指导研究生对活血利水法在眼科的应用进行了一些相关研究，结果如下：

（1）硕士研究生汪伟对本院眼科 2007 年 1 月至 2008 年 1 月收治住院的 77 例眼底出血患者的临床资料进行回顾性分析，采取 Microsoft excel 表格对患者的年龄、西医病种、使用方剂、使用中药等进行分析归纳。结果：①77 例眼底出血年龄分布集中在 51 – 70 岁，共有 62 例，占总病例数的 80.52%。②77 例眼底出血以视网膜静脉阻塞和糖尿病视网膜病变最为常见，共有 62 例，占总病例数的 80.52%。③77 例眼底出血均不同程度使用活血化瘀药，使用率为 100%，活血利水中药合用的有 73 例，占 94.81%。④77 例眼底出血中使用频次最高的方剂依次为生蒲黄汤加减、桃红四物汤合五苓散加减、生蒲黄汤合五苓散加减、桃红四物汤加减、血府逐瘀汤加减、生蒲黄汤合四物汤、生蒲黄汤合四君子汤加减。⑤77 例眼底出血使用频次最高的活血化瘀中药依次为川芎、丹参、生蒲黄、桃仁、丹皮、红花、赤芍、郁金；使用频次最高的利水渗湿中药依次为茯苓、白术、猪苓、泽泻、车前子、薏苡仁、桑白皮等。结论：①血瘀水停是眼病常见的病机，而在眼底出血中特别多见。②活血利水法是眼底出血的常用治法。

（2）硕士研究生姬秀丽观察了《活血利水、退翳明目中药治疗白内障术后并发角膜水肿及虹膜睫状体炎的作用》，将白内障术后并发角膜水肿和虹膜睫状体炎的 68 例患者，根据手术时间先后顺序，按 1∶1 随机分为中西医结合治疗组和单纯西药对照组。对照组于术后当天予以妥布霉素地塞米松眼液点眼，每日 4 次，每次 1~2 滴，托砒卡胺滴眼液点眼，每晚 1 次，每次 1~2 滴，治疗组于术后当天除以上治疗外，同时再加服活血利水、退翳明目中药免煎剂（廖老拟定方：茺蔚子 10g、泽兰 10g、生蒲黄 10g、桑白皮 10g、蝉蜕 10g、荆芥 10g）。1 周为 1 个疗程，分别观察术后 1、3、7 天患者角膜厚度、虹膜睫状体炎症及视力情况。结论：①活血利水、退翳明目中药能减轻白内障术后并发角膜水肿及虹膜睫状体炎的程度。②活血利水、退翳明目中药能改善白内障术后并发角膜水肿及虹膜睫状体炎患者的视力。③加用活血利水、退翳明目中药后治疗白内障术后并发角膜水肿及虹膜睫状体炎的疗效优于单纯西药。

（3）博士研究生余玲玲观察了滋阴凉血、活血利水中药复方——光复汤对治疗性视网膜激光光损伤的修护作用，将纳入试验的 90 例患者，按就诊顺序随机分为三组：光复汤（生地 15g，墨旱莲 20g，枸杞 15g，葛根 20g，丹参 20g，生蒲黄 15g，泽兰 15g）组、银杏叶片组、空白组，每组 30 例，疗程 60 天。均在第 1 次激光治疗后 24 小时开始用药。全视网膜光凝前检查视力，眼底荧光造影；末次光凝结束后半小时查视力、视野、视网膜电图；服药 60 天时，复查视力、视野、视网膜电图，并进行眼底荧光造影检查。结果：光复汤可以保护及提高激光光损伤患者视力，改善视野、视网膜电图，对视网膜片状出血、毛细血管渗漏、毛细血管无灌注区、黄斑水肿的疗效均优于空白组及银杏叶片。

# 葡萄膜炎撤激素与复发时的中药应用原则

现代眼科临床治疗葡萄膜炎时常应用糖皮质激素来抑制炎症反应，应用激素后，炎症控制很快，一般在用药一定时日后，随病情缓解，药量开始递减，直至停药。但有些患者在停药或减量后炎症反复，结果又把激素重新用上，局部不行全身用，口服不行则输液，特别是慢性葡萄膜炎用激素治疗时间较长，或已多次复发者，撤激素时炎症更易发生反复而不得不长期使用糖皮质激素，从而抑制了患者自身肾上腺皮质激素的分泌，甚至引起肾上腺皮质萎缩，患者出现库欣征，满脸痤疮，胃肠反应，骨质疏松等副作用，痛苦不堪。所以，在撤减激素时，中医中药的参与非常重要，有助于撤减激素，减轻或减少炎症反复。廖品正教授认为，撤减激素时，患者全身症状往往与肾虚的表现相似，故临证时需加补肾药，根据患者具体情况，偏肾阴虚者，一般加二至丸（女贞子、墨旱莲）、枸杞、菟丝子等，偏肾阳虚，甚至面目、足踝皆肿，畏寒者，宜在补肾补精同时，加淫羊藿、巴戟天甚至鹿角胶或鹿角霜。其次，对于一撤减激素，就反反复复发作的患者，一撤减到以前要反复时的剂量时，就应该提前应用补肾药物，或补肾阴、或补肾阳、或补肾精；另外，有风湿、关节疼痛、关节炎者，除补肾外，还要加祛风湿，通经络药物（如汉防己、豨莶草）；兼水湿停滞，症见水肿、夜尿多者，除补肾外，酌情选加实脾利水、温阳利水或活血利水药（如茯苓、苡仁、黄芪、白术、茺蔚子、泽兰）；或加五皮饮；若为阳虚，直接加五苓散也可，其中桂枝温阳化气行水，如果为阳虚气化不行，水肿较甚，真武汤主之。

验

方

在临床上经过大量观察、摸索多年凝聚而成的经验方，具有便于总结经验及推广应用的优点，而以经验方为基础，据病情加减通治一病，也是现代经常使用的论治形式。但廖老诊治眼病力主辨证论治，临证时她再三强调一定要以辨证论治为主旨，认为在临床上最值得关注的问题是中医辨证，其次是中医、西医辨病，中医临床应以辨证为主，辨病为辅，病证结合。辨证论治既是中医诊疗的特色，也是保证临床疗效的优势所在。所以，廖老临证一贯不拘泥于成方成药或"经验方"，故她在临床上总结的经验方为数也不甚多，现举五方以为例：

## 优糖明Ⅰ号方（廖品正经验方）

1. **组成**：黄芪 16g，葛根 16g，干地黄 15g，枸杞子 15g，决明子 10g，茺蔚子 10g，蒲黄 10g，水蛭 2g。

2. **功效**：益气养阴、补益肝肾、通络明目。

3. **方解**：方中黄芪、葛根为君。黄芪性味甘，微温，入肺脾经，功能补中益气，古今许多治消渴名方都以此为要药，如《千金方》黄芪汤，近代的玉泉丸等。葛根性味甘平，入脾胃经，功能解肌退热、生津止渴，主治烦热消渴等症，还可升举阳气，推动津液上达眼目，非常适用于治疗糖尿病及糖尿病性眼病。黄芪、葛根相伍，益气生津养阴，紧扣糖尿病气阴两虚的病机，故用以为君。方中以枸杞子、干地黄为臣。枸杞子，性味甘平，入肝肾经，补肾益精、养肝明目，主治肝肾阴亏、目昏多泪、消渴等症。本方主治的证候不仅是肺胃气阴两虚的消渴病变，因其病情迁延，已伤及肝肾之阴，故用之辅助葛根养阴生津，并增滋养肝肾之功。干地黄性味甘凉，入心、

肝、肾经，功能清热养阴、凉血、润燥，为历代治疗阴虚血热
及出血、消渴等的要药。可见，枸杞子、干地黄与黄芪、葛根
配伍，可显著增强其益气养阴之功，故用以为臣。决明子、茺
蔚子、生蒲黄、水蛭为佐。决明子，性味苦、微寒，入肝、肾
经，功能清肝明目、润肠通便。主治风热赤眼，青盲、雀目等
症，《本草经疏》谓："决明子，其味咸平……足厥阴肝家正
药也，亦入胆肾。肝开窍于目，瞳子神光属肾，故主青盲目
淫，肤赤白膜，眼赤痛泪出……《本经》谓其久服益精光者，
益阴泄热，大补肝肾之气所致也。"据此可知，该药可辅佐葛
根益阴泄热，兼能滋养肝肾，发挥主治因燥热伤津、肝肾阴虚
所致青盲、雀目等诸多眼病的作用。茺蔚子，性味甘凉，入
肝、脾经，功能活血通络、凉肝明目，主治目赤肿痛、视物不
明等症。《本经》"主明目、益精"，《日用本草》"生食补中
益气，通血脉，填精髓、止渴、润肺"。本药在方中除通络明
目外，还佐葛根润肺生津止渴，辅助黄芪补中益气。蒲黄性味
甘辛平，入肝、心经，功能化瘀止血、利尿通淋。因其具有活
血止血的双向调节作用，故临床广泛用于各种瘀血和出血之
症。糖尿病久病入络，导致气虚血滞、瘀阻眼络。瘀阻眼络则
血不归经而出血，而出血又可加重瘀阻。由于蒲黄能化瘀止
血，故无论在眼络瘀阻或出血之时都是相宜可用的。水蛭性味
咸、苦、平，入肝经。功能破血祛瘀，主治诸瘀血之症。自张
仲景立抵当汤、大黄䗪虫丸取水蛭祛瘀通络以来，历代都在广
泛加以应用，未发现其明显副作用，近代医家张锡纯认为，
"凡能破血之药，多伤气分，惟水蛭味咸，专入血分，于气分
丝毫无损，而瘀血默消于无形，真良药也"。故选用蒲黄、水
蛭佐君药化瘀止血、疏通眼络、去瘀生新、增视明目。综上所
述，本方主治气阴两虚、肝肾不足、血行瘀滞的糖尿病性视网
膜病变针对性强，组方结构精当，为治疗糖尿病性视网膜病变
的有效方剂。

4. **主治**：糖尿病性视网膜病变非增殖期之气阴两虚、肝

肾不足、目络瘀滞证。症见视物昏花，目睛干涩，神疲乏力，头晕耳鸣，五心烦热，口干咽燥，自汗盗汗，大便秘结，舌红少津或暗红有瘀点，脉细数无力或弦细等。

5. **用法**：水煎服或加工成胶囊、丸、片剂，每日 1 剂，分 3 次服用。

6. **临床应用及加减化裁**："优糖明 1 号方"用于糖尿病视网膜病变，症见视物模糊、眼底微血管瘤、出血、渗出者，可起到提高视力，减少出血渗出及微血管瘤的效果。临床上常用于糖尿病视网膜病变非增殖期证属气阴两虚、肝肾不足、目络瘀滞者。本方为国家"九五"攻关项目"优糖明治疗糖网病的研究"课题协定处方，课题按照国际 GCP 规范的多中心随机对照研究进行，该药用于临床，患者反映效果满意，社会效益良好，该研究成果已于 2009 年获新药证书，成功投产为颗粒制剂（商品名：芪明颗粒）。若改为汤剂，廖老建议可将水蛭换为地龙 12g。

7. **验案举要**

案 1

王某，女，53 岁。

初诊（2001 - 02 - 28）：糖尿病 16 年，双眼视物模糊 1 年，双眼底血管荧光造影检查示：双眼糖尿病视网膜病变（非增殖期）。就诊时症见：双眼前有多个小黑影，轻度视物模糊，视物变形、目睛干涩明显，精神不振，手足心发热，时而心胸烦热，轻度口渴，汗出稍动则甚，大便偏硬，每日 1 次，偶见腰酸腿软，头晕，耳鸣，舌红少津有瘀点，脉细数无力。眼科检查：右眼视力 0.6，左眼视力 0.4，右眼压 15mmHg，左眼压 16mmHg，双眼底微血管瘤及眼底点片状出血较多不易数，硬性渗出较少易数，软性渗出斑为单个，小于 1/2PD。诊断为中医："双眼消渴目病"［西医"双眼糖尿病视网膜病变"（非增殖期）］，证属气阴两虚、肝肾不足、目络瘀滞，治以益气养阴、补益肝肾、通络明目。拟优糖明Ⅰ号方，处方：黄芪16g，葛根16g，地黄15g，枸杞子15g，决明子10g，茺蔚子10g，蒲黄10g，水蛭2g。

15剂。

二诊（2001-03-16）：视物模糊、变形、目睛干涩及烦热较前明显改善，精神不振、口渴、便秘、腰膝酸软及耳鸣消失，舌红少津有瘀点，脉细数无力。眼科检查：右眼视力1.0，左眼视力0.8，双眼底微血管瘤数减少为较少易数。眼底出血减少为点状，较少易数。其余检查同前，继用前方30剂。

三诊（2001-04-13）：头晕消失，汗出减轻，余症同二诊。右眼视力1.0，左眼视力0.8，其余检查同前，继用前方30剂。

四诊（2001-06-11）：双眼视物欠清，轻微视物变形，偶见目睛干涩，间或五心烦热，微汗，舌红少津，瘀点明显减少，苔薄白，脉细。右眼视力1.0，左眼视力0.8，从二诊以来，双眼底微血管瘤和硬性渗出稳定为较少易数，眼底出血稳定为点状，较少易数，软性渗出斑稳定为单个，小于1/2PD。嘱继续服用此方10剂巩固疗效。

**案2**

赵某，男，69岁。

初诊（2001-03-26）：糖尿病25年，双眼视物模糊3年，双眼底血管荧光造影检查示：双眼糖尿病视网膜病变（非增殖期）。就诊时症见：双眼前有小黑影，视物欠清，轻微视物变形，偶见目睛干涩，精神不振，轻度口渴，偶见腰酸腿软，舌红少津有瘀点，脉弦细。眼科检查：右眼视力0.5，左眼视力0.4，右眼压15mmHg，左眼压14mmHg，双眼底微血管瘤、硬性渗出及眼底点片状出血较多不易数，软性渗出斑为单个，小于1/2PD。诊断为中医："双眼消渴目病"［西医"双眼糖尿病视网膜病变"（非增殖期）］，证属气阴两虚、肝肾不足、目络瘀滞，治以益气养阴、补益肝肾、通络明目。拟优糖明 I 号方，处方：黄芪 16g，葛根 16g，地黄 15g，枸杞子 15g，决明子 10g，芜蔚子 10g，蒲黄 10g，水蛭 2g。

15 剂。

二诊（2001 - 04 - 11）：视力提高，全身症状改善不明显，右眼视力 0.6，左眼视力 0.4，眼底变化不明显。辨证治法同初诊。继用前方 30 剂。

三诊（2001 - 05 - 11）：精神不振消失，余症同二诊。右眼视力 0.6，左眼视力 0.5，眼底变化不明显。辨证治法同初诊。继用前方 30 剂。

四诊（2001 - 06 - 26）：双眼视物如常，微汗，舌红少津，瘀点明显减少，苔薄白，脉细。右眼视力 1.0，左眼视力 0.8，双眼底微血管瘤和硬性渗出减少为较少易数，眼底出血减少为点状，较少易数，软性渗出消失。辨证治法同初诊。继续服用此方 10 剂巩固疗效。


**案 3**

李某，女，56 岁。

初诊（2001 - 04 - 20）：糖尿病 16 年，双眼视物模糊 16 年，双眼底血管荧光造影检查示：双眼糖尿病视网膜病变（非增殖期）。就诊时症见：双眼前有小黑影，视物欠清，精神不振，可坚持体力劳动，微渴，不动则皮肤潮湿，稍动则汗出，大便硬结腹胀难解，3 日以上 1 次，腰酸胀痛，腿软难以行走，生活难以自理，头晕，耳鸣，舌红苔薄白，脉细数无力。眼科检查：双眼视力 0.7，右眼压 15mmHg，左眼压 15mmHg，双眼底微血管瘤、点状出血较少易数，软性渗出斑为单个，小于 1/2PD。诊断为中医："双眼消渴目病"［西医"双眼糖尿病视网膜病变"（非增殖期）］，证属气阴两虚、肝肾不足、目络瘀滞，治以益气养阴、补益肝肾、通络明目。拟优糖明 I 号方，处方：黄芪 16g，葛根 16g，地黄 15g，枸杞子

15g，决明子 10g，茺蔚子 10g，蒲黄 10g，水蛭 2g。

15 剂。

二诊（2001 - 05 - 04）：双眼前有小黑影，视物欠清，精神不振，可坚持体力劳动，不动则皮肤潮湿，稍动则汗出，大便硬结腹胀难解，3 日以上 1 次，腰膝酸胀，腿软无力，头晕，耳鸣，舌淡红苔薄白，脉细无力。双眼视力 0.8，右眼压 16mmHg，左眼压 16mmHg，其余眼科检查同前，辨证治法同初诊。继用前方 30 剂。

三诊（2001 - 06 - 07）：双眼前有小黑影，视物欠清，精神不振，可坚持体力劳动，不动则皮肤潮湿，稍动则汗出，大便硬结腹胀难解，3 日以上 1 次，腰膝酸胀，腿软无力，头晕，耳鸣，舌淡红苔薄白，脉细无力。右眼视力 1.0，左眼视力 0.8，右眼压 16mmHg，左眼压 16mmHg，双眼底微血管瘤及点状出血较少易数，软性渗出斑为单个，小于 1/2PD。辨证治法同初诊。继用前方 30 剂。

四诊（2001 - 07 - 26）：双眼视物如常，大便偏硬，1 日 1 次，偶见腰酸腿软，耳鸣，舌淡红苔薄白，脉平。右眼视力 1.0，左眼视力 0.9，右眼压 15mmHg，左眼压 15mmHg，双眼眼底出血消失，微血管瘤较少易数，软性渗出斑为单个，小于 1/2PD。辨证治法同初诊。继用前方 10 剂巩固疗效。

**案 4**

王某，女，59 岁。

初诊（2001 - 10 - 31）：糖尿病 14 年，双眼视物模糊 2 年，双眼底血管荧光造影检查示：双眼糖尿病视网膜病变（非增殖期）。就诊时症见：双眼前有多个小黑影，轻度视物模糊，精神不振，可坚持体力劳动，手足心轻微发热，偶有心胸烦热，有口渴感，可忍受，不动则皮肤微湿，动则皮肤潮湿，大便硬结，2~3 日 1 次，偶见腰酸腿软，不影响日常生活，耳鸣，舌红少津有淤点，脉细无力。眼科检查：双眼视力

0.6，右眼压 12mmHg，左眼压 13.7mmHg，右眼底微血管瘤较多不易数，多个片状出血斑融合，硬性渗出较多不易数，左眼底微血管瘤、硬性渗出较少易数，出血点较多不易数或呈片状，双眼软性渗出斑为单个，小于 1/2PD。诊断为中医："双眼消渴目病"［西医"双眼糖尿病视网膜病变"（非增殖期）］，证属气阴两虚、肝肾不足、目络瘀滞，治以益气养阴、补益肝肾、通络明目。拟优糖明Ⅰ号方，处方：黄芪 16g，葛根 16g，地黄 15g，枸杞子 15g，决明子 10g，茺蔚子 10g，蒲黄 10g，水蛭 2g。

15 剂。

二诊（2001 - 11 - 14）：双眼前有小黑影，视物欠清，精神不振，可坚持体力劳动，手足心轻微发热，偶有心胸烦热，有口渴感，可忍受，不动则皮肤微湿，动则皮肤潮湿，大便偏硬，1 日 1 次，偶见腰酸腿软，不影响日常生活，耳鸣。舌红少津有瘀点，苔薄白，脉细无力。双眼视力 0.6，右眼压 12mmHg，左眼压 13.7mmHg，其余眼部检查同前。辨证治法同初诊。继用前方 30 剂。

三诊（2001 - 12 - 14）：双眼前有小黑影，视物欠清，精神不振，可坚持体力劳动，手足心轻微发热，偶有心胸烦热，有口渴感，可忍受，不动则皮肤微湿，动则皮肤潮湿，大便偏硬，每日 1 次，偶见腰酸腿软，不影响日常生活，耳鸣，舌红少津有瘀点，苔薄白，脉细无力。右眼视力 0.8，左眼视力 1.0，右眼压 12mmHg，左眼压 12mmHg，双眼微血管瘤、渗出、点片状出血有所减少。辨证治法同初诊。继用前方 30 剂。

四诊（2002 - 01 - 29）：双眼前有小黑影，视物欠清，轻度精神不振，口渴，微汗，偶见腰酸腿软，不影响日常生活，舌红少津有瘀点，苔薄白，脉弦细。双眼视力 0.8，右眼压 14mmHg，左眼压 14.5mmHg，双眼底微血管瘤、硬性渗出减少为较少易数，出血变少为少许点状，软性渗出斑消失。辨证治法同初诊。继用前方 10 剂巩固疗效。

案5

郭某，男，54岁。

初诊（2001－6－26）：糖尿病10年，双眼视物模糊1年，双眼底血管荧光造影检查示：双眼糖尿病视网膜病变（非增殖期）。就诊时症见：双眼前有小黑影，视物欠清，口渴可忍受，不动则皮肤潮湿，稍动则汗出，大便硬结，2～3日1次，舌红少津有淤点，脉弦细。双眼视力0.8，右眼压16mmHg，左眼压18mmHg，双眼底微血管瘤及点状出血较少易数，诊断为中医："双眼消渴目病"［西医"双眼糖尿病视网膜病变（非增殖期）"］，证属气阴两虚、肝肾不足、目络瘀滞，治以益气养阴、补益肝肾、通络明目。拟优糖明Ⅰ号方，处方：黄芪16g，葛根16g，地黄15g，枸杞子15g，决明子10g，茺蔚子10g，蒲黄10g，水蛭2g。

15剂。

二诊（2001－07－09）：双眼视物如常，口渴可忍受，不动则皮肤潮湿，稍动则汗出，大便硬结，2～3日1次，舌红少津有瘀点，苔薄白，脉弦细。双眼视力1.0，右眼压18mmHg，左眼压16mmHg，双眼底微血管瘤及点状眼底出血较少易数。辨证治法同初诊。继用前方30剂。

三诊（2001－08－06）：双眼视物如常，口渴可忍受，不动则皮肤潮湿，稍动则汗出，舌红少津有瘀点，苔薄白，脉弦细。双眼视力1.0，右眼压18mmHg，左眼压15mmHg，双眼底微血管瘤及右眼底点状出血较少易数，左眼底出血消失。辨证治法同初诊。继用前方30剂。

四诊（2001－09－26）：双眼视物如常，轻度口渴、汗出，舌红少津有瘀点，苔薄白，脉弦细。双眼视力1.2，右眼压15mmHg，左眼压13mmHg，双眼底微血管瘤较少易数，眼底出血消失。辨证治法同初诊。继用前方10剂巩固疗效。

**8. 注意事项**：本方主要为糖尿病视网膜病变非增殖期"气阴两虚、肝肾不足、目络瘀滞"证而设，非此证则非本方所宜；临床应用本方时，患者应注意严格、合理控制血糖，调整起居、饮食，适当运动；定期进行眼科检查，及时进行针对性治疗。

### 9. 与本方有关的论文

［1］中医药治疗眼底病的研究. 建国四十年中医药科技成就［M］. 中医古籍出版社，1989：435－447

［2］谢学军，廖品正，李瑞荃，等. 滋养肝肾、活血化瘀药对实验性糖尿病大鼠血液流变的影响［J］. 中药药理与临床，1996，12（4）：29－31

［4］谢学军，李瑞荃，廖品正，等. 滋养肝肾、活血化瘀中药对实验性糖尿病性大鼠视神经组织形态的影响［J］. 中国中医眼科杂志，1996，6（3）：131

［5］糖尿病（消渴病）中医诊治荟萃［M］. 中国医药科技出版社，1999：427－434

［6］糖尿病中医研究进展［M］. 上海科技教育出版社，2000：159－168

［7］中医治疗糖尿病视网膜病变及研究进展. 香港浸会大学中医学院，2000

［8］专科专病·名医临证经验丛书·糖尿病［M］. 人民卫生出版社，2002：294－309

［9］郑燕林，廖品正，段俊国，等. 葛根素对体外培养视网膜微血管周细胞生长的影响［J］. 眼科，2002，11（2）：106－108

［10］刘路宏，廖品正，段俊国，等. 高血糖对大鼠视网膜凋亡抑制基因 bcl－2 蛋白表达的影响［J］. 长治医学院学报，2002，16（4）：244－245

［11］刘爱琴，廖品正，郑燕林，等. 芪明颗粒在糖尿病大鼠视网膜抗氧化反应中的作用［J］. 中国中医眼科杂志，2003，13（3）：128－130

［12］刘路宏，段俊国，廖品正，等. 高血糖对糖尿病大鼠视网膜神经节细胞的影响［J］. 眼科新进展，2003，23（3）：182－183

［13］刘路宏，廖品正，段俊国，等. 高血糖对大鼠视网膜蛋白激酶C的影响［J］. 长治医学院学报，2003，17（1）：1－3

［14］刘路宏，叶河江，段俊国，廖品正，等. 高血糖对实验性糖

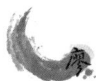

尿病大鼠视网膜电图的影响［J］. 眼科研究, 2004, 22 (1): 51 - 53

［15］宋剑涛, 杨薇, 廖品正, 等. 糖尿病黄斑病变研究进展［J］. 中国中医眼科杂志, 2004, 14 (1): 55 - 58

［16］中西医结合糖尿病学［M］. 人民卫生出版社, 2004

［17］汪伟, 万李, 周季家, 廖品正. 糖尿病黄斑水肿的发病机制及治疗进展［J］. 国际眼科杂志, 2009, 9 (3): 525 - 527

［18］李翔, 路雪婧, 叶河江, 等. 廖品正教授治疗糖尿病视网膜病变的经验［J］. 辽宁中医杂志, 2011, 38 (2): 228 - 229

# 优糖明 II 号方（廖品正经验方）

1. **组成**：黄芪 18g, 枸杞 15g, 山茱萸 12g, 淫羊藿 12g, 女贞子 12g, 墨旱莲 12g, 生蒲黄 12g, 生三七粉 3g（冲服）, 益母草 12g, 地龙 10g, 昆布 12g。

2. **功效**：益气补肾、化瘀通络、消痰散结。

3. **方解**：黄芪性味甘, 微温, 入肺脾经, 功能补中益气, 古今许多治消渴名方都以此为要药, 如《千金方》黄芪汤, 近代的玉泉丸等。枸杞子, 性味甘平, 入肝肾经, 补肾益精、养肝明目。山茱萸甘酸微温, 归肝肾经, 补益肝肾、固精明目。淫羊藿甘辛温, 归肝肾经, 补肾阳益精气。女贞子甘微苦、微凉, 归肝肾经, 滋养肝肾。墨旱莲甘酸平, 归肝肾经, 滋补肝肾、凉血止血, 前五药益气补肾治其本。地龙咸寒, 归肝肺膀胱经, 清热息风、通络利尿。益母草辛苦微寒, 归肝心膀胱经, 活血祛瘀、利水消肿。蒲黄性味甘辛平, 入肝、心经, 功能化瘀止血、利尿通淋, 因其具有活血止血的双向调节作用, 故临床广泛用于各种瘀血和出血之症。生三七粉甘、微苦、温, 归肝、胃经, 化瘀止血、活血定痛, 适用于人体内外各种出血, 对目内出血, 尤内眼出血, 有止血消瘀之效。由于蒲黄、生三七能化瘀止血, 故无论在眼络瘀阻或出血之时都是相宜可用的。昆布咸、寒, 归肝、胃、肾经, 消痰散结、利水消肿。后五味化瘀通络，消痰散结治其标。全方共奏益气补肾、化瘀通络、消痰散结之功，用以治疗糖尿病视网膜病变重度非增殖期或增殖期气虚肾亏、阴损阳衰、血瘀痰凝证。

4．**主治**：糖尿病视网膜病变重度非增殖期或增殖期之气虚肾亏、阴损阳衰、血瘀痰凝证。症见视物昏蒙，或眼前黑花飞舞，目睛干涩，夜卧口干，失眠健忘，神疲乏力，腰酸肢冷，下肢浮肿，大便溏秘交替等。

5．**用法**：水煎服或加工成胶囊、丸、片剂，每日1剂，分3次服用。

6．**临床应用及加减化裁**：（1）昆布可换为瓦楞子；可用山药、茯苓或太子参代替黄芪；益母草可用茜草替代；便溏者，去女贞子；无腰酸肢冷，可去淫羊藿。如案1。（2）失眠者，可加首乌藤、龙骨、煅牡蛎（一则安神助眠，二可消痰散结）；（3）若在出血期应本着"急则治其标"的原则，首以凉血止血为主，出血静止后，方可根据病情"缓则治其本"，如案2。

7．**验案举要**

**案1**

古某，女，59岁。

初诊（2008-06-22）：糖尿病11年，左眼视物模糊7年，双眼底血管荧光造影检查示：双眼糖尿病视网膜病变（重度非增殖期）。就诊时症见：左眼视物模糊，纳眠可，大便溏，小便可，舌质淡红，苔薄黄少津，脉弦细。眼科检查：右眼视力1.0（矫），左眼视力0.4（矫），双眼晶体后囊轻度混浊，右眼底后极部网膜散在黄白色渗出灶和微血管瘤，大片状出血，左眼底视盘周围大片状出血，网膜散在微血管瘤，大片黄白色渗出。诊断为中医："双眼消渴目病"［西医"双眼糖尿病视网膜病变"（重度非增殖期）］。证属气虚肾亏、阴损阳衰、血瘀痰凝，治以益气补肾、化瘀通络、消痰散结。拟优糖明Ⅱ号方加减。

处方：黄芪20g，山药20g，茯苓15g，枸杞20g，山茱萸15g，墨旱莲30g，生蒲黄15g（包煎），茜草15g，生三七粉4g（冲服），地龙15g，瓦楞子15g。

7剂。自服30剂。

二诊（2008－07－29）：视力有所改善，全身无不适，舌质淡红，苔薄黄少津，脉弦细。右眼视力1.2（矫），左眼视力0.8（矫），眼底出血较前减少。辨证仍为气虚肾亏、阴损阳衰、血瘀痰凝，治以益气补肾、化瘀通络、消痰散结。拟优糖明Ⅱ号方加减。

处方：黄芪20g，山药20g，枸杞20g，山茱萸15g，菟丝子15g，生蒲黄15g（包煎），茜草15g，生三七粉4g（冲服），葛根30g，花蕊石15g。

14剂。

三诊（2008－09－17）：眼症稳定，全身无不适，舌质淡红，苔薄黄少津，脉弦细。右眼视力1.2（矫），左眼视力0.8（矫），眼底出血进一步减少。辨证仍为气虚肾亏、阴损阳衰、血瘀痰凝，治以益气补肾、化瘀通络、消痰散结。二诊方加佩兰15g、昆布15g。方药如下：黄芪20g，山药20g，枸杞20g，山茱萸15g，菟丝子15g，生蒲黄15g（包煎），茜草15g，生三七粉4g（冲服），葛根30g，花蕊石15g，佩兰15g，昆布15g。

7剂。自服20剂。

四诊（2008－08－26）：眼症稳定，全身无不适，舌质淡红，苔薄黄少津，脉弦细。右眼视力1.2（矫），左眼视力0.9（矫），其余检查同三诊，辨证仍为气虚肾亏、阴损阳衰、血瘀痰凝，治以益气补肾、化瘀通络、消痰散结。上方去菟丝子，加墨旱莲30g，苍术15g，改山药30g。方药如下：黄芪20g，山药30g，枸杞20g，山茱萸15g，生蒲黄15g（包煎），茜草15g，生三七粉4g（冲服），葛根30g，花蕊石15g，佩兰15g，昆布15g，墨旱莲30g，苍术15g。

10 剂。

**案 2**

何某，男，68 岁。

初诊（2008 - 07 - 27）：糖尿病 10 年，左眼前黑影飘动 3
天，双眼底血管荧光造影检查示：双眼增殖性糖尿病视网膜病
变（重度非增殖期）。就诊时症见：左眼视物模糊，眼前黑影
飘动，足僵冷，踝部浮肿，纳眠可，二便常，舌质淡红，苔
白，脉弦细。右眼视力 0.6（矫），左眼视力 0.1（矫无助），
双眼晶体皮质混浊（＋），左眼玻璃体絮状混浊，眼底可见大
片出血，右眼底未见异常。诊断为中医："左眼消渴目病"
[西医"左眼糖尿病视网膜病变"（增殖期）]。辨证为气虚肾
亏、血失统摄，以出血为标，以气虚肾亏为本。然根据"急则
治其标"、"缓则治其本"的原则，应首以凉血止血、利水渗
湿；继则益气补肾、化瘀通络、消痰散结。

处方：墨旱莲 30g，生蒲黄 15g（包煎），槐花 20g，茜草
15g，花蕊石 15g，生三七粉 3g（冲服），丹皮 15g，黄芩 15g，
茯苓 15g，山药 30g，白术 15g，泽泻 15g。

7 剂。

二诊（2008 - 08 - 03）：诸症都有所减轻，舌质淡红有齿
痕，苔白，脉弦细。右眼视力 0.6（矫），左眼视力 0.2（矫
无助），双眼晶体皮质混浊（＋），左眼玻璃体絮状混浊，眼
底出血较前减少，右眼底未见异常。辨证同初诊。此诊因眼底
出血较前减少，初诊方基础上加丝瓜络 15g、葛根 20g。丝瓜
络通络活血而止血不留瘀。葛根升发清阳，引药上达清窍。

处方：墨旱莲 30g，生蒲黄 15g（包煎），槐花 20g，茜草
15g，花蕊石 15g，生三七粉 3g（冲服），丹皮 15g，黄芩 15g，
茯苓 15g，山药 30g，白术 15g，泽泻 15g，丝瓜络 15g，葛
根 20g。

10 剂。

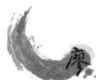

三诊（2008 – 08 – 12）：左眼视力提高，其余症状减轻，舌质暗红，苔黄，脉弦细。右眼视力0.8（矫），左眼视力0.4（矫无助），双眼晶体皮质混浊（＋），左眼玻璃体絮状混浊，眼底出血较前减少，右眼底未见异常。辨证为气虚肾亏、阴损阳衰、血瘀痰凝，治以益气补肾、化瘀通络、消痰散结。拟优糖明Ⅱ号方加减。

处方：黄芪20g，茯苓20g，山药30g，鸡内金15g，枸杞15g，淫羊藿15g，墨旱莲30g，白及15g，茜草15g，生蒲黄15g（包煎），生三七粉3g（冲服），花蕊石15g，茺蔚子10g。

7剂。

四诊（2008 – 08 – 20）：视力进一步提高，其余症状改善，舌质暗红苔黄，脉弦细。右眼视力0.8（矫），左眼视力0.5（矫无助），双眼晶体皮质混浊（＋），左眼玻璃体絮状混浊，眼底出血较前减少，右眼底未见异常。辨证为气虚肾亏、阴损阳衰、血瘀痰凝，治以益气补肾、化瘀通络、消痰散结。上方去山药，加白术15g、蔓荆子15g。白术补气健脾、燥湿利水。蔓荆子气清味薄，体轻而浮，升发阳气而通利九窍。

处方：黄芪20g，茯苓20g，鸡内金15g，枸杞15g，淫羊藿15g，墨旱莲30g，白及15g，茜草15g，生蒲黄15g（包煎），生三七粉3g（冲服），花蕊石15g，茺蔚子10g，白术15g，蔓荆子15g。

10剂。

**案3**

崔某，男，70岁。

初诊（2009 – 06 – 18）：糖尿病病史16+年，双眼视力下降2+年，双眼底血管荧光造影检查示：双眼糖尿病视网膜病变（重度非增殖期）。就诊时症见：双眼视物模糊，双手温度不一，左手发凉，足麻木，纳可，眠差，大便干燥，夜尿多，每晚2~3次，舌紫暗苔白，脉沉细。眼科检查：右眼视力 数指/10cm，左眼视力0.1（矫），双眼晶体后囊混浊，双眼玻璃体混浊（＋＋），双眼底隐约可见网膜深层片状及点状出血，右眼出血波及黄斑部，其余未见异常。诊断为中医："双眼消渴目病"〔西医"双眼糖尿病视网膜病变"（重度非增殖期）〕。辨证为气虚肾亏、阴损阳衰、血瘀痰凝。治以益气补肾、化瘀通络、消痰散结。拟优糖明Ⅱ号方加减。

处方：黄芪20g，茯苓15g，山药20g，枸杞15g，山茱萸15g，墨旱莲30g，生蒲黄15g，茜草15g，地龙15g，路路通15g，生地15g，茺蔚子15g，菊花15g，首乌藤30g。

5剂。

二诊（2009－06－24）：双眼视物模糊减轻，双手发凉、足麻木、眠差、大便干燥、夜尿多诸症好转，舌紫暗苔白，脉沉细。眼科检查：右眼视力0.04，左眼视力0.2（矫），其余检查同前。辨证仍为气虚肾亏、阴损阳衰、血瘀痰凝。治以益气补肾、化瘀通络、消痰散结。

处方：黄芪20g，枸杞15g，山茱萸15g，生蒲黄15g，墨旱莲30g，茜草15g，生三七粉4g，地龙15g，荔枝核15g，菊花15g，首乌藤30g。

10剂。

三诊（2009－07－05）：纳眠可，二便调，矢气，舌暗红苔黄白腻，脉细。右眼视力0.2（矫），左眼视力0.4（矫），双眼玻璃体混浊减轻为（＋），双眼底网膜深层片状及点状出血明显减少，右眼黄斑出血变薄变少，其余未见异常。继用优糖明Ⅱ号方加减。

处方：黄芪20g，枸杞15g，山茱萸15g，生蒲黄15g，墨旱莲30g，茜草15g，荔枝核15g，瓦楞子15g，生三七粉4g，葛根20g，地龙15g，广木香15g，佩兰15g。

10剂。

案4

程某，女，51岁。

初诊（2008-02-15）：糖尿病15年，视力下降2年，双眼底血管荧光造影检查示：双眼增殖性糖尿病视网膜病变。就诊时症见：双眼视物模糊，纳眠可，二便常，舌淡红苔黄白，脉弦细。眼科检查：右眼视力0.4，左眼视力0.1，双眼晶体皮质混浊，玻璃体内可见絮状和团块状混浊，右眼底隐约可见网膜少许出血，其余结构窥不清，左眼红光反射存在，眼底窥不清。空腹血糖：6.2mmol/L，餐后血糖：10.2mmol/L。诊断为中医："双眼消渴目病"［西医"双眼糖尿病视网膜病变，双眼玻璃体积血"（糖尿病视网膜病变增殖期）］。辨证为气虚肾亏、阴损阳衰、血瘀痰凝，治以益气补肾、化瘀通络、消痰散结。拟优糖明Ⅱ号方加减。

处方：黄芪20g，枸杞15g，山茱萸15g，墨旱莲30g，生蒲黄15g（包煎），菊花15g（后下），葛根30g，丹参20g，生三七粉3g（冲服），瓦楞子15g，生牡蛎25g（包煎），昆布15g。

10剂。

二诊（2008-02-29）：双眼视力较前明显改善，舌淡红苔黄白，脉弦细。眼科检查：右眼视力0.4，左眼视力0.5，双眼玻璃体内混浊明显减轻，双眼底隐约可见网膜少许出血。辨证仍为气虚肾亏、阴损阳衰、血瘀痰凝，治以益气补肾、化瘀通络、消痰散结。拟优糖明Ⅱ号方加减，上方加花蕊石15g。

处方：黄芪20g，枸杞15g，山茱萸15g，墨旱莲30g，生蒲黄15g（包煎），菊花15g（后下），葛根30g，丹参20g，生三七粉3g（冲服），瓦楞子15g，生牡蛎25g（包煎），昆布15g，花蕊石15g。

20剂。

三诊（2008-03-28）：双眼视力进一步改善，眠稍差，大便无力，舌质淡苔白，脉细。右眼视力0.5，左眼视力0.8，双眼晶体皮质混浊，玻璃体混浊进一步减轻，双眼底网膜出血进一步减少。辨证仍为气虚肾亏、阴损阳衰、血瘀痰凝，治以益气补肾、化瘀通络、消痰散结。拟优糖明Ⅱ号方加减。

处方：黄芪20g，枸杞15g，山茱萸15g，墨旱莲30g，生蒲黄20g（包煎），菊花15g（后下），葛根30g，丹参20g，生三七粉4g（冲服），瓦楞子15g，昆布15g，花蕊石15g，黄芩15g，首乌藤30g。

15剂。

四诊（2008-04-11）：双眼视力较前提高，眠可，全身无特殊不适，舌质淡苔白，脉细。右眼视力0.5，左眼视力0.8，其余检查同三诊。辨证仍为气虚肾亏、阴损阳衰、血瘀痰凝，治以益气补肾、化瘀通络、消痰散结。拟优糖明Ⅱ号方加减。三诊方加太子参以增强益气之力。

处方：黄芪20g，枸杞15g，山茱萸15g，墨旱莲30g，生蒲黄20g（包煎），菊花15g（后下），葛根30g，丹参20g，生三七粉4g（冲服），瓦楞子15g，昆布15g，花蕊石15g，黄芩15g，首乌藤30g，太子参20g。

10剂。

### 案5

蒋某，男，72岁。

初诊（2008-07-16）：糖尿病5年，双眼视力下降1年。就诊时症见：双眼视物模糊。纳眠可，偶有下肢麻木针刺感，夜尿3次/夜，大便稀溏，舌暗淡苔黄白，脉弦缓。右眼视力0.15，左眼视力0.25，双眼底弥漫性黄白色渗出斑和大片状出血。空腹血糖：7.1mmol/L，餐后血糖：11mmol/L，双眼底血管荧光造影检查：双眼糖尿病视网膜病变（4级）诊断为中医："双眼消渴目病"［西医"双眼糖尿病视网膜病变"（重度非增殖期）］。辨证为气虚肾亏、阴损阳衰、血瘀痰凝，治以益气补肾、化瘀通络、消痰散结。拟优糖明Ⅱ号方加减。

处方：太子参20g，山药20g，茯苓15g，枸杞15g，山茱萸15g，淫羊藿15g，墨旱莲20g，生蒲黄15（包煎），菊花15g（后下），黄连3g，生三七粉4g（冲服），地龙15g，花蕊石15，茺蔚子15g。

5剂。

二诊（2008－07－23）：双眼视物较前改善，下肢麻木感减轻，大便仍稀溏、次数多，舌暗淡苔黄白，脉弦缓。右眼视力0.2，左眼视力0.3，双眼底渗出及出血有所减少。辨证仍为气虚肾亏、阴损阳衰、血瘀痰凝，治以益气补肾、化瘀通络、消痰散结。拟优糖明Ⅱ号方加减。上方加泽泻15g。

处方：太子参20g，山药20g，茯苓15g，枸杞15g，山茱萸15g，淫羊藿15g，墨旱莲20g，生蒲黄15g（包煎），菊花15g（后下），生三七粉4g（冲服），地龙15g，花蕊石15，泽泻15g。

7剂。

三诊（2008－07－30）：双眼视力进一步提高，其他诸症较前改善，舌质暗淡苔黄白，脉弦缓。右眼视力0.5，左眼视力0.6，双眼底渗出及出血进一步减少变薄。辨证仍为气虚肾亏、阴损阳衰、血瘀痰凝，治以益气补肾、化瘀通络、消痰散结。拟优糖明Ⅱ号方加减。上方换太子参为黄芪20g，加怀牛膝15g补益肝肾，葛根20g引药上达目窍。

处方：山药20g，茯苓15g，枸杞15g，山茱萸15g，淫羊藿15g，墨旱莲20g，生蒲黄15g（包煎），菊花15g（后下），生三七粉4g（冲服），花蕊石15g，地龙15g，泽泻15g，黄芪20g，怀牛膝15g，葛根20g。

10剂。

**8. 注意事项**：本方主要为糖尿病视网膜病变重度非增殖期或增殖期"气虚肾亏、阴损阳衰、血瘀痰凝"证而设，若非此证则非本方所宜；临床应用本方时，患者应注意严格、合理控制血糖，调整起居、饮食，适当运动；定期进行眼科检查，及时进行针对性治疗。

9. **与本方有关的论文**：同"优糖明Ⅰ号方"。

# 养阴明目方（廖品正经验方）

1. **组成**：干地黄 15g，石斛 15g，麦冬 10g，五味子 10g，枸杞 15g，丹皮 10g，桑叶 10g，菊花 10g，蝉蜕 10g，薄荷 5g，白芍 15g，甘草 5g。

2. **功用**：滋养肺肾、清热明目。

3. **方解**：干地黄性味甘凉，归心肝肾经，清热凉血、养阴生津；石斛甘淡，微寒，归肺、胃、肾经，养阴清热、生津明目；麦冬甘苦微寒，归心肺胃经，清心润肺、养胃生津；五味子酸甘温，归肺、心、肾经，敛肺生津、滋肾明目、止泪；枸杞子，性味甘平，入肝肾经，补肾益精、养肝明目；前五者滋养肺肾为主。丹皮苦、辛、微寒，归心、肝、肾经，清热凉血、活血散瘀；桑叶甘苦凉，归肺肝经，疏风清热、清肝明目；菊花甘苦、平，归肝肾肺经，疏风清热、平肝明目；蝉蜕甘、咸、凉，归肺、肝经，散风热、止痒、退目翳；薄荷辛凉，归肺肝经，疏风散热、清利头目、疏肝解郁；后五味以清热明目为要。白芍苦、酸、微寒，归肝脾经，养血敛阴；甘草甘平，归心肺脾胃经，调和诸药，且与白芍共用酸甘化阴、柔肝缓急。全方共奏滋养肺肾、清热明目之功。主治肺肾阴虚、目失润养证之慢性结膜炎、干眼症。

4. **主治**：慢性结膜炎、干眼症之肺肾阴虚、目失润养证。症见目干涩不适，或微痒涩痛，微赤畏光，频频眨目，不耐久视，视物模糊，或眼前黑花飞舞，咽干少津，或夜卧口干等，苔薄少津，脉细无力。

5. **用法**：水煎服或加工成胶囊、丸、片剂，每日 1 剂，分 3 次服用。

6. **临床应用及加减化裁**：①临床上，可直接使用养阴清肺汤加减治疗干眼症，如参考资料。②若肠胃胀气，便秘，可加山楂、生麦芽、木香、陈皮、槟榔片等健脾消食导滞。③若便溏，可去生地、麦冬、丹皮等以免滋阴凉血伤脾胃，另加健脾胃之品如太子参、茯苓、山楂、麦芽等。④若兼角膜上皮脱失，可加决明子、木贼、密蒙花等退翳明目。⑤眠差，可加首乌藤等安神助眠。

7. **验案举要**：慢性结膜炎、干眼症"肺肾阴虚、目失润养"证，养阴明目方治之。

**案1**

向某，女，59岁。

初诊（2008 - 07 - 09）：双眼干涩不适多年，加重10天。就诊时症见：双眼干涩不适，视物模糊，咽干少津，纳眠可，二便调，苔薄少津，脉细无力。眼科检查：右眼视力0.3，左眼视力1.0，双眼内眦部少许白色分泌物，查泪液分泌实验：右眼3mm，左眼5mm，余无特殊。诊断为中医："双眼神水将枯症"（西医"双眼干眼症"），辨证属肺肾阴虚、目失润养，治以滋养肺肾、清热明目。予以养阴明目方加减。

处方：生地15g，石斛15g，麦冬10g，五味子10g，枸杞15g，白芍15g，丹皮10g，桑叶10g，菊花10g，蝉蜕10g，甘草5g，茺蔚子20g。

7剂，2日1剂。

二诊（2008 - 07 - 23）：双眼干涩减轻，有眼眵，口苦咽干，大便略溏，舌质暗红苔少，脉细略弦。右眼视力0.6，左眼视力1.0，其余眼部检查同前。辨证仍属肺肾阴虚、目失润养，治以滋养肺肾、清热明目。仍用养阴明目方加减。其口苦咽干为阴虚火旺之征，而便溏者，为兼脾虚之故。故调整初诊处方去生地、麦冬、茺蔚子，加黄芩、地骨皮、板蓝根、北沙参、白术、山楂以增加滋阴降火、健脾消食功能。

处方：石斛 15g，五味子 10g，枸杞 15g，白芍 15g，丹皮 10g，桑叶 10g，菊花 10g，蝉蜕 10g，甘草 5g，黄芩 15g，地骨皮 20g，板蓝根 30g，北沙参 20g，白术 15g，山楂 15g。

5 剂，每日 1 剂。

三诊（2008 - 08 - 27）：双眼干涩明显减轻，但双内眦部仍感不适，白色分泌物减少，晨起略感口苦，舌质暗红苔黄，脉略数。右眼视力 0.8，左眼视力 1.0，双眼睑结膜轻度充血，左眼内眦结膜轻度充血。辨证仍属肺肾阴虚、目失润养，治以滋养肺肾、清热明目。因其口苦咽干减轻，便溏消失，故调整二诊方去地骨皮、北沙参、白术，加干地黄、麦冬以增强滋阴补肾之力；去板蓝根，加牛蒡子以清热利咽之功；桔梗载药上行。

处方：石斛 15g，五味子 10g，枸杞 15g，白芍 15g，丹皮 10g，桑叶 10g，菊花 10g，蝉蜕 10g，甘草 5g，黄芩 15g，山楂 15g，干地黄 10g，麦冬 15g，牛蒡子 10g，桔梗 15g。

7 剂，2 日 1 剂。

四诊（2008 - 09 - 10）：左眼内眦偶尔干涩不适，右眼基本消失，大便次数较多且稀溏，舌质淡，苔薄略黄，脉细数。右眼视力 1.0（矫），左眼视力 1.0，泪液分泌实验：右眼 10mm，左眼 12mm，其余无特殊。辨证仍属肺肾阴虚、目失润养，治以滋养肺肾、清热明目。因大便次数较多且稀溏，故三诊方去麦冬。服药 5 剂后诸症消失。

处方：石斛 15g，五味子 10g，枸杞 15g，白芍 15g，丹皮 10g，桑叶 10g，菊花 10g，蝉蜕 10g，甘草 5g，黄芩 15g，山楂 15g，干地黄 10g，牛蒡子 10g，桔梗 15g。

7 剂，2 日 1 剂。

**案2**

李某，女，54 岁。

初诊（2006 - 12 - 08）：双眼干涩不适 1 月余。就诊时症

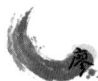

见：双眼干涩，眠可，口干，食后胃胀，二便调，舌尖红苔黄，脉弦缓。右眼视力 1.5（矫），左眼视力 1.0（矫），双眼结膜轻充血，双眼晶体轻度混浊，其余无特殊。诊断为中医："双眼白涩症"（西医"双眼慢性结膜炎"），辨证属肺肾阴虚、目失润养，治以滋养肺肾、清热明目，予以养阴明目方。因食后腹胀，故加山楂 15g、木香 15g、陈皮 10g，一则消食导滞，二则可防滋养碍胃。

处方：生地 15g，石斛 15g，麦冬 10g，五味子 10g，枸杞 15g，白芍 15g，丹皮 10g，桑叶 10g，菊花 10g，蝉蜕 10g，甘草 5g，山楂 15g，木香 15g，陈皮 10g。

7 剂。

二诊（2006－12－15）：双眼干涩缓解，胃胀减轻，纳眠可，其余无不适，苔薄少津，脉细。右眼视力 1.5（矫），左眼视力 1.0（矫），双眼结膜轻充血，双眼晶体轻度混浊，其余无特殊。辨证仍属肺肾阴虚、目失润养，治以滋养肺肾、清热明目。因其眼干涩缓减，故初诊方去蝉蜕、五味子以减清热明目、养阴生津之力；加薄荷既清利头目，又可疏肝以助脾气健运；加延胡索味辛能行、宣通郁滞而进一步缓解胃胀。

处方：生地 15g，石斛 15g，麦冬 10g，枸杞 15g，白芍 15g，丹皮 10g，桑叶 10g，菊花 10g，甘草 5g，山楂 15g，木香 15g，陈皮 10g，薄荷 10g，延胡索 15g。

15 剂。

三诊（2007－01－12）：诸症进一步改善，舌淡红微紫，苔薄白，脉弦细。右眼视力 1.5（矫），左眼视力 1.0（矫），双眼结膜轻充血，双眼晶体轻度混浊，其余无特殊。辨证仍属肺肾阴虚、目失润养，治以滋养肺肾、清热明目。因其诸症进一步缓减，舌质转为淡红微紫，苔变为薄白，故二诊方去延胡索，加白豆蔻辛温化湿行气以治脾胃胀气。

处方：生地 15g，石斛 15g，麦冬 10g，枸杞 15g，白芍 15g，丹皮 10g，桑叶 10g，菊花 10g，甘草 5g，山楂 15g，木

香 15g，陈皮 10g，薄荷 10g，白豆蔻 12g。

4 剂。自服 7 剂。

四诊（2007 - 01 - 19）：双眼无干涩，时有胃胀，常觉口干，纳眠可，舌质紫黯苔，脉细。右眼视力 1.5（矫），左眼视力 1.2（矫），双眼结膜充血已不明显，其余检查同三诊。辨证仍属肺肾阴虚、目失润养，治以滋养肺肾、清热明目。因其双眼干涩消失，仍时有胃胀，故三诊方加生麦芽健脾开胃、行气消食。

处方：生地 15g，石斛 15g，麦冬 10g，枸杞 15g，白芍 15g，丹皮 10g，桑叶 10g，菊花 10g，甘草 5g，山楂 15g，木香 15g，陈皮 10g，薄荷 10g，白豆蔻 12g，生麦芽 20g。

4 剂。

**案 3**

周某，女，28 岁。

初诊（2008 - 08 - 27）：双眼干涩 5 年。就诊时症见：双眼干涩不适，异物感，舌质红苔薄少，脉细。双眼视力 1.0，双眼结膜轻度充血，双眼下方角膜点状剥脱，荧光素染色（+），泪液分泌功能检查：右眼 5mm，左眼 6mm。诊断为中医："双眼神水将枯症"（西医"双眼干眼症"），辨证属肺肾阴虚、目失润养，治以滋养肺肾、清热明目，予以养阴明目方去薄荷。因角膜上皮剥脱，故加决明子、木贼增强退翳明目力量。

处方：生地 15g，石斛 15g，麦冬 10g，五味子 10g，枸杞 15g，白芍 15g，丹皮 10g，桑叶 10g，菊花 10g，蝉蜕 10g，甘草 5g，决明子 25g，木贼 15g。

10 剂。

二诊（2008 - 09 - 10）：双眼仅轻度干涩，其余无特殊，舌红苔薄少，脉细。双眼视力 1.0，双眼结膜轻度充血，双眼下方角膜点状剥脱消失，荧光素染色（-），其余未见明显异常。辨证仍属肺肾阴虚、目失润养，治以滋养肺肾、清热明目。初诊方加楮实子增强补益肝肾力量。

处方：生地15g，石斛15g，麦冬10g，五味子10g，枸杞15g，白芍15g，丹皮10g，桑叶10g，菊花10g，蝉蜕10g，甘草5g，楮实子20g。

7剂。

三诊（2008－09－20）：双眼仅偶尔干涩，其余无特殊，舌红，苔薄少，脉细，双眼视力1.2，泪液分泌功能检查：右眼15mm，左眼16mm，其余眼部检查无异常。继用前方5剂巩固疗效。

案4

尚某，女，68岁。

初诊（2008－07－23）：双眼干涩不适，轻微发痒、畏光2年。就诊时症见：双眼干涩不适，轻微发痒，畏光，口苦口干，偶有头昏，眠可纳差，大便稀溏，小便可，舌红苔白，脉弦细。右眼视力0.5（矫），左眼视力0.5（矫），双睑结膜轻度充血，少量滤泡，角膜透明，右眼下方少量点状着染，玻璃体细丝状浑浊，双眼底未见明显异常，泪液分泌试验：右13mm，左25mm。诊断为中医："双眼白涩症"（西医"双眼慢性结膜炎"）。辨证为肺肾阴虚、目失润养，治以滋养肺肾、清热明目。方拟养阴明目方，因便溏，故去麦冬、干地黄、薄荷，加茯苓、白术。

处方：石斛15g，五味子10g，枸杞15g，白芍15g，丹皮10g，桑叶10g，菊花10g，蝉蜕10g，甘草5g，茯苓15g，白术15g。

7剂。

二诊（2008－07－30）：双眼干涩不适、发痒、畏光较前有所好转，口干，食可眠差，大便已正常，舌红苔白，脉弦细。右眼视力0.6（矫），左眼视力0.6（矫）。双睑结膜轻度充血，少量滤泡，角膜透明，染色阴性，其余眼部检查同初诊。仍辨证为肺肾阴虚、目失润养，治以滋养肺肾、清热明目。因大便已正常，口干眠差，故在初诊方基础上复加麦冬、干地黄滋阴生津，加首乌藤安神助眠。

处方：石斛15g，五味子10g，枸杞15g，白芍15g，丹皮10g，桑叶10g，菊花10g，蝉蜕10g，甘草5g，茯苓15g，白术15g，干地黄15g，麦冬10g，首乌藤30g。

10剂。

三诊（2008-08-13）：双眼干涩不适、发痒、畏光较前进一步好转，口干眠差明显减轻，舌红苔白，脉弦细。双眼视力0.8（矫），睑结膜轻度充血，少量滤泡，角膜透明，染色阴性，泪液分泌试验：右20mm，左25mm。仍辨证为肺肾阴虚、目失润养，治以滋养肺肾、清热明目。二诊方中加入生麦芽20g健脾护胃。

处方：石斛15g，五味子10g，枸杞15g，白芍15g，丹皮10g，桑叶10g，菊花10g，蝉蜕10g，甘草5g，茯苓15g，白术15g，干地黄15g，麦冬10g，首乌藤30g，生麦芽20g。

5剂。

**案5**

白某，女，65岁。

初诊（2009-07-03）：双眼干涩不适，发痒发红，视力下降10余年。就诊时症见：双眼干涩不适，发痒发红、发热，视力下降，眠差，口鼻干，肠胃胀气，常便秘，小便频急，舌红苔黄少津，脉细。右眼视力0.5，左眼视力$0.3^{-1}$，双眼角膜散在点状染色，以下方为主，泪膜破裂时间缩短，右5秒，左3秒。双眼晶体混浊（++），眼底隐约可见视盘界清，色泽尚可。诊断为中医："双眼神水将枯症"（西医"双眼干眼症"），辨证为肺肾阴虚、目失润养，治以滋养肺肾、清热明目。方用养阴明目方加味。因肠胃胀气，常便秘，眠差，故加山楂、生麦芽、槟榔片健脾消食导滞，首乌藤安神助眠。

处方：干地黄15g，石斛15g，麦冬10g，五味子10g，枸杞15g，白芍15g，丹皮10g，桑叶10g，菊花10g，蝉蜕10g，薄荷10g，甘草5g，山楂15g，生麦芽30g，槟榔片15g，首乌藤30g。

5剂。

二诊（2009-07-08）：双眼干涩不适、发红、发痒、眠差、大便干、胃肠胀气诸症明显减轻，小便频急消失，仍觉口鼻干，舌红苔白，脉细数。右眼视力0.7，左眼视力0.8$^{-1}$，双眼角膜减少为少许点状染色，泪膜破裂时间右眼7秒，左6秒，其余检查同前。仍辨证为肺肾阴虚、目失润养，治以滋养肺肾、清热明目。初诊方加北沙参30g、女贞子15g增强滋养肺肾作用。

处方：干地黄15g，石斛15g，麦冬10g，五味子10g，枸杞15g，白芍15g，丹皮10g，桑叶10g，菊花10g，蝉蜕10g，薄荷10g，甘草5g，山楂15g，生麦芽30g，槟榔片15g，首乌藤30g，北沙参30g，女贞子15g。

10剂。

三诊（2009-07-20）：双眼发红、发痒、磣涩不适、眠差、大便干、胃肠胀气、口鼻干等症进一步减轻，舌红苔白，脉细数。右眼视力0.8，左眼视力0.9$^{-1}$，双眼角膜染色消失，结膜充血减轻为（+），双眼泪膜破裂时间9秒，其余检查同前。继用前方10剂巩固疗效。

**案6**

张某，女，31岁。

初诊（2009-06-10）：双眼干涩，疼痛7年。就诊时症见：双眼干涩疼痛，容易疲倦，畏光，不欲睁眼，眠少无规律，便常，口干，舌暗红苔白，脉细。眼科检查：右眼视力1.0$^{+2}$（矫正），左眼视力1.2，双眼角膜透明，染色（-），泪膜破裂时间缩短为 5 秒，其余未见异常。诊断为中医："双眼神水将枯症"（西医"双眼干眼症"），辨证为肺肾阴虚、目失润养，治以滋养肺肾、清热明目。方用养阴明目方加味。因其易于疲倦，目珠疼痛，眠差，故加北沙参、黄芪益气养阴，川芎通络止痛，首乌藤安神助眠。

处方：干地黄 15g，石斛 15g，麦冬 10g，五味子 10g，枸杞 15g，白芍 15g，丹皮 10g，桑叶 10g，菊花 10g，蝉蜕 10g，薄荷 10g，甘草 5g，川芎 10g，北沙参 20g，黄芪 20g，首乌藤 30g。

5 剂。

二诊（2009 - 06 - 17）：双眼干涩疼痛、不欲睁眼、眠差口干好转，头痛减轻，服中药后有欲吐反应，舌暗红苔白，脉细。双眼视力 1.2（矫正），双眼角膜透明，染色（-），泪膜破裂时间稍长，现为 7 秒，其余未见异常。仍辨证为肺肾阴虚、目失润养，治以滋养肺肾、清热明目。因服药后有欲吐反应，故加陈皮 10g、法半夏 10g 运脾降逆和胃。

处方：干地黄 15g，石斛 15g，麦冬 10g，五味子 10g，枸杞 15g，白芍 15g，丹皮 10g，桑叶 10g，菊花 10g，蝉蜕 10g，薄荷 10g，甘草 5g，川芎 10g，北沙参 20g，黄芪 20g，首乌藤 30g，陈皮 10g，法半夏 10g。

7 剂。

三诊（2009 - 06 - 27）：双眼轻度干涩不适，头痛消失，眠差口干进一步好转，其余无特殊不适，舌暗红苔白，脉细。双眼视力 1.2（矫正），双眼角膜透明，染色（-），泪膜破裂时间稍长，现为 8 秒，其余未见异常。仍辨证为肺肾阴虚、目失润养，治以滋养肺肾、清热明目。效不更方。继用上方 5 剂巩固疗效。

**8. 注意事项**：本方主要为干眼症"肺肾阴虚、目失润养"证而设，若非此证则非本方所宜；临床应用本方时，患者应注意调整起居、饮食，注意眼部休息，避免辛辣炙煿之品；定期进行眼科检查，及时进行针对性治疗。

9. 参考资料

（1）廖老硕士研究生曾玲毕业论文《养阴清肺汤治疗干眼症的临床疗效观察》（摘要）。目的：观察滋阴润肺、清热生津中药养阴清肺汤治干眼症的疗效。方法：在成都中医药大学附属医院采用相同入选和排除标准纳入干眼症病例 60 例，按 1∶1 随机分为治疗组和对照组，治疗组内服养阴清肺汤（生地 15g，白芍 15g，玄参 12g，麦冬 12g，贝母 12g，丹皮 12g，薄荷 10g，甘草 6g），局部滴用透明质酸钠 0.1 眼液（爱丽 0.1 眼液），每日 3 次；对照组仅局部滴用透明质酸钠 0.1 眼液，也为每日 3 次。1 月为一疗程。观察治疗前后的眼部症状、泪液分泌量、泪膜破裂时间、中医症状等疗效指标。结果：治疗组总有效率为 86.66%，治疗后眼部症状改善，中医临床症状疗效总有效率为 90%，患者自觉症状改善明显。治疗后两组泪液分泌量增加（$P < 0.05$），泪膜破裂时间延长（$P < 0.05$），中医临床症状改善（$P < 0.05$）。同时观察两组中医临床症状改善指标显示治疗组明显优于对照组（$P < 0.01$）。结论：养阴清肺汤合人工泪液治疗干眼症可明显改善干眼症状，增加泪液分泌量，延长泪膜破裂时间，改善角膜上皮情况，较单纯应用人工泪液治疗效果明显。

10. 与本方有关的论文

[1] 李翔，周春阳，叶河江，等. 廖品正教授治疗目痒经验 [J]. 中国中医眼科杂志，2011，（3）：157 - 158

[2] 李翔，叶河江，潘学会，等. 廖品正教授治疗目劄经验 [J]. 陕西中医，2010，（10）：1375 - 1376

# 化瘀消肿方（廖品正经验方）

1. 组成：益母草 18g，川芎 15g，生蒲黄 15g，三七 4g，丹皮 12g，桑白皮 15g，地龙 12g，昆布 12g，黄芪 15g，白术 12g。

2. **功用**：活血化瘀、利水消肿。

3. **方解**：益母草辛苦微寒，归肝、心、膀胱经，既能活血祛瘀，又能利水消肿；川芎辛温，归心、肝经，既活血祛瘀以通脉，又行气化瘀以止痛，二者对血瘀水停之瘀血水肿疼痛尤为适宜而共为君药。蒲黄性味甘辛平，入肝、心经，功能化瘀止血、利尿通淋，因其具有活血止血的双向调节作用，故临床广泛用于各种瘀血和出血之症；三七甘、微苦、温，归肝、胃经，止血散瘀、消肿定痛，适用于人体内外各种出血，对目内出血尤其内眼出血，止血而能消瘀；丹皮苦、辛、微寒，归心、肝、肾经，清热凉血、活血散瘀；桑白皮甘寒，归肺、脾经，能泻肺利水消肿，而有助白睛（球结膜）、神膏（玻璃体）红赤肿胀消退；地龙咸寒，归肝、肺、膀胱经，通络利尿；昆布咸寒，归肝、胃、肾经，消痰散结、利水消肿；黄芪性味甘，微温，入肺、脾经，益气生肌有助伤口愈合，尚能利水消肿帮助消除水肿；白术甘苦温，归脾、胃经，既补气健脾使气血生化有源，又燥湿利水而消组织肿胀。黄芪、白术两者扶助正气，体现廖老攻邪不伤正的学术思想。全方共奏活血化瘀、利水消肿之功，可用于眼内外手术后瘀血水肿疼痛。

4. **主治**：眼外伤及眼内外手术后之血瘀水停证。外眼症见组织红赤、青紫、肿胀、疼痛；内眼可见前房、玻璃体积血，眼底视网膜出血、水肿、渗出等。

5. **用法**：水煎服或加工成胶囊、丸、片剂，每日 1 剂，分 3 次服用。

6. **临床应用及加减化裁**：①若术后无明显出血、瘀滞，如白内障术后角膜水肿（黑睛混浊）、虹睫炎（黑睛后壁附着物、神水混浊），则可将益母草改为泽兰，但活血利水力量稍缓；可把川芎、三七、地龙、丹皮、昆布等活血止血、软坚散结之品换为茺蔚子则既能活血化瘀、又能凉肝明目，并加退翳明目之荆芥、蝉蜕等。如参考资料；②可选加泽兰、牛膝、白茅根等。③失眠者可酌加首乌藤、生龙骨、生牡蛎等。

### 7. 验案举要

**案1**

傅某，男，38岁。

初诊（2009-11-05）：3周前左眼被垒球撞伤，就诊时症见：左眼胀痛，视物模糊，红赤肿胀，纳眠可，二便常，舌红苔黄，脉弦。眼科检查：右眼视力1.5（矫正），左眼视力0.1（矫正），左眼睑青紫肿胀，球结膜充血水肿，前房积血3mm，瞳孔散大7-8mm，晶体轻度混浊，玻璃体和视网膜未见异常。诊断为中医："左眼撞击伤目"（西医"左眼球钝挫伤，左眼前房积血"），辨证为血瘀水停，治以活血化瘀、利水消肿。方拟化瘀消肿方加减。

处方：益母草18g，川芎15g，生蒲黄15g，三七4g，丹皮12g，桑白皮15g，地龙12g，昆布12g，黄芪15g，茯苓20g，川牛膝15g，莪术15g。

7剂。

二诊（2009-11-13）：药后全身无不适，左眼胀痛、视物模糊、红赤肿胀明显减轻，左眼视力提高，纳眠可，二便常，舌红苔黄，脉弦。视力左眼1.5（矫正），左眼0.5（矫正），左眼睑青紫肿胀、球结膜充血水肿明显减轻，前房积血略0.5mm，瞳孔散大7-8mm，晶体轻度混浊，玻璃体和视网膜未见异常。辨证为血瘀水停，治以活血化瘀、利水消肿。方拟化瘀消肿方加减，初诊方加三棱15g破血中之气而消散积聚，加瓦楞子15g化瘀散结而使前房积血尽快吸收。

处方：益母草18g，川芎15g，生蒲黄15g，三七4g，丹皮12g，桑白皮15g，地龙12g，昆布12g，黄芪15g，茯苓20g，川牛膝15g，莪术15g，三棱15g，瓦楞子15g。

7剂。

三诊（2009-11-23）：左眼胀痛、红赤肿胀消失，视物模糊减轻，视力明显提高，纳眠可，二便常，舌红苔黄，脉弦。右眼视力 1.5（矫正），左眼视力 1.0（矫正），左眼睑青紫肿胀、球结膜充血水肿、前房积血消失，瞳孔轻度散大，略 5mm，其余眼部检查同二诊。辨证为血瘀水停，治以活血化瘀、利水消肿。方拟化瘀消肿方加减，二诊方去丹皮、益母草，加泽兰 15g 增强活血通络利水力量，另加楮实子 20g 补肾扶正。

处方：川芎 15g，生蒲黄 15g，三七 4g，桑白皮 15g，地龙 12g，昆布 12g，黄芪 15g，茯苓 20g，川牛膝 15g，莪术 15g，三棱 15g，瓦楞子 15g，泽兰 15g，楮实子 20g。

7 剂。

**案 2**

杜某，男，53 岁。

初诊（2009 - 01 - 13）：左眼网脱术后 3 月，眼胀疼，视物变形。就诊时症见：左眼胀疼，视物变形，食眠可，二便常，神倦，舌淡苔白，脉细。眼科检查：右眼视力 1.0（矫正），左眼视力 0.15$^+$（矫无助），左眼外眦部充血肿胀，角膜上皮点片状脱落，染色阳性，晶体正常，玻璃体轻度混浊，眼底高度近视性改变，网膜回贴良好，少许出血渗出。诊断为：中医"左眼视瞻昏渺"（西医"左眼视网膜脱离术后"）。辨证为血瘀水停，治以活血化瘀、利水消肿。方拟化瘀消肿方加味。

处方：益母草 18g，川芎 15g，生蒲黄 15g，三七 4g，丹皮 12g，桑白皮 15g，地龙 12g，昆布 12g，黄芪 15g，白术 12g，蝉蜕 10g，木贼 6g。

10 剂。

二诊（2009 - 01 - 25）：自觉视力稍增，眼仍感胀疼，视物变形，食眠可，二便常，神倦，舌淡苔白，脉细。右眼视力 1.0（矫正），左眼视力 0.4（矫正），外眦部充血肿胀明显减轻，角膜上皮片状脱落修复，玻璃体混浊及网膜出血、渗出明显减轻，其余眼部检查同初诊。辨证仍为血瘀水停，治以活血化瘀、利水消肿。因视衣属肝肾，故初诊方加枸杞、楮实子补益肝肾。

处方：益母草 18g，川芎 15g，生蒲黄 15g，三七粉 4g，丹皮 12g，桑白皮 15g，地龙 12g，昆布 12g，黄芪 15g，白术 12g，蝉蜕 10g，木贼 6g，枸杞 20g，楮实子 20g。

10 剂。

三诊（2009 - 02 - 10）：自觉双眼视力提高，小便增多，其余无不适，舌暗苔白，脉细。眼科检查：右眼视力 1.5（矫正），左眼视力 0.6（矫正），其余检查同二诊。辨证仍为血瘀水停，治以活血化瘀、利水消肿。二诊方去益母草、丹皮，加入薏苡仁 20g、菟丝子 15g 以加强健脾补肾之力。

处方：川芎 15g，生蒲黄 15g，三七粉 4g，桑白皮 15g，地龙 12g，昆布 12g，黄芪 15g，白术 12g，蝉蜕 10g，木贼 6g，枸杞 20g，楮实子 20g，薏苡仁 20g，菟丝子 15g。

10 剂。

**案 3**

任某，女，63 岁。

初诊（2009 - 07 - 09）：左眼视网膜脱离、玻切术后 9 天。就诊时症见：左眼疼痛，胞睑浮肿，白睛红赤、水肿，纳眠可，二便调，舌淡红苔白，脉弦细。眼科检查：右眼视力 0.3（矫正），左眼视力 0.02（矫正），晶状体轻度混浊，小瞳下眼底窥不清，左眼睑轻度水肿，结膜轻度充血、水肿，AR（±），瞳孔药物散大约 5mm，虹膜纹理欠清，晶体前囊表面虹膜色素沉着，晶体轻度混浊，眼底见视盘色红，边界欠清，视网膜平复，黄斑区结构欠清，视网膜未见出血及渗出灶。诊断为中医："左眼暴盲"（西医"左眼视网膜脱离术后"）。辨证为血瘀水停，治以活血化瘀、利水消肿。方拟化瘀消肿方加味。

处方：益母草 18g，川芎 15g，生蒲黄 15g，三七 4g，丹皮 12g，桑白皮 15g，地龙 12g，昆布 12g，黄芪 15g，白术 12g，茯苓 15g，泽泻 15g。

7 剂。

二诊（2009 - 07 - 16）：自觉眼症明显改善，食可，眠差，多梦，二便调，舌淡红苔白脉弦细。眼科检查：右眼视力 0.15（矫正 0.3），左眼视力 0.06（矫正），其余眼部检查同初诊。辨证为血瘀水停，治以活血化瘀、利水消肿。初诊方去茯苓、泽泻，加生龙骨 25g（包煎）、生牡蛎 25g（包煎）安神助眠。

处方：益母草 18g，川芎 15g，生蒲黄 15g，三七 4g，丹皮 12g，桑白皮 15g，地龙 12g，昆布 12g，黄芪 15g，白术 12g，生龙骨 25g（包煎），生牡蛎 25g（包煎）。

7 剂。

三诊（2009 - 07 - 23）：自觉眼症改善，眠稍差，大便稍干，余无不适，舌暗红苔薄黄，脉细。眼科检查：右眼视力 0.5（-7.00D），左眼视力 0.15（矫正），左眼结膜充血，球结膜充血、水肿均减轻，其余同前。辨证为血瘀水停，治以活血化瘀、利水消肿。因视衣属肝肾，故二诊方加楮实子、女贞子、墨旱莲滋补肝肾以扶正固本，加茺蔚子活血祛瘀，兼凉肝明目。

处方：益母草 18g，川芎 15g，生蒲黄 15g，三七 4g，丹皮 12g，桑白皮 15g，地龙 12g，昆布 12g，黄芪 15g，白术 12g，生龙骨 25g（包煎），生牡蛎 25g（包煎），楮实子 15g，女贞子 15g，墨旱莲 30g，茺蔚子 15g。

10 剂。

**案 4**

廖某，男，49 岁。

初诊（2009 - 06 - 24）：双眼白内障术后 9 天。就诊时症

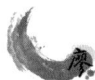

见：视物模糊，目赤疼痛，畏光流泪，眠差，食少，便常，舌红苔薄少，脉细略数。右眼视力 0.02，左眼视力 0.5，双眼球结膜充血水肿，双眼角膜轻水肿，AR（＋），人工晶体位置正常，右眼晶体后囊轻度混浊，左眼晶体前囊少许色素附着，双眼眼底网膜豹纹状改变，视盘颞侧弧形萎缩斑，黄斑区光反射消失。诊断为中医："双眼圆翳内障术后"（西医"双眼年龄相关性白内障术后"）。辨证为血瘀水停，治以活血化瘀、利水消肿。方拟化瘀消肿方加味。

处方：益母草 18g，川芎 15g，生蒲黄 15g，三七 4g，丹皮 12g，桑白皮 15g，地龙 12g，昆布 12g，黄芪 15g，白术 12g，菊花 15g（后下），蝉蜕 15g，首乌藤 30g，炒枣仁 20g（碎），生龙骨 20g（包煎），生牡蛎 20g，山楂 15g，生麦芽 30g。

7 剂。

二诊（2009－07－01）：双眼红赤疼痛、畏光流泪消失，视力提高，眠差食少明显改善，舌红苔薄少，脉细略数。右眼视力 0.5，左眼视力 0.7，双眼充血水肿已不明显，角膜清亮，AR（－），其余检查同初诊。初诊效佳，说明辨治准确，此诊初诊方去菊花、蝉蜕、益母草、丹皮，加枸杞 15g、菟丝子 15g 补益肝肾，改炒枣仁 25g、生牡蛎 25g、生龙骨 25g 安神助眠。

处方：川芎 15g，生蒲黄 15g，三七 4g，桑白皮 15g，地龙 12g，昆布 12g，黄芪 15g，白术 12g，首乌藤 30g，炒枣仁 25g（碎），生龙骨 25g（包煎），生牡蛎 25g，山楂 15g，生麦芽 30g。

10 剂。

三诊（2009－07－15）：双眼视力进一步提高，眠差食少已不明显，舌红苔薄少，脉细略数。右眼视力 0.7，左眼视力 0.9，其余检查同二诊。继用二诊方 5 剂巩固疗效。

**8. 注意事项**：本方主要为血瘀水停证眼外伤、眼内外手术后瘀血水肿疼痛而设，若非此证则非本方所宜；临床应用本方时，患者应注意调整起居、饮食，注意眼部休息，避免辛辣炙煿之品；定期进行眼科检查，及时进行针对性治疗。

### 9. 参考资料

廖老硕士研究生姬秀丽毕业论文《活血利水、退翳明目中药治疗白内障术后并发症的临床疗效观察》（摘要）。目的：观察活血利水、退翳明目中药治疗白内障术后并发角膜水肿及虹膜睫状体炎的作用，为临床应用中医药治疗白内障术后并发症提供一定参考。方法：按手术时间顺序、根据随机数字表、采用相同入选和排除标准，纳入白内障术后角膜水肿和虹膜睫状体炎的病例68例，按1∶1随机分为中西医结合治疗组和单纯西药对照组。对照组于术后当天予以常规西药治疗；治疗组于术后当天给予常规西药治疗，同时再加服活血利水、退翳明目中药免煎剂（茺蔚子10g，泽兰10g，生蒲黄10g，桑白皮10g，蝉蜕10g，荆芥10g）治疗。1周为一个疗程，分别观察术后1、3、7天患者角膜厚度、虹膜睫状体炎症及视力情况。结果：①手术后1、3、7天两组角膜厚度比较：两组差异有显著性（$P<0.01$）。②患者眼部一般症状和体征积分比较：两组在统计学上差异有显著性（$P<0.01$）。③患者视力比较：两组术后第7天视力差异有显著性（$P<0.01$）。④治疗7天后，两组总有效率差异有统计学意义（$P<0.05$）。结论：①活血利水、退翳明目中药能改善白内障术后并发角膜水肿及虹膜睫状体炎的病情。②活血利水、退翳明目中药能改善白内障术后并发角膜水肿及虹膜睫状体炎患者的视力。③加用活血利水、退翳明目中药治疗白内障术后并发角膜水肿及虹膜睫状体炎优于单纯西药治疗。

### 10. 与本方有关的论文

李翔，余玲玲，姬秀丽，等．廖品正教授对"活血利水法"在现代眼科临床应用的认识［J］．辽宁中医药大学学报，2010，12（12）：5-6

# 菟苓丹（廖品正经验方）

1. **组成**：菊花 15g，菟丝子 15g，枸杞 15g，茯苓 15g，白术 12g，丹参 15g，莪术 12g，山楂 12g，昆布 15g，三七 4g。

2. **功用**：滋肾益脾、化瘀消滞。

3. **方解**：菊花，甘苦平，归肺、肝经，本品功擅疏风清热，清肝泻火，兼能益阴明目，常与补益肝肾之品同用，使补而不燥；菟丝子甘平，归肝、肾、脾经，补益肝肾、明目；枸杞子，性味甘平，入肝、肾经，补肾益精、养肝明目；茯苓甘淡平，归心、肺、脾、肾经，利水渗湿、健脾和胃；白术甘苦温，归脾、胃经，补气健脾、燥湿利水；前五味滋肾益脾治其本。丹参苦微寒，归心、肝经，《本草正义》谓："丹参，专入血分，其功在于活血行血，内之达脏腑而化瘀滞……外之利关节而通脉络。"莪术辛苦温，归肝、脾经，破血行气消积；山楂酸甘微温，归脾、胃、肝经，消食化积散瘀；昆布咸寒，归肝、胃、肾经，消痰散结、利水消肿；三七甘、微苦、温，归肝、胃经，止血散瘀；后五者化瘀消滞治其标。全方共奏滋肾益脾、化瘀消滞之功，主治脾肾两虚、血瘀痰凝之干性年龄相关性黄斑变性。

4. **主治**：干性年龄相关性黄斑变性之脾肾两虚、血瘀痰凝证。症见视物模糊或变形，眼底见黄斑部色素紊乱，中心凹光反射消失，后极部较多玻璃膜疣，萎缩期黄斑区可见密集融合的玻璃膜疣及萎缩病灶。

5. **用法**：水煎服或加工成胶囊、丸、片剂，每日 1 剂，分 3 次服用。

6. **临床应用及加减化裁**：①若兼出血，去丹参、莪术、昆布，加墨旱莲既能凉血止血，又能补肾养阴。如案 1。②若脾虚食滞甚而腹胀甚，加太子参、枳壳、鸡内金、大腹皮增加健脾消食导滞力量。

7. 验案举要

案 1

郑某，女，66 岁。

初诊（2006 - 11 - 22）：双眼视物模糊 6 年，曾在多家西医医院诊断为"双眼年龄相关性黄斑变性"。就诊时症见：双眼视物模糊，下腹胀，食眠可，小便常，时有大便带血，色鲜红，舌紫红边尖齿痕，苔黄白，脉细。眼科检查：双眼视力0.8（矫无助），右眼黄斑色素病灶，黄斑区变性病灶尚未波及中心，左眼黄斑色素紊乱。诊断为中医："双眼视瞻昏渺"（西医"双眼干性年龄相关性黄斑变性"）。辨证为脾肾两虚、血瘀痰凝，治以滋肾益脾、化瘀消滞。方用菟苓丹加减，因下腹胀，时有大便带血，故去莪术，加大腹皮 15g 行气消胀，墨旱莲 20g 凉血止血以防化瘀太过而加重出血。

处方：菊花 15g，菟丝子 15g，枸杞 15g，茯苓 15g，白术12g，丹参 15g，山楂 12g，昆布 15g，三七 4g，大腹皮 15g，墨旱莲 20g。

6 剂，2 日 1 剂。

二诊（2006 - 12 - 01）：自觉视物较前清晰，腹胀改善，痔疮已无出血，食眠可，便常，舌紫红边尖齿痕，苔黄白，脉细。眼科检查：双眼视力 1.2，余眼部检查同前。辨证仍为脾肾两虚、血瘀痰凝，治以滋肾益脾、化瘀消滞。初诊方加茺蔚子 10g 以活血祛瘀，还能凉肝明目。

处方：菊花 15g，菟丝子 15g，枸杞 15g，茯苓 15g，白术12g，丹参 15g，山楂 12g，昆布 15g，三七 4g，大腹皮 15g，墨旱莲 20g，茺蔚子 10g。

10 剂，1.5 日 1 剂。

三诊（2006 - 12 - 15）：自觉视物清晰，余无不适，舌紫红边尖齿痕，苔黄白，脉细。眼科检查：双眼视力 1.5，余眼部检查同前。辨证仍为脾肾两虚、血瘀痰凝，治以滋肾益脾、化瘀消滞。二诊方加莪术 12g，进一步增强祛瘀力量。

处方：菊花15g，菟丝子15g，枸杞15g，茯苓15g，白术12g，丹参15g，山楂12g，昆布15g，三七4g，大腹皮15g，墨旱莲20g，茺蔚子10g，莪术12g。

15剂。1.5日1剂。

四诊（2007－01－06）：服药后无不适，大便日两次，矢气，舌红紫，苔黄白，脉细略弦。眼科检查：双眼视力1.5，余眼部检查同前。故在三诊方基础上去大腹皮、茺蔚子，以减行气导滞、凉血祛瘀力量。

处方：菊花15g，菟丝子15g，枸杞15g，茯苓15g，白术12g，丹参15g，山楂12g，昆布15g，三七4g，墨旱莲20g，莪术12g。

10剂。

## 案2

叶某，男，62岁。

初诊（2010－01－05）：双眼视物模糊，左眼视物扭曲变形1+年，曾在多家西医医院诊断为"双眼年龄相关性黄斑变性"。就诊时症见：双眼视物模糊，左眼视物扭曲变形，纳眠可，二便常，舌暗红苔薄，脉弦。眼科检查：右眼视力0.6（矫无助），左眼视力0.4（矫无助），双眼晶体轻度混浊，右眼黄斑区光反射消失，左眼黄斑区陈旧瘢痕，少许渗出。诊断为中医："视瞻昏渺"（西医"双眼干性年龄相关性黄斑变性"）。辨证为脾肾两虚、血瘀痰凝，治以滋肾益脾、化瘀消滞，方用菟苓丹加味。（加地龙15g、花蕊石15g增强通络化瘀消滞力量。）

处方：菊花15g，菟丝子15g，枸杞15g，茯苓15g，白术12g，丹参15g，莪术12g，山楂12g，昆布15g，三七4g，地龙15g，花蕊石15g。

15剂。

二诊（2010－01－27）：服药后双眼视物变清晰，左眼视物扭曲变形已不明显，咳白色泡沫痰，纳眠可，大便干结，舌质淡紫苔白厚，脉弦。右眼视力0.7（矫无助），左眼视力0.5（矫无助），眼部检查同前。辨证仍为脾肾两虚、血瘀痰凝，治以滋肾益脾、化瘀消滞。因咳白色泡沫痰，大便干结，故初诊方加薏苡仁、冬瓜仁以除湿化痰；桔梗以宣肺化痰；莱菔子以行气导滞通便。

处方：菊花15g，菟丝子15g，枸杞15g，茯苓15g，白术12g，丹参15g，莪术12g，山楂12g，昆布15g，三七4g，地龙15g，花蕊石15g，薏苡仁20g，冬瓜仁20g，桔梗15g，莱菔子15g。

15剂。

三诊（2010-02-22）：服药后双眼视物进一步变清晰，左眼视物扭曲变形、咳痰、大便干结已不明显，舌质淡紫苔白厚，脉弦。视力0.9（矫无助），左眼视力0.7（矫无助）。左眼渗出已不明显，其余检查同前。仍辨证为脾肾两虚、血瘀痰凝，治以滋肾益脾、化瘀消滞，仍用菟苓丹加减。效不更方。继用二诊方10剂巩固疗效。

**案3**

赵某，男，62岁。

初诊（2010-01-05）：左眼视物模糊半年，曾在多家西医医院诊断为"左眼年龄相关性黄斑变性"。就诊时症见：左眼视物模糊，纳眠可，二便常，舌暗紫苔黄白，脉弦数。眼科检查：右眼视力1.0，左眼视力0.05，左眼黄斑区色素病灶，萎缩斑。诊断为中医："左眼视瞻昏渺"（西医"左眼干性年龄相关性黄斑变性"）。辨证为脾肾两虚、血瘀痰凝，治以滋肾益脾、化瘀消滞，方用菟苓丹加味（加地龙15g、葛根20g增强化瘀通络力量，另外葛根轻清升阳，引药上达目窍。）

处方：菊花15g，菟丝子15g，枸杞15g，茯苓15g，白术12g，丹参15g，莪术12g，山楂12g，昆布15g，三七4g，地龙 15g，葛根 20g。

20 剂。

二诊（2010 - 01 - 05）：左眼视物模糊减轻，舌暗紫苔黄白，脉弦。右眼视力 1.0，左眼视力 0.3，眼部检查同前。辨证仍为脾肾两虚、血瘀痰凝，治以滋肾益脾、化瘀消滞。初诊方加楮实子 20g，淮牛膝 10g 增强滋肾力量。

处方：菊花 15g，菟丝子 15g，枸杞 15g，茯苓 15g，白术 12g，丹参 15g，莪术 12g，山楂 12g，昆布 15g，三七 4g，地龙 15g，葛根 20g，楮实子 20g，淮牛膝 10g。

20 剂。

三诊（2010 - 02 - 05）：左眼视物模糊进一步减轻，舌暗紫苔黄白，脉弦。右眼视力 1.0，左眼视力 0.7，眼部检查同前。辨证仍为脾肾两虚、血瘀痰凝，治以滋肾益脾、化瘀消滞。效不更方。继用前方 20 剂巩固疗效。

**案 4**

张某，男，56 岁。

初诊（2009 - 06 - 18）：右眼视物变小，视力缓降 1 年，曾在多家西医医院诊断为"双眼年龄相关性黄斑变性"。就诊时症见：右眼视物变小，手心发热，饮食睡眠尚可，二便常。舌红苔薄白，脉弦。眼科检查：右眼视力 0.12（矫正），左眼视力 $0.8^{+2}$（矫正），眼底血管荧光造影（FFA）：右眼黄斑区大范围萎缩病灶。诊断为中医："右眼视瞻昏渺"（西医"右眼干性年龄相关性黄斑变性"）。辨证为脾肾两虚、血瘀痰凝，治以滋肾益脾、化瘀消滞。方用菟苓丹加味（因其手心发热，故加墨旱莲 30g、丹皮 15g、地骨皮 20g 养阴清热凉血）。

处方：菊花 15g，菟丝子 15g，枸杞 15g，茯苓 15g，白术 12g，丹参 15g，莪术 12g，山楂 12g，昆布 15g，三七 4g，地龙 15g，墨旱莲 30g，丹皮 15g，地骨皮 20g。

10 剂。

二诊（2009 – 06 – 30）：右眼视力提高，眼前黑影变淡，但仍视物变形，小便正常，手心发热，痔疮便血，咽痛，舌红苔薄黄，脉弦。右眼视力 0.15（矫正），左眼视力 1.0$^{-2}$（矫正），其余检查同前。仍辨证为脾肾两虚、血瘀痰凝，治以滋肾益脾、化瘀消滞。因其便干结，小便正常，手心发热，痔疮便血，咽痛。此为阴虚火旺之征，故初诊方再加黄芩 15g、黄连 6g、白薇 15g、地榆 15g 增强清热凉血止血力量。

处方：菊花 15g，菟丝子 15g，枸杞 15g，茯苓 15g，白术 12g，丹参 15g，莪术 12g，山楂 12g，昆布 15g，三七 4g，地龙 15g，墨旱莲 30g，丹皮 15g，地骨皮 20g，黄芩 15g，黄连 6g，白薇 15g，地榆 15g。

20 剂。

三诊（2009 – 07 – 30）：右眼视力进一步提高，视物变形明显减轻，小便正常，手心轻度发热，舌红苔薄黄，脉弦。右眼视力 0.3，左眼视力 1.0$^{+2}$，右眼黄斑萎缩病灶。辨证仍为脾肾两虚、血瘀痰凝，治以滋肾益脾、化瘀消滞。二诊方去黄芩、黄连、白薇、地榆。

处方：菊花 15g，菟丝子 15g，枸杞 15g，茯苓 15g，白术 12g，丹参 15g，莪术 12g，山楂 12g，昆布 15g，三七 4g，地龙 15g，墨旱莲 30g，丹皮 15g，地骨皮 20g。

10 剂。

## 案 5

吴某，男，53 岁。

初诊（2009 – 11 – 04）：左眼视力下降，视物变形 1 年余，曾在多家西医医院诊断为"左眼年龄相关性黄斑变性"。就诊时症见：左眼视力下降，视物变形，口干苦，耳鸣，心烦眠差，食好，便常，舌红略带瘀点，苔白，脉弦。眼科检查：右眼视力 1.5，左眼视力 0.7$^{+3}$，黄斑陈旧病灶，诊断为中医："左眼视瞻昏渺"（西医"左眼干性年龄相关性黄斑变性"）。

辨证为脾肾两虚、血瘀痰凝，治以滋肾益脾、化瘀消滞，拟菟丝丹加味（因口干苦，耳鸣，心烦眠差，故加栀子、合欢皮、首乌藤、生龙骨、生牡蛎清热除烦、安神助眠，生龙骨、生牡蛎还可软坚散结）。

处方：菊花15g，菟丝子15g，枸杞15g，茯苓15g，白术12g，丹参15g，莪术12g，山楂12g，昆布15g，三七4g，栀子15g，合欢皮30g，首乌藤30g，生龙骨25g（先煎），生牡蛎25g（先煎）。

每周5剂。

二诊（2009-11-11）：左眼视力改善，眠稍差，仍口苦，耳鸣，口臭，夜尿1-2次，舌红略带瘀点，苔白，脉弦。右眼视力1.5，左眼视力1.0$^{+4}$，黄斑陈旧病灶。辨证仍为脾肾两虚、血瘀痰凝，治以滋肾益脾、化瘀消滞。初诊方加龙胆草12g、佩兰15g、藿香15g以清热除湿、芳香化浊。

处方：菊花15g，菟丝子15g，枸杞15g，茯苓15g，白术12g，丹参15g，莪术12g，山楂12g，昆布15g，三七4g，栀子15g，合欢皮30g，首乌藤30g，生龙骨25g（先煎），生牡蛎25g（先煎），龙胆草12g，佩兰15g，藿香15g。

10剂。1.5天1剂。

三诊（2009-11-25）：左眼视力好转，全身诸症有所改善，耳鸣消失，舌红略带瘀点，苔白，脉弦。右眼视力1.5，左眼视力1.0$^{+4}$，黄斑陈旧病灶。辨证仍为脾肾两虚、血瘀痰凝，治以滋肾益脾、化瘀消滞。二诊方去龙胆草、佩兰、藿香。

处方：菊花15g，菟丝子15g，枸杞15g，茯苓15g，白术12g，丹参15g，莪术12g，山楂12g，昆布15g，三七4g，栀子15g，合欢皮30g，首乌藤30g，生龙骨25g（先煎），生牡蛎25g（先煎）。

10剂。1.5天1剂。

四诊（2009-12-16）：视力恢复，诸症基本消失，舌红略带瘀点，苔白，脉弦。右眼视力 1.5，左眼视力 1.2$^{+4}$，黄斑陈旧病灶。辨证仍为脾肾两虚、血瘀痰凝，治以滋肾益脾、化瘀消滞。三诊方去栀子、合欢皮。

处方：菊花 15g，菟丝子 15g，枸杞 15g，茯苓 15g，白术 12g，丹参 15g，莪术 12g，山楂 12g，昆布 15g，三七 4g，首乌藤 30g，生龙骨 25g（先煎），生牡蛎 25g（先煎）。

10 剂。

8. **注意事项**：本方主要为年龄相关性黄斑病变（干性）"脾肾两虚、血瘀痰凝"证而设，若非证则非本方所宜；临床应用本方时，患者应注意调整起居、饮食，注意眼部休息，避免辛辣炙煿之品；定期进行眼科检查，及时进行针对性治疗。